ビギナーのための
胸部画像診断
Q&Aアプローチ

編著 髙橋雅士 友仁会 友仁山崎病院病院長

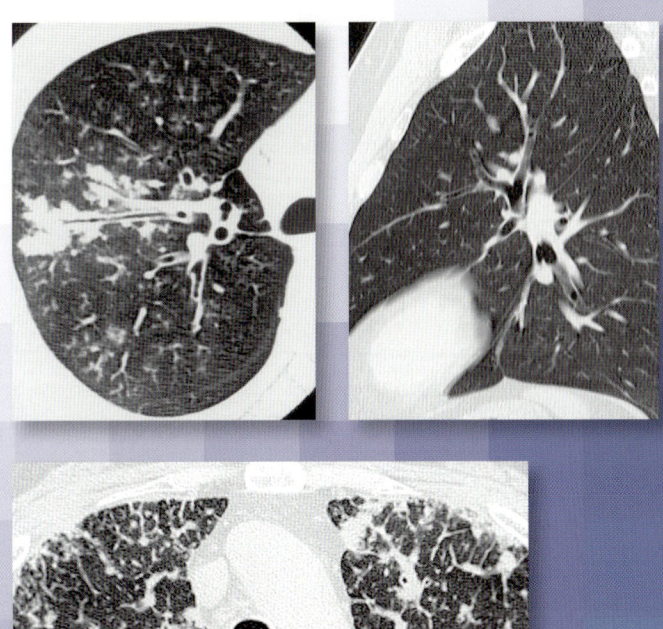

秀潤社

編著者

髙橋雅士	Masashi Takahashi	友仁会 友仁山崎病院

執筆者

室田真希子	Makiko Murota	香川大学医学部放射線医学講座
佐藤　功	Katashi Satoh	香川県立保健医療大学
山本由佳	Yuka Yamamoto	香川大学医学部放射線医学講座
西山佳宏	Yoshihiro Nishiyama	香川大学医学部放射線医学講座
負門克典	Katsunori Oikado	がん研有明病院画像診断部
林　秀行	Hideyuki Hayashi	長崎大学大学院医歯薬学総合研究科臨床腫瘍学
芦澤和人	Kazuto Ashizawa	長崎大学大学院医歯薬学総合研究科臨床腫瘍学
松迫正樹	Masaki Matsusako	聖路加国際病院放射線科
坂井修二	Shuji Sakai	東京女子医科大学画像診断学・核医学講座
佐藤嘉尚	Yoshinao Sato	東北大学病院放射線診断科
栗原泰之	Yasuyuki Kurihara	聖路加国際病院放射線科
楠本昌彦	Masahiko Kusumoto	国立がん研究センター東病院放射線診断科
高橋康二	Koji Takahashi	旭川医科大学病院放射線科
高林江里子	Eriko Takabayashi	旭川医科大学病院放射線科
渡辺裕一	Hirokazu Watanabe	国立がん研究センター中央病院放射線診断科
原　眞咲	Masaki Hara	名古屋市立西部医療センター放射線診療センター
田中伸幸	Nobuyuki Tanaka	済生会山口総合病院放射線科
氏田万寿夫	Masuo Ujita	立川綜合病院放射線診断科
藤本公則	Kiminori Fujimoto	久留米大学医学部放射線医学講座
酒井文和	Fumikazu Sakai	埼玉医科大学国際医療センター画像診断科
西本優子	Yuko Nishimoto	天理よろづ相談所病院放射線診断部門
荒川浩明	Hiroaki Arakawa	獨協医科大学放射線医学講座
加藤勝也	Katsuya Kato	川崎医科大学附属川崎病院放射線科
本多　修	Osamu Honda	大阪大学大学院医学系研究科放射線統合医学講座
岡島由佳	Yuka Okajima	聖路加国際病院放射線科
星　俊子	Toshiko Hoshi	埼玉慈恵病院放射線科
三角茂樹	Shigeki Misumi	東京慈恵会医科大学放射線医学講座
中園貴彦	Takahiko Nakazono	佐賀大学医学部放射線部
熊副洋幸	Hiroyuki Kumazoe	国立病院機構大牟田病院放射線科
鈴木一廣	Kazuhiro Suzuki	順天堂大学医学部放射線診断学講座
八木橋国博	Kunihiro Yagihashi	聖路加国際病院放射線科
長尾大志	Taishi Nagao	滋賀医科大学呼吸器内科

（執筆順）

まえがき

「呼吸器の画像診断は難しい」という声を一般放射線科医からよく聞きます．一般放射線科医や研修医を対象に，とことんわかりやすい企画を立てられないでしょうか？

このような「画像診断」編集部からのご依頼を頂戴したのが2013年の夏頃であったと思います．世の中の放射線科医が多忙を極めていること，日本の放射線科医のほとんどがgeneral radiologistとして仕事をこなさなければならないこと，そして少しでも呼吸器放射線に興味を持ってもらえる若い医師を増やさなければならないこと，などに思いをめぐらせ，一般放射線科医や研修医の先生方が胸部画像診断の概要を短時間で把握できるような企画を考えました．結果として『ビギナーのための胸部画像診断―Q＆Aアプローチ―』というやや安易な名前の特集を2014年7月号として発刊しました．Q＆Aアプローチは昨今どこの医学書にも採用されており，診療ガイドラインにもその形式がみられます．言わばとてもオーソドックスな企画なのですが，一般放射線科医やビギナーの先生方の胸部画像診断アレルギーを回避するには，この方法が実は一番優れているのではないかと思いました．幸運にもこの特集号は多くの読者から支持をいただき，またこの企画は第11回の「画像診断」Best Invited Editor賞を頂戴することができました．

今回は，その書籍化の機会を頂戴し，ここに出版に至ることができました．書籍化にあたり，questionを新たに追加し，また個々の先生方には文章や画像のボリュームアップをお願いいたしました．このQ＆Aアプローチの企画にあたっては，「画像診断」の特集号から今回の書籍化に至るまで，編者としてふたつのことを重要視しました．ひとつはいかにいいquestionを設定するかという点です．その設定の如何によって，このアプローチ法が胸部画像診断の基本や核心を最も効率よく初心者に伝えられるか否かが決まると思いました．従いまして，questionの設定には細心の注意を払いました．ふたつめは執筆者の選定です．執筆者の先生方に平易で簡潔な文章をお願いするために，その内容は的確にポイントを突いたものであることが求められます．私は，"ものごとをよく知っているひとのみが，本当にやさしい説明ができる"，といつも思っています．執筆は，いずれも，私が信頼するわが国の呼吸器画像診断のリーダー，あるいは中堅に位置される教育熱心な先生ばかりに依頼いたしました．

この企画の遂行にご協力いただきました執筆者の先生方，「画像診断」編集部の塚本淳子さんに，この場をお借りして厚く御礼申し上げます．この書籍を通読することによって，"胸部画像診断の今"を短時間に効率よく理解していただけるものと確信しています．

2016年2月
比良山系の雪景色を眺めながら

髙橋雅士

ビギナーのための胸部画像診断
Q&Aアプローチ
CONTENTS

I 基礎

1. 解剖のポイント …… 10
- **Q1** 胸部単純X線写真の正常解剖のポイントを教えてください.
  髙橋雅士 …… 10
- **Q2** CTで肺の区域を同定する時のポイントを教えてください.
  室田真希子, 佐藤 功, 山本由佳, 西山佳宏 …… 14
- **Q3** 肺HRCTを読むための最低限必要な解剖を教えてください.
  髙橋雅士 …… 18

2. 用語の使い方 …… 22
- **Q4** 浸潤影, コンソリデーション, すりガラス影, 網状影：どのように使えばいいですか？
  頁門克典 …… 22
- **Q5** 腫瘤影, 結節影, 粒状影, 粟粒影：どのように使えばいいですか？
  頁門克典 …… 26
- **Q6** 腫瘤や結節の形態の表現の仕方を教えてください.
  頁門克典 …… 30
- **Q7** 肺囊胞, ブラ, 空洞：どのように使えばいいですか？
  頁門克典 …… 34

3. 胸部単純X線写真の代表的サイン …… 36
- **Q8** 次のサインについて教えてください.
  1) extrapleural sign, incomplete border sign, apical cap
  林 秀行, 芦澤和人 …… 36
- **Q9** 次のサインについて教えてください.
  2) inverted S sign, juxtaphrenic peak sign
  林 秀行, 芦澤和人 …… 38
- **Q10** 次のサインについて教えてください.
  3) air bronchogram, cuffing sign, tram line, gloved finger sign
  林 秀行, 芦澤和人 …… 40

4. シルエットサイン …… 42
- **Q11** シルエットサインの基本について教えてください.
  芦澤和人, 林 秀行 …… 42
- **Q12** シルエットサインの応用にはどのようなものがありますか？
  芦澤和人, 林 秀行 …… 46

5. HRCT の各種サイン ······ 50

Q13 小葉中心性陰影って何ですか?
松迫正樹 ······ 50

Q14 蜂巣肺,牽引性気管支拡張って何ですか?
松迫正樹 ······ 54

Q15 CT halo signって何ですか?
坂井修二 ······ 58

Q16 crazy-paving appearanceって何ですか?
坂井修二 ······ 60

Q17 CT angiogram signって何ですか?
坂井修二 ······ 62

Q18 CT galaxy signって何ですか?
坂井修二 ······ 64

6. 肺内病変の分布 ······ 66

Q19 上肺野に多い病変にはどのようなものがありますか?
佐藤嘉尚,栗原泰之 ······ 66

Q20 肺野内層に多い病変にはどのようなものがありますか?
佐藤嘉尚,栗原泰之 ······ 69

II 腫瘍性病変

1. 肺野結節 ······ 72

Q1 悪性を疑わせる所見にはどのようなものがありますか?
楠本昌彦 ······ 72

Q2 良性を疑わせる所見にはどのようなものがありますか?
楠本昌彦 ······ 74

Q3 すりガラス結節(GGN)の診断の基本を教えてください.
楠本昌彦 ······ 76

Q4 小結節の経過観察方法について教えてください.
楠本昌彦 ······ 78

2. 肺門部肺癌 ······ 80

Q5 肺門部肺癌の基本的な画像所見を教えてください.
高林江里子,高橋康二 ······ 80

3. 肺癌 TNM 分類 ······ 84

Q6 T因子診断の基本について教えてください.
渡辺裕一 ······ 84

Q7 N因子・M因子診断の基本について教えてください.
渡辺裕一 ······ 88

参考資料 病期分類/リンパ節部位のCT診断基準
渡辺裕一 ······ 91

4. 縦隔腫瘍 ······94

- **Q8** 縦隔区分の基本を教えてください．
  原 眞咲 ······94
- **Q9** 前縦隔によくできる病変にはどのようなものがありますか？
  原 眞咲 ······98
- **Q10** 中縦隔・後縦隔によくできる病変にはどのようなものがありますか？
  原 眞咲 ······102

III 感染症

- **Q1** 肺胞性肺炎と気管支肺炎の違いは何ですか？
  田中伸幸 ······108
- **Q2** マイコプラズマ肺炎の画像上の特徴は何ですか？
  田中伸幸 ······110
- **Q3** 肺炎と鑑別すべき疾患には何がありますか？
  田中伸幸 ······112
- **Q4** ニューモシスチス肺炎（PCP），サイトメガロウイルス肺炎（CMV肺炎）の基本的画像所見を教えてください．
  田中伸幸 ······116
- **Q5** 肺のアスペルギルス症にはどのような病型がありますか？
  氏田万寿夫 ······118
- **Q6** 結核を疑うのはどのような所見があったときですか？
  氏田万寿夫 ······122
- **Q7** 非結核性抗酸菌症の画像所見について教えてください．
  氏田万寿夫 ······126

IV びまん性肺病変

1. 間質性肺炎 ······130

- **Q1** 肺の間質って何ですか？ 間質性肺炎って何ですか？
  藤本公則 ······130
- **Q2** IPF/UIP，NSIPの基本的CT所見について教えてください．
  藤本公則 ······134
- **Q3** COPの基本的CT所見について教えてください．
  藤本公則 ······138
- **Q4** ARDSって何ですか？ DADって何ですか？
  酒井文和 ······140

2. 喫煙関連肺病変 ······144

- **Q5** 代表的な喫煙関連の肺病変（肺気腫以外）について教えてください．
  酒井文和 ······144

3. リンパ路病変 ……………………………………………………………………………… 148
Q6 リンパ路性間質って何ですか？
西本優子 ……………………………………………………………………… 148
Q7 よくあるリンパ路病変の種類と画像所見について教えてください．
西本優子 ……………………………………………………………………… 150

4. 気道疾患・COPD ………………………………………………………………………… 152
Q8 気管支拡張の定義は何ですか？ どのような種類がありますか？
髙橋雅士 ……………………………………………………………………… 152
Q9 肺気腫にはどのような種類がありますか？ 画像上の特徴は何ですか？
髙橋雅士 ……………………………………………………………………… 154

5. 膠原病肺 …………………………………………………………………………………… 156
Q10 関節リウマチ（RA）患者の肺病変の特徴は何ですか？
荒川浩明 ……………………………………………………………………… 156
Q11 多発性筋炎/皮膚筋炎（PM/DM），強皮症，Sjögren症候群の肺病変の特徴は何ですか？
荒川浩明 ……………………………………………………………………… 160

6. 職業性肺胸膜病変 ………………………………………………………………………… 162
Q12 珪肺症の診断の基本を教えてください．
加藤勝也 ……………………………………………………………………… 162
Q13 石綿関連疾患にはどのようなものがありますか？
加藤勝也 ……………………………………………………………………… 164

7. アレルギー性肺病変 ……………………………………………………………………… 168
Q14 過敏性肺炎の特徴は何ですか？
本多 修 ……………………………………………………………………… 168
Q15 急性好酸球性肺炎の特徴は何ですか？
本多 修 ……………………………………………………………………… 170
Q16 アレルギー性気管支肺アスペルギルス症（ABPA）の特徴は何ですか？
本多 修 ……………………………………………………………………… 172

8. 血管炎 ……………………………………………………………………………………… 174
Q17 代表的な血管炎の特徴を教えてください．
岡島由佳，栗原泰之 ………………………………………………………… 174

9. 薬剤性肺炎 ………………………………………………………………………………… 178
Q18 薬剤性肺炎にはどのようなものがありますか？
酒井文和 ……………………………………………………………………… 178

V 心血管性病変

Q1 静脈血栓塞栓症の診断の基本を教えてください．
星 俊子 ……………………………………………………………………… 184

Q2 肺水腫の診断の基本を教えてください.
星　俊子 ……………………………………………………………………… 186

Q3 肺動静脈瘻（肺動静脈奇形）の診断の基本を教えてください.
星　俊子 ……………………………………………………………………… 188

Q4 代表的な大動脈病変の画像所見について教えてください.
星　俊子 ……………………………………………………………………… 190

VI　その他の病変

1. 先天性病変 …………………………………………………………………… 194

Q1 分画症の画像所見の特徴は何ですか？　鑑別すべき疾患は何かありますか？
三角茂樹 ……………………………………………………………………… 194

Q2 気管支原性嚢胞，気管支閉鎖症，先天性肺気道奇形（CPAM）について教えてください.
三角茂樹 ……………………………………………………………………… 196

2. 外傷 …………………………………………………………………………… 198

Q3 胸部外傷患者の画像診断で注意すべきポイントは何ですか？
岡島由佳，栗原泰之 ………………………………………………………… 198

VII　知っていると役に立つ事柄

1. 症例検討会で困らないために ……………………………………………… 204

Q1 知っておくべき稀な疾患の画像所見のポイントを教えてください.
　1）血管内リンパ腫，PTTM
中園貴彦，熊副洋幸 ………………………………………………………… 204

Q2 知っておくべき稀な疾患の画像所見のポイントを教えてください.
　2）LAM，MMPH，BHDS
鈴木一廣 ……………………………………………………………………… 206

Q3 知っておくべき稀な疾患の画像所見のポイントを教えてください.
　3）肺胞蛋白症，肺アミロイドーシス，転移性石灰化症
八木橋国博，栗原泰之 ……………………………………………………… 208

2. 呼吸器の検査値 ……………………………………………………………… 210

Q4 感染症の検査データの読み方のコツは何ですか？
長尾大志 ……………………………………………………………………… 210

Q5 びまん性肺病変の検査データの読み方のコツは何ですか？
長尾大志 ……………………………………………………………………… 212

索引 ………………………………………………………………………………… 214

I

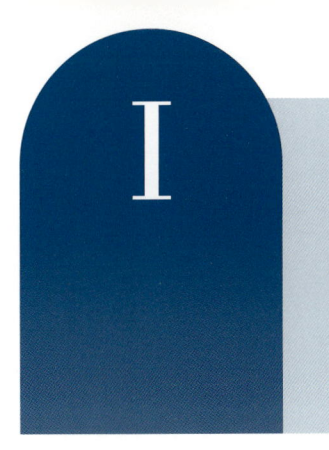

基礎

I. 基礎　1. 解剖のポイント

Q1 胸部単純X線写真の正常解剖のポイントを教えてください．

Answer

1. 右主気管支は垂線に立って太く短い．左主気管支は寝て細く長い．
2. 肺門の血管の高さは左が右よりも高い．
3. 下行大動脈左縁，奇静脈食道線は左右の中下肺の含気を担保．大動脈肺動脈窓外縁は正常では陥凹．
4. 肺野血管の上下比は立位では1：1.5～2.0．

髙橋雅士

● 気管・気管支の見え方（図1）

気管右側壁は右側のみright paratracheal bandとして壁構造を確認できる．

気管分岐部はおおよそ第6胸椎の高さである．

右主気管支は垂線から約25°の角度を有し，上葉枝口までは太く短い．左主気管支は垂線から約35°の角度を有し，上葉枝口までは細く長い．このため，右上葉枝口は左上葉枝口より高い．

右上葉枝口から下方に中間気管支幹が葉間肺動脈内側にみえる．この下方で中葉枝・下葉枝に分岐するが，このレベルでは気管支壁は通常同定できない．肺門構造外側に輪切りの構造がみえ，多くはB^{3}bである．

● 肺門の血管構造の見え方（図2）

肺門の血管の高さを規定するのは肺動脈の"肩"である．右肺動脈は上幹を心膜内で分岐した後，なだらかに下肺野に向かって走行する（なで肩肺動脈）が，左肺動脈は，上葉枝内側を前から後ろに乗り上げ，その後下行する（いかり肩肺動脈）．よって，"左肩"は"右肩"よりも高い．

右肺門の血管の"逆くの字"は，上が上肺静脈，下

単純X線写真

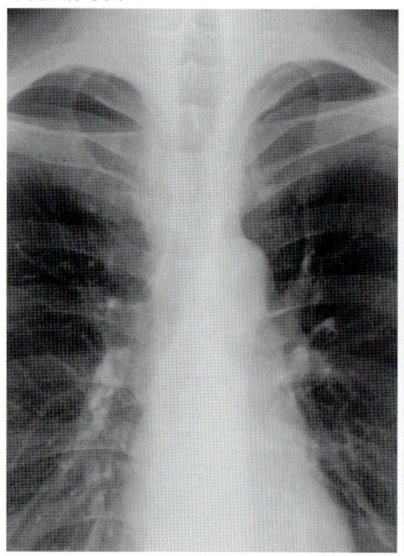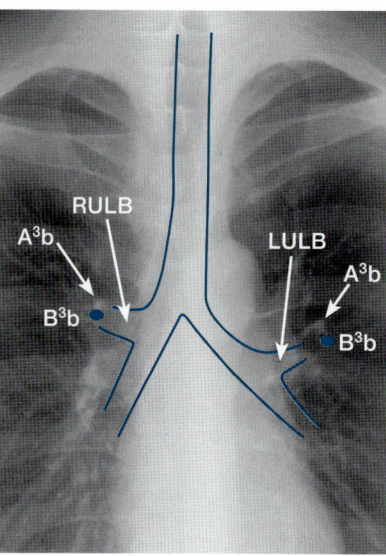

図1 正常の気管・気管支
右上葉気管支（RULB）分岐部は，左上葉気管支（LULB）分岐部よりも高い．右主気管支は太く垂直に近く，左主気管支は細長く水平に近い．肺門外側にB^{3}bの輪切りと，その内側にA^{3}bがみえる．

I. 基礎　1. 解剖のポイント

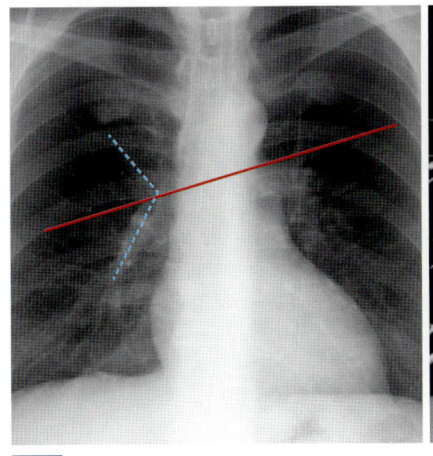
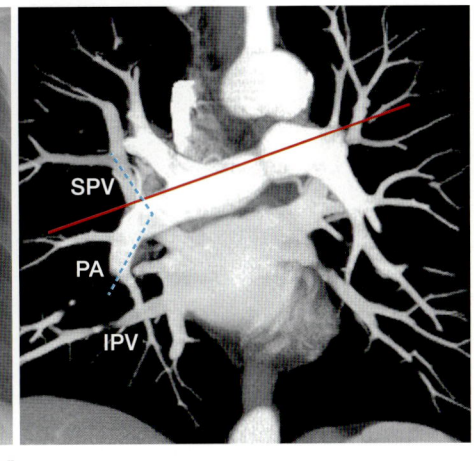

A　単純X線写真　　　　　　B　造影CT, MIP冠状断像

図2　肺門の高さと右肺門血管の"逆くの字"
A, B：肺門部の高さは肺動脈の走行に規定され，"なで肩"の右肺門は"いかり肩"の左肺門よりも低い（—）．右肺門部の"逆くの字"（---）は，上が上肺静脈（SPV），下が肺動脈下行枝（PA）で構成される．下肺静脈（IPV）は水平に左心房に流入する．

図3　心陰影の見え方と弁の位置
A：正面像では，心陰影右縁の上部は上大静脈（SVC），下部は右心房（RA），左縁は大動脈（Ao），肺動脈（PA）の下にやや陥凹する左心耳（LAA），その下の左心室（LV）からなる．右心室（RV）は心陰影に関与しない．LAAから右心横隔膜に線を引きその上下に大動脈弁（AV），僧帽弁（MV）が存在する．
B：側面像では，心陰影の前面は右心室（RV），後面は左心房（LA）と左心室（LV）が形成する．心陰影下部背側に交差する線は下大静脈（IVC）の後壁の線である．気管分岐部レベルと心横隔膜接合部を結んだ線の上下にAVとMVが位置する．
LULB：左上葉気管支口，RULB：右上葉気管支口

が肺動脈下行枝である．下肺静脈は水平走行して心陰影の下方に流入する．

は左心房である．心陰影下部背側にみえる線は下大静脈後壁．

● **心陰影の見え方**（図3）

心陰影右縁の下部は右心房，上部は上大静脈が形成する．
心陰影左縁は左心室，上方は左心耳が形成する．左心耳はゆるやかに陥凹するか直線状．
正面像において右心室は心陰影のどこにも反映されていない．
正面像において，左心耳から右心縁下に線を引いて，大動脈弁は線の右上，僧帽弁は線の左下．
側面像において心陰影の最も腹側は右心室，背側

● **肺・縦隔境界線の見え方**（図4）

下行大動脈左縁：大動脈弓から下方に走行，下端で左横隔膜内側に連続．左下葉内側の正常の含気の存在を示す．
奇静脈食道線：奇静脈弓からほぼ垂直に椎体内を走行．右下葉内側の正常の含気を担保．あるいは縦隔の腫瘤性病変で右側に突出．
大動脈肺動脈窓：大動脈下縁，肺動脈上縁，気管・左主気管支，胸膜に囲まれたpotential spaceであり，肺・縦隔境界線ではない．この"窓"の左縁は内

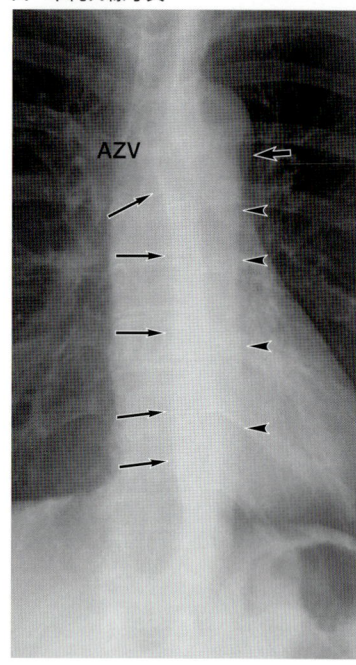

A　単純X線写真

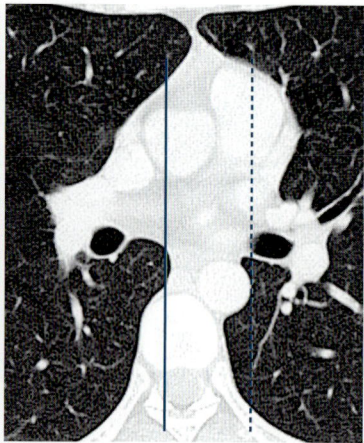

B　単純CT

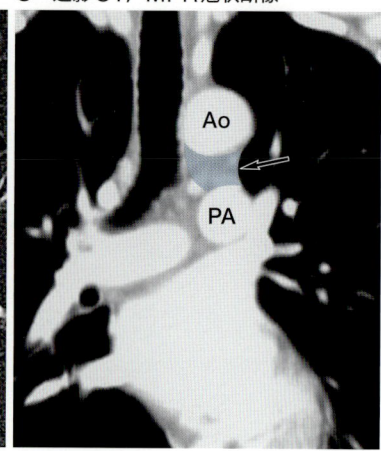

C　造影CT，MPR冠状断像

図4　下行大動脈左縁，奇静脈食道線，大動脈肺動脈窓外縁

A：大動脈弓から心陰影内を下行する下行大動脈左縁（▶），奇静脈弓（AZV）から彎曲して椎体前面をほぼ垂直に下行する奇静脈食道線（→）がみえる．大動脈弓左には内側に陥凹した大動脈肺動脈窓の外縁（➡）がみえる．

B：下行大動脈左縁（---），奇静脈食道線（—）の成り立ちを示す．

C：大動脈（Ao），肺動脈（PA），気道，胸膜で囲まれた大動脈肺動脈窓（■）の外縁は正常では陥凹している（→）．

単純X線写真

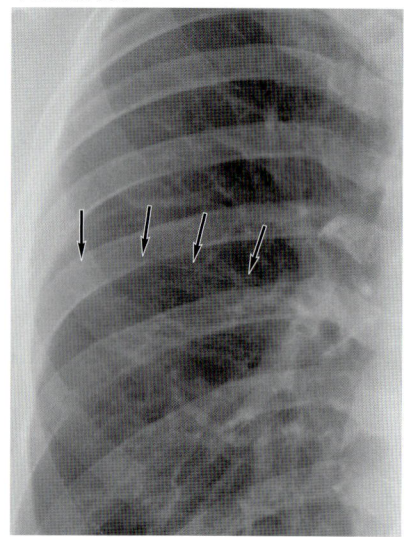

図5　葉間裂

正面像で確認できる葉間裂は右の小葉間裂であり，右肺門の"逆くの字"の股から外側に走行する（→）．

単純X線写真

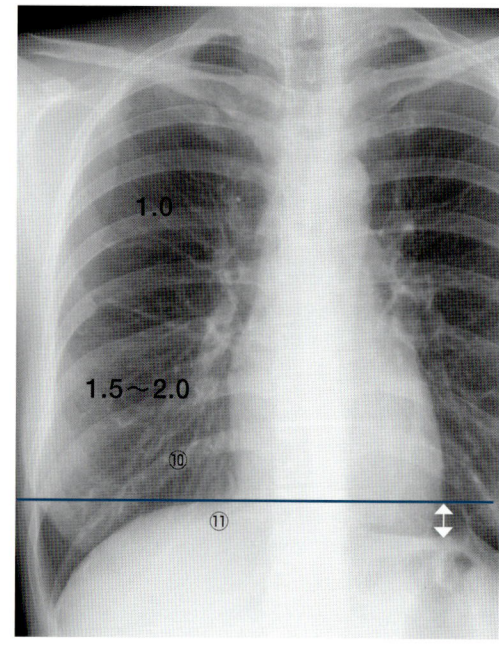

図6　肺血管，横隔膜

正面像で確認できる葉間裂は小葉間裂である．肺野の血管の密度・太さは，立位では上下比で1：1.5〜2.0となる．右横隔膜のレベルは第10後肋間に存在し，左横隔膜は1.5〜2.0cm（↔）低位となる．

⑩：第10後肋骨，⑪：第11後肋骨

側に陥凹．突出している場合にはBottaloリンパ節腫大などを疑う．

右傍気管線（帯）：気管右側壁，その外側の結合織（リンパ節など），壁側・臓側胸膜からなる3mm以下の線．下方で奇静脈に緩やかに移行．

● **肺野の見え方**（図5，6）

葉間裂：正面像で確認できるのは右の小葉間裂．肺門の"逆くの字"の股から外側に走行する．

肺野血管の密度・太さは立位で上下比1：1.5〜2.0．上肺野では，肺野末梢の血管は胸膜から1横指ほど離れる．

単純X線写真

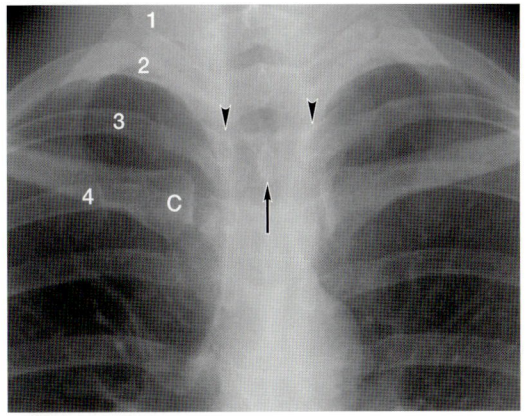

図7 上中部胸椎，鎖骨の見え方
棘突起（→）は両側椎弓根（▶）の真ん中に存在し，正面性の指標となる．鎖骨（C）は第4後肋骨に重なる（数字は後肋骨）．

単純X線写真

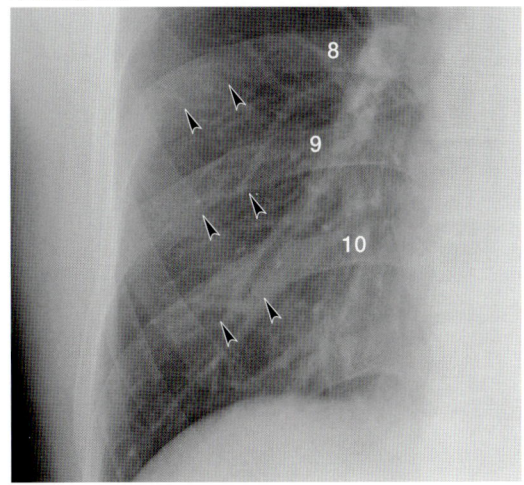

図8 下部肋骨下縁の不鮮明性
下部肋骨の下縁は不明瞭となることが多い（▶）．数字は肋骨を示す．

右横隔膜は第10後肋間のレベル．左は1.5〜2.0cm低位．

- **骨構造の見え方**（図7，8）
  - 上中部胸椎で，棘突起は左右の椎弓根の真ん中．
  - 鎖骨は第4後肋骨のレベル．
  - 第6〜10肋骨下縁は通常不鮮明．

- **臥位前後（AP）像の特徴**（図9）
  - 心陰影が拡大．奇静脈も拡張．
  - 鎖骨が肺尖部レベルに投影．
  - 肩甲骨が上肺野に入り込む．
  - 肺血管の密度・太さの上下の比は消失．

臥位単純X線写真

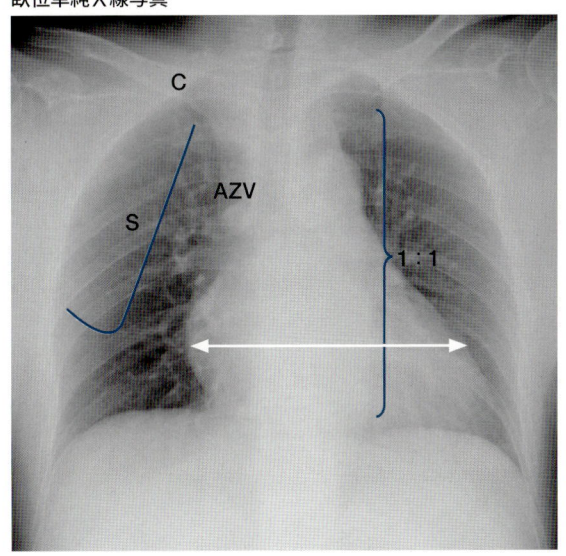

図9 臥位AP像の特徴
心陰影（↔）拡大，奇静脈（AZV）拡張，鎖骨（C）が肺尖に投影，肩甲骨（S）が肺野に大きく投影，肺血管の密度・太さの上下比は1：1などの特徴を示す．

🔍 これは必読！
- 髙橋雅士：I-02 胸部単純X線写真：読影を楽しむために必要な基本的なこと．髙橋雅士（編）；新胸部画像診断の勘ドコロ．メジカルビュー社，p.14-39, 2014.

💬 ちょっとひとこと
　胸部の症例をカンファレンスで検討する時には，必ず最初に胸部単純X線写真を提示することをお勧めする．5分ほど出席者で所見を探し，CT像を推測しながら性状を読んでほしい．可能ならば，日常の胸部CTの読影でも，必ず胸部単純X線写真をその前にチェックする癖をつけてほしい．

I. 基礎　1. 解剖のポイント

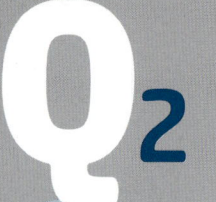

CTで肺の区域を同定する時のポイントを教えてください．

Answer

1. 中枢より気道を追って区域を同定．
2. 末梢では気管支だけでなく，血管の流れも追う．
3. 肺葉や区域の端まで追う．

室田真希子，佐藤　功，山本由佳，西山佳宏

A　気管支3DCT

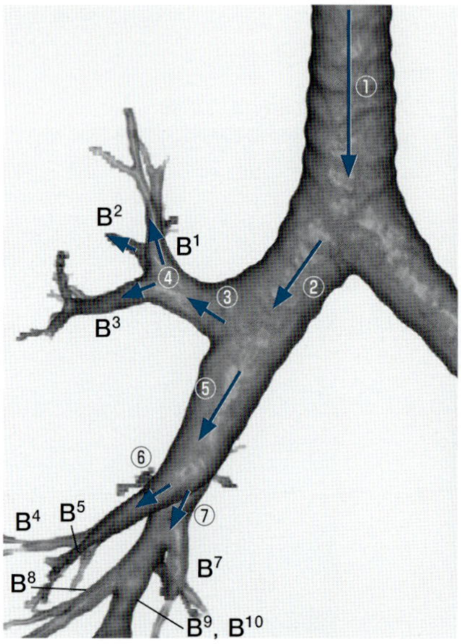

B　5mm厚CT

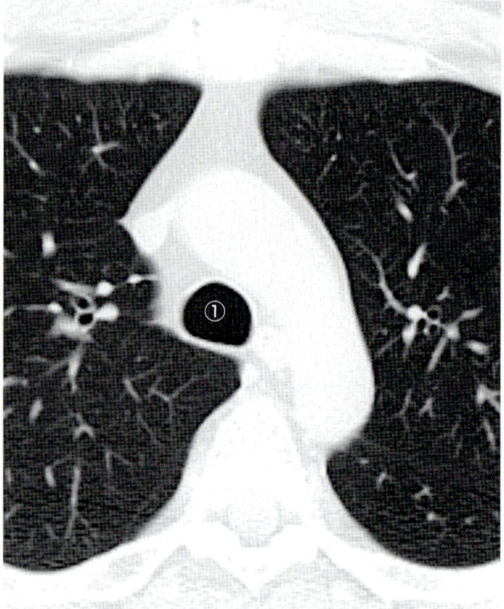

D　5mm厚CT

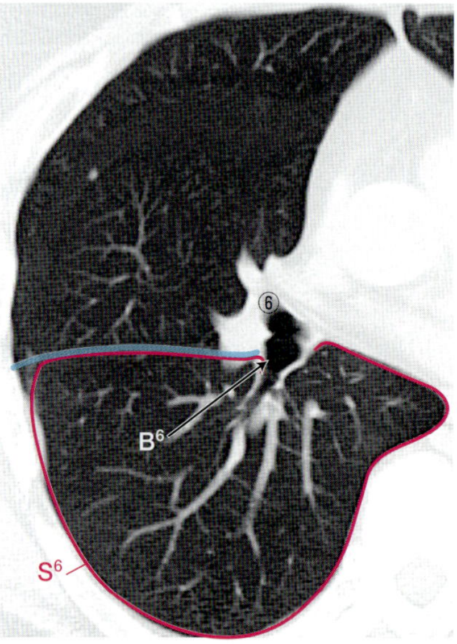

E　5mm厚CT

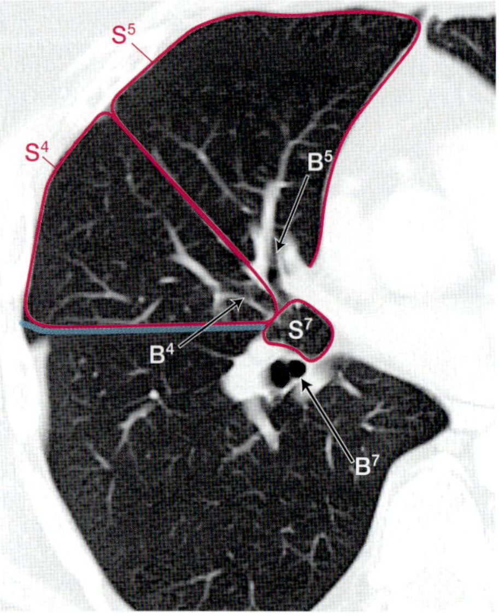

I. 基礎　1. 解剖のポイント

肺の区域解剖

肺区域の同定のためには，気管支内視鏡で気道を中枢より観察するように末梢へとたどる．すなわち，肺区域は基本的には気管支の分布で命名されるため，読影手順としては，

(スキャン範囲内にあれば咽頭レベル)→気管→気管分岐部→右(左)主気管支→上(中・下)葉気管支→区域支→さらに末梢

の順に観察する．

通常観察するCTのスライス厚は5〜10mmだが，この厚さでも原則は区域支までは同定可能であり，さらにthin-slice CTがあれば末梢までより追跡しやすい．肺野の上から下へ順番にスライスをみる読影よりも，近年はほとんどの施設でモニタ診断となってきているため，目的の気管支や血管の分岐を追跡して，細かく上下に行ったり戻ったりする方が，既存構造を意識することで病変との関与も読影しやすくなる．病変の質的診断を行う上で，既存構造との関与を把握することは重要なポイントとなる．

気道は最低限区域支か，亜区域支程度まで確認し，その先の気管支や血管の広がりを追うことで，肺区域の広がりを末梢まで同定することが可能である．

左右の肺区域の読影手順のポイントを示す（図1，2）．

C　5mm厚CT

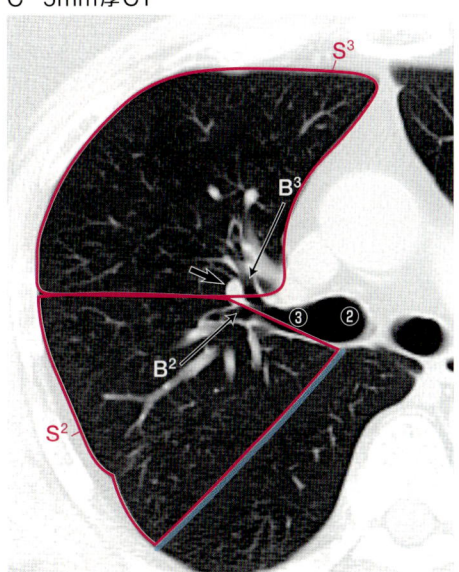

F　5mm厚CT

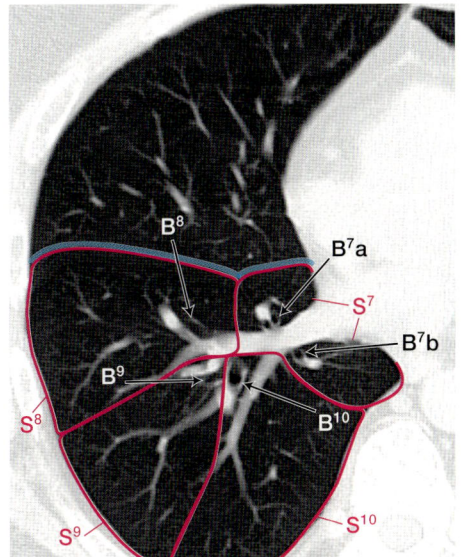

図1 40歳台，男性　右肺区域の読影手順　皮膚疾患に対し分子標的薬使用前のスクリーニング

A：右肺区域の同定（読影手順）．①気管，②右主気管支，③右上葉気管支，④右上葉区域支（B^1，B^2，B^3），⑤中間気管支幹，⑥中葉気管支，⑦右底幹気管支．

B：まず，一番頭側のレベルより気管内腔を気管分岐部に向かって確認する（①）．

C：気管分岐部確認後，右主気管支（②）内腔から上葉気管支（③）内腔を確認．まず，同一平面でB^2，B^3がみえることが多いので，それぞれの内腔とその先の肺野の広がり（S^2，S^3）を確認する．肺区域の広がりは必ず上下のスライスも同時に確認する．同様に頭側に分岐するB^1からS^1も確認．右上葉では，B^2とB^3の分岐角に挟まれるような形で中心静脈（→）が認められることが多い．C〜Fの青線は葉間を示す．

D：上葉の確認が終わったら，中間気管支幹（⑤）に戻り，尾側へたどると腹側に中葉気管支（⑥），背側に右下葉気管支からB^6の分岐がみえる．

E：中葉気管支からB^4，B^5を確認し，それぞれS^4，S^5の広がりを末梢まで確認する．同様に右下葉もS^6の広がりを確認後，底幹気管支（⑦）から内側に分岐するB^7およびS^7の広がりを確認する．

F：B^7分岐後，B^8，B^9，B^{10}に分岐，およびそれぞれS^8，S^9，S^{10}の広がりを末梢まで確認し，右肺は終了となる．

I. 基礎　1. 解剖のポイント

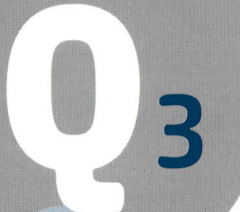

Q3 肺HRCTを読むための最低限必要な解剖を教えてください．

Answer

1. 二次小葉とは，"小葉間隔壁や胸膜に囲まれ，内部に3～5本の終末細気管支の集簇を有する肺の末梢単位"である．
2. 肺胞隔壁性間質の病変では肺野吸収値の上昇，リンパ路性間質病変では既存構造の顕在化が基本である．
3. 小葉（細葉）中心性陰影の基本は，"肺内の粗大構造に接しない"，"分布が均等"．

髙橋雅士

● 気道，肺動脈，肺静脈（図1，2）

気管支は気管から9～14回の2分岐を繰り返し，小葉を支配する約1mm径の小気管支に至る．

正常の気管支は肺野外層2/3～3/4程度まで確認可能．

肺野内層は，気管支から直角あるいは反回して分岐する側枝系によって支配される．これら側枝系は，細く，軟骨の分布も少ない．肺門周囲の肺野はこれら側枝系に支配される．

気管支と肺動脈は基本的に伴走し，気管支肺動脈束を形成し，葉，区域，小葉など肺の各種構造単位の中心を走行する．

肺静脈はこれらの各種構造単位の辺縁を走行．

あらゆる方向の断面で，気管支肺動脈束と肺静脈は交互に位置する．

● 二次小葉（図3，4）

二次小葉とは，"小葉間隔壁や胸膜に囲まれ，内部に3～5本の終末細気管支の集簇を有する肺の末梢単位"である．

終末細気管支の支配領域を細葉と呼ぶ．細葉間には小静脈が走行し小葉間隔壁に連続する．

小葉間隔壁は肺の中間層で不完全なことが多い．

1mmの小葉支配気管支は，小葉内で2分岐を2回程度行い，3～5本の終末細気管支を1～2mm間隔で分岐する．この気道には肺動脈がゆるやかに併走する．

小葉間隔壁は中枢側では肺静脈に連続し，末梢では胸膜に連続する．

小葉内の構造において，終末細気管支から第1次呼吸細気管支の周辺をおおまかに細葉中心部(centriacinar portion)と呼ぶ．細葉中心とは，細葉の首根っこということになり，ひとつの二次小葉内に複数箇所存在する．したがって，小葉中心(centrilobular)という言葉は，厳格には細葉中心(centriacinar)である．

小葉辺縁構造は，肺野末梢では，胸膜，小葉間隔壁が相当する．肺の内部では，葉間裂や粗大な気道や血管の壁が相当する．

肺の小葉（細葉）中心部は，小葉辺縁から，ほぼコンスタントに2～2.5mmの距離を有する．

● HRCTでの末梢肺構造の見え方（図3，4）

小葉内の細気管支はみえず，代わりにそれに伴走する肺動脈の分岐がみえる．

CTで描出される肺動脈の先端は終末細気管支から第1次呼吸細気管支レベル．つまり，CTで描出される肺動脈の先端あたり（約200μm径）がおおよそ小葉中心ということになる（最近のHRCTでは，さらに末梢の肺動脈が描出されている）．

小葉間隔壁は多くは50μm径以下の厚さであり，CTでは通常描出されない．

I. 基礎　1. 解剖のポイント

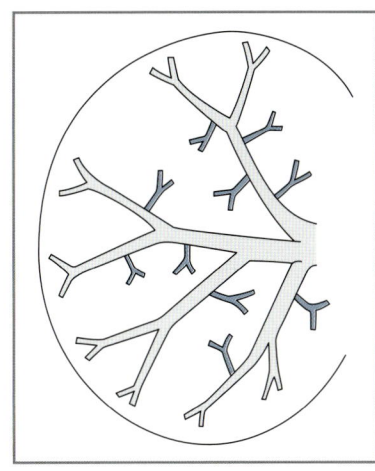

図1 気道の主軸枝と側枝
2分岐を基本とした主軸系の気道（▨）の中枢部から，直角あるいは反回して側枝としての小気管支（▨）が分岐する．側枝は肺門側の領域の換気を担当する．

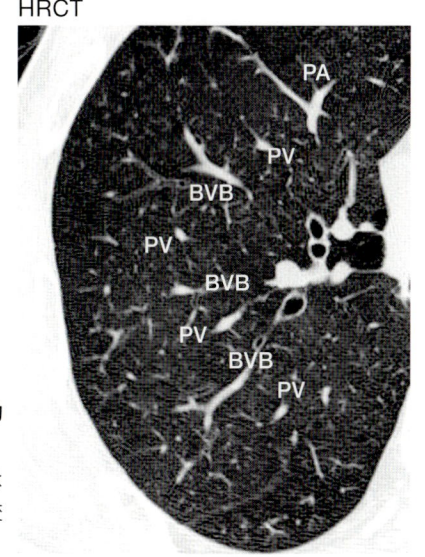

図2 肺野における気管支肺動脈束と肺静脈の見え方
気管支肺動脈束（BVB）あるいは肺動脈（PA）と肺静脈（PV）は交互に出現するのが原則である．

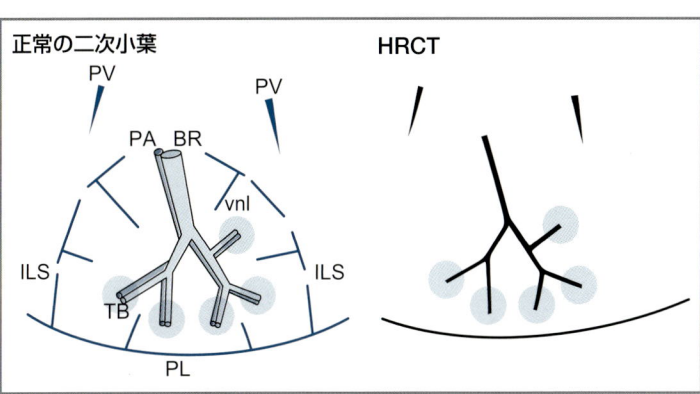

図3 小葉構造とHRCTでの描出，小葉（細葉）中心部
HRCTでは小葉内の気道は描出されず，これらに伴走する肺動脈の分岐のみが描出される．終末細気管支から第1次呼吸細気管支の周囲の領域を小葉（細葉）中心（●）と呼称する．HRCTでは同レベルまでの肺動脈の分岐が追跡できるので，これらの肺動脈先端領域（●）を小葉（細葉）中心と解釈して大きな間違いはない．
BR：気道，ILS：小葉間隔壁，PA：肺動脈，PL：胸膜，PV：肺静脈，TB：終末細気管支，vnl：細葉小細静脈．

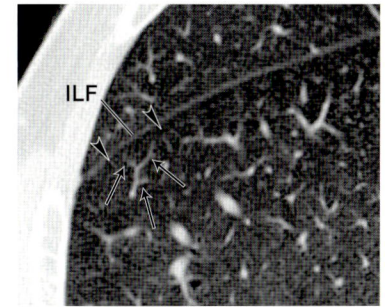

図4 正常の二次小葉
小葉内で分岐する肺動脈（→）を認める．辺縁には小葉間隔壁あるいは肺静脈（▶）および葉間裂（ILF）が認められる．

間 質

1）肺胞隔壁性間質（図5，6）

本来の間質で，具体的には，I型・II型肺胞上皮細胞の基底膜と，肺胞毛細血管内皮細胞の基底膜に挟まれた領域を指す．

この中には，線維芽細胞様細胞と細胞外マトリックスが含まれている．

間質性肺炎では，この間質に細胞浸潤や線維化が生じ，また肺胞腔内への滲出物もみられ肺野吸収値は上昇する．一部の間質性肺炎（IPF/UIPに代表される）では，肺胞の破壊，肺胞管，細気管支の拡張などの"構造改変"が生じる（蜂巣肺）．

2）リンパ路性間質（図7）

胸膜，小葉間隔壁，気管支肺動脈束，肺静脈など肺の"屋台骨"である．

豊富なリンパ管のネットワークを含む．

間質性浮腫，細胞浸潤，肉芽腫形成などによって，CT上"みえている既存構造（胸膜，気管支肺動脈束，肺血管）の腫大"や，"みえにくい構造（小葉間隔壁）の顕在化"が生じる．

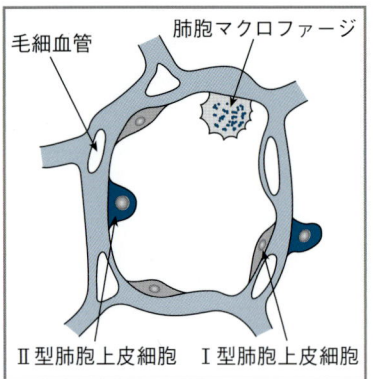

図5 肺胞隔壁性間質

肺胞上皮細胞，毛細血管内皮細胞の基底膜に囲まれたスペース（■）を肺胞隔壁性間質と呼ぶ．

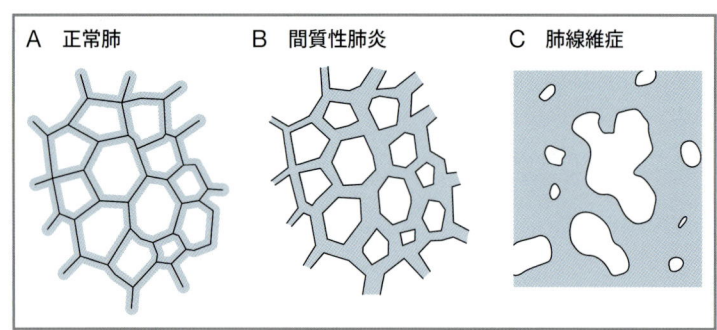

図6 正常肺胞と間質性肺炎の形態学的変化

B：間質性肺炎では肺胞隔壁の肥厚，肺胞腔内の滲出物により空気の割合が減少し，CTではすりガラス影として描出される．
C：一部の病態では引き続いて生じる強い線維化によって，蜂巣肺などの肺構造の改変が生じる．

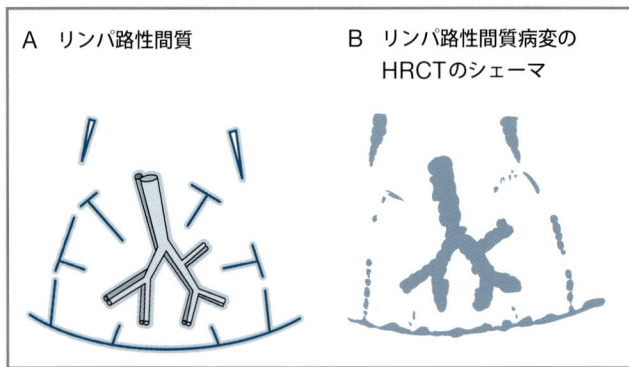

図7 リンパ路性間質とリンパ路性間質病変のHRCT像

A：リンパ路性間質は肺のフレームワークであり，また豊富なリンパ管網を有している．
B：同部の病変は，これらのフレームワークの異常な腫大と，普段はみえにくい小葉間隔壁などを顕在化させる．

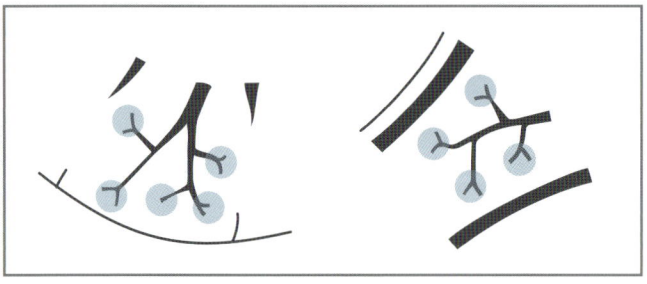

図8 小葉中心性陰影の分布

小葉中心性病変は空間内に均等に分布し，かつ粗大な構造に接しない．

● **小葉構造を基本としたHRCTの読影**

1）小葉（細葉）中心性病変（図8, 9）

小葉辺縁から2～2.5mmの距離を有し，小葉内肺動脈の先端周囲に形成される粒状影が基本．**肺内の粗大構造に接しない，分布が均等な陰影．**

典型的な小葉中心性粒状影から，肺結核などでみられるtree-in-bud patternのように小葉辺縁で細かい分岐影を形成するもの，過敏性肺臓炎などのように，小葉辺縁のみをスペアするような広い広がりを有するすりガラス影などのバリエーションがある．

2）リンパ路性間質病変（図10）

小葉間隔壁や胸膜，血管・気管支などの小葉辺縁性構造に優位に分布する病変．小葉内の気管支肺動脈束の分布も含む．

葉間胸膜の異常はリンパ路性間質病変の評価に

I. 基礎　1. 解剖のポイント

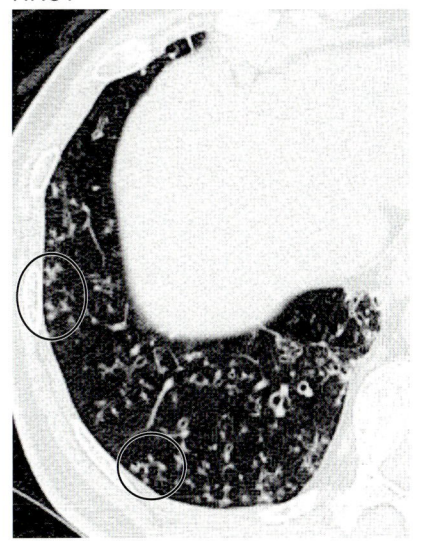

図9 小葉中心性粒状影　びまん性汎細気管支炎
小葉内の肺動脈の分岐の先端に小粒状影を認める（○印）．

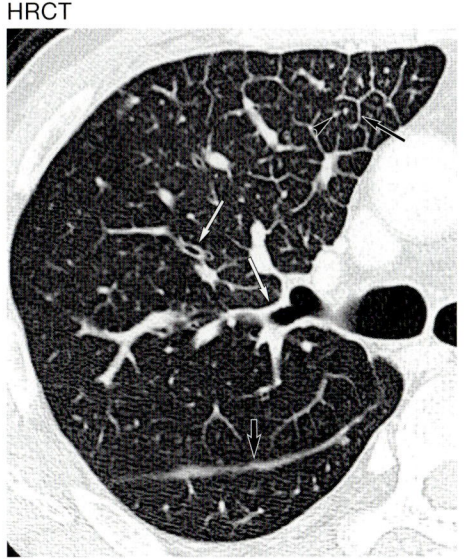

図10 リンパ路性間質病変　癌性リンパ管症
小葉間隔壁が肥厚し（→），小葉内の気管支肺動脈束も腫大している（►）．気管支壁の肥厚（⇒）および葉間胸膜の肥厚（➡）も認められる．

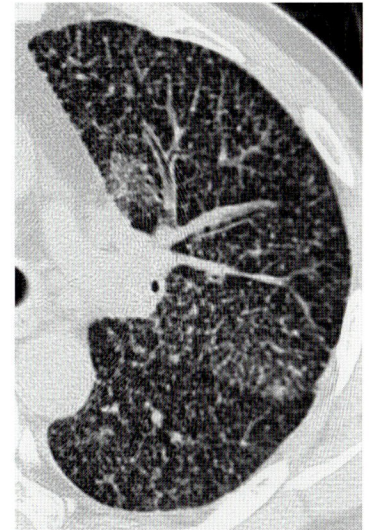

図11 ランダム分布病変　肺癌粟粒転移
肺野に既存構造とは関連のない粒状影をびまん性に認める．

有用．
　サルコイドーシスや珪肺などではつぶつぶの肥厚，肺水腫や急性好酸球性肺炎などでは平滑な肥厚．

3）ランダム分布病変（図11）
　二次小葉の既存構造に全く関係がなく，あたかも肺内に砂をまいたような分布を示す．
　血行性分布とほぼ同義．肺転移，粟粒結核などが代表的な疾患．

これは必読！
- 髙橋雅士：Ⅱ-03 胸部CT：読影に必要な解剖学－サブマクロレベル．髙橋雅士（編）；新胸部画像診断の勘ドコロ．メジカルビュー社，p.125-138, 2014.

ちょっとひとこと
　肺病変を評価する際に，HRCTのような薄い画像が万能ではないことを知っておいた方がよい．特に小葉構造との関連性を解析する際には，5～7mmの厚い画像が小葉内の肺動脈や小葉辺縁構造との空間的関係の把握にきわめて有用であり，両者による観察を必ず行うことが重要である．

I. 基礎　2. 用語の使い方

Q4 浸潤影，コンソリデーション，すりガラス影，網状影：どのように使えばいいですか？

Answer

1. 浸潤影，コンソリデーション，すりガラス影はいずれも肺吸収値上昇を意味する表現であり，コンソリデーションとすりガラス影は肺血管を目安として判断される．
2. 網状影は多数の細かな線状影が交錯して網状となるもので，間質性陰影の表現として用いられる．すりガラス影を伴うことも多く，すりガラス影は間質性陰影の表現としても用いられる．

貞門克典

● 浸潤影，コンソリデーション，すりガラス影の定義

浸潤影とは"肺内の，肺構造の破壊を伴わない，境界不鮮明なすべての陰影"とされており，細菌性肺炎が代表的なものである．コンソリデーションは均等影とも訳され，"肺血管の辺縁を覆い隠す肺吸収値上昇"と定義される．すりガラス影は"肺血管の辺縁が認識できる程度の広い範囲の肺吸収値上昇"と定義される．コンソリデーションとすりガラス影は基本的にCTで肺血管を目安として判断される（図1）．

● 浸潤影，コンソリデーションの使い方

浸潤影とコンソリデーションは"すりガラス影に対する濃い肺実質性陰影"という点からはお互いに近い概念であり，また浸潤影をコンソリデーションの和訳とする考えもある．しかし以前よりFleischner Societyから"inflitrate"という用語の使用がもはや望ましくないという記載があり，opacity（透過性低下や陰影）がより適切な用語とされている．少なくともCTでは濃い陰影に対してはコンソリデーションの使用が適切である．

しかし実際の診療ではCTのみでなく，胸部単純X線撮影も一連に読影される場合に浸潤影を使わないこともなかなか難しい．胸部単純X線撮影の記載では限局性あるいは広範・濃厚な肺吸収値上昇に対して浸潤影が主に用いられ，CTの記載ではコンソリデーションを主に使用することが現実的であろう．

胸部単純X線撮影でのすりガラス影は両肺び

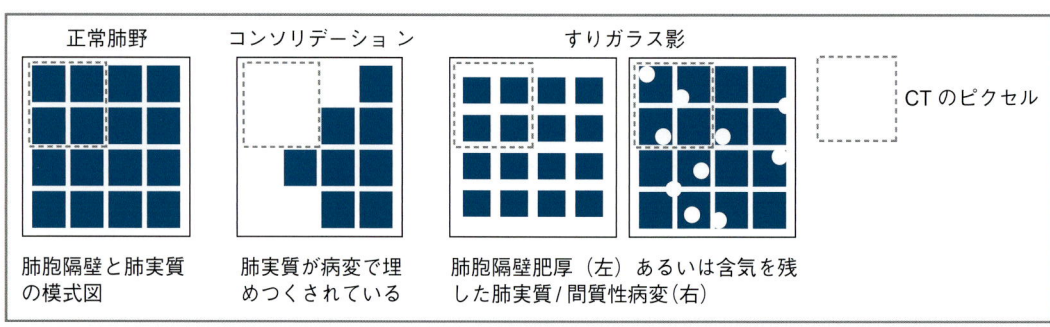

図1 コンソリデーションとすりガラス影

A　単純X線写真PA像　　　　B　CT

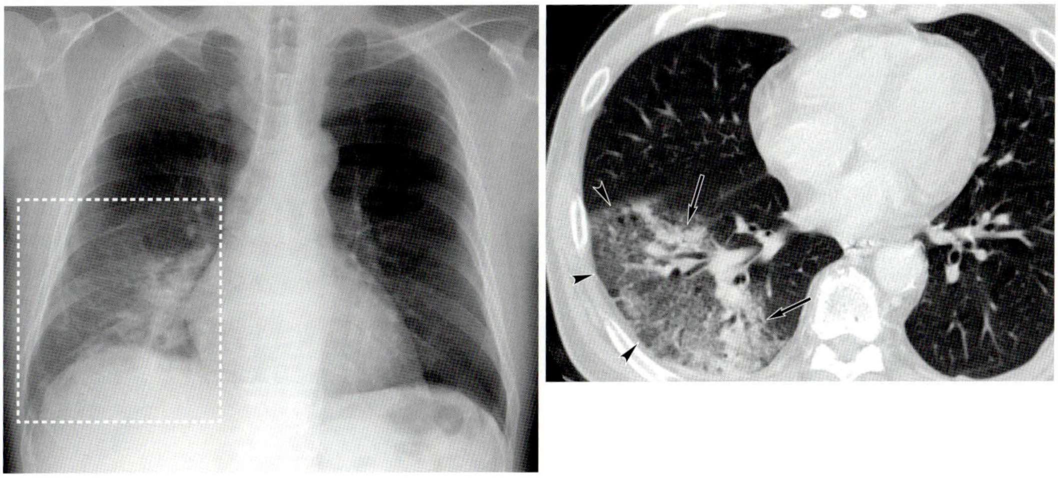

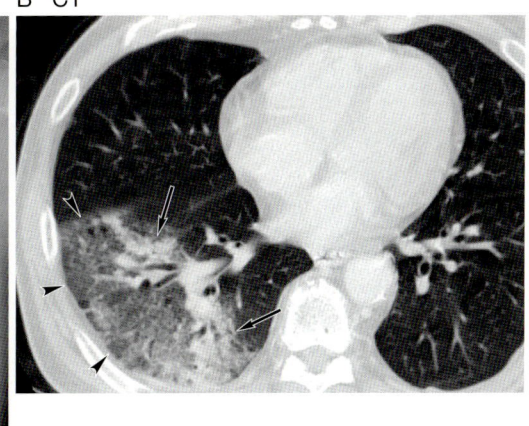

図2　60歳台，女性　肺炎クラミドフィラ肺炎

A：右下肺野にair bronchogramを伴う浸潤影（⬚）を認める．末梢血管影はみえないが，太い血管影はみえる．

B：右下葉S^8～S^{10}にair bronchogramを伴う気管支周囲のコンソリデーション（→），その周囲にすりガラス影（►）を認める．

A　単純X線写真PA像　　　　B　CT

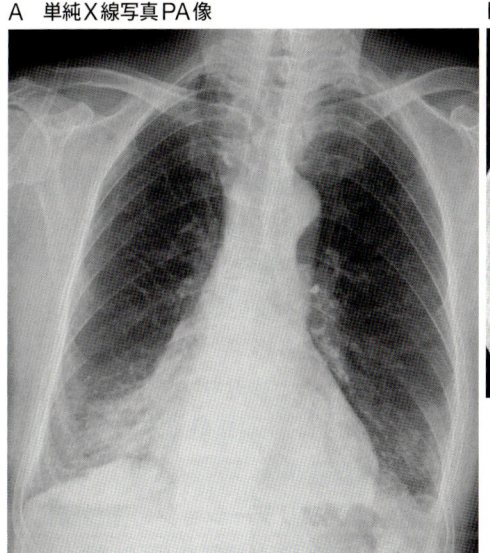

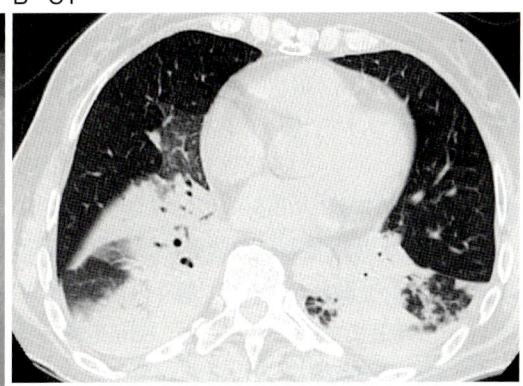

図3　60歳台，女性　肺炎球菌性肺炎

A：両下肺野に浸潤影を認め，左横隔膜と右心縁のシルエットアウトがある．右下肺野内側の浸潤影はより均等で血管影がみえない．左下肺野の陰影に重なる部位に血管影は透見できるものの，横隔膜とのシルエットサイン陽性であり，すりガラス影ではなく浸潤影との表現が望ましい．

B：右肺中葉，両肺下葉にair bronchogramを伴う扇状コンソリデーションが認められる．左肺下葉のコンソリデーション腹側で舌区正常肺の血管が重なるため，濃い陰影にもかかわらず胸部単純X線撮影では血管影がみえることになる．

まん性に広がるような陰影で主に用いられる．限局性肺吸収値上昇についてはすりガラス影の適切な使用は困難であり，淡い透過性低下や陰影といった表現の方が適切である．限局性肺吸収値上昇は肺血管のみえ方にかかわらず浸潤影とするのも実際的である．

肺癌の可能性のある肺すりガラス結節の内部性状の記載もコンソリデーションとすりガラス影の組み合わせが適当であるが，このようにコンソリデーションの和訳として浸潤影を用いるのは難し

I. 基礎　2. 用語の使い方

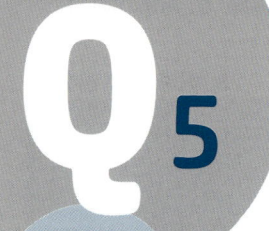

Q5 腫瘤影，結節影，粒状影，粟粒影：どのように使えばいいですか？

Answer

1. 結節性陰影を個々の陰影のサイズを基準として使い分けることになるが，あくまで目安である．
2. 径30mmより大きな充実性陰影は腫瘤影，径5～30mmの境界鮮明な円形に近い陰影を結節影とすると定義されている．
3. 5mm長径以下のものを粒状影，径1～2mmで粒の大きさがほぼ均一で両肺に広く分布するものを粟粒影とする．

頁門克典

● 腫瘤影，結節影，粒状影，粟粒影の使い分け（図1～6）

結節性陰影をあくまでサイズを目安に分類することで鑑別診断に結びつけるものであることから，主にびまん性結節性陰影の鑑別の場合に重要である．肺結節性陰影は腫瘍性病変以外にも炎症などの様々な病態で形成されるが，**30mmを超える結節性陰影は腫瘤影と表現**されるのは（図1），30mmを超える結節性病変では腫瘍性病変がほとんどであることが背景にある．腫瘤影に類似した表現として塊状影があり，"より大きく辺縁がごつごつしたもの"を指すとされる．じん肺の大陰影を塊状影と呼ぶことがあるように腫瘍性ではないニュアンスを含む．

粟粒影は2mm以下のもので，このサイズの結節自体は1個では胸部単純X線写真では認識できず，複数病変の重なりにより陰影が形成されることになる．**粟粒影は単発でなく多発するもの**であり，粒の大きさがほぼ均一で両肺に広く分布するものをいう．

多発結節影（径5mm以上），多発粒状影（径2～5mm），粟粒影（径2mm以下）の鑑別診断については，以下の表にまとめる．

表　多発結節影，多発粒状影，粟粒影の鑑別診断

多発結節影 （径5mm以上）*		多発粒状影 （径2～5mm）*	粟粒影 （径2mm以下）
1) 腫瘍性 ・肺転移 ・同時多発肺癌 2) 感染性 ・肺膿瘍 ・コクシジオイデス症 ・ヒストプラズマ症 ・包虫嚢	3) 免疫学的 ・多発血管炎性肉芽腫症（図3） ・リウマチ結節 ・Caplan症候群 ・サルコイドーシス ・器質化肺炎 ・アミロイドーシス 4) 血管性 ・動静脈奇形	1) 個々に独立したままのもの ・癌症 ・リンパ腫 ・サルコイドーシス（図4） 2) 短時間で癒合/変化があるもの ・多巣性肺炎（図5） ・肺水腫 ・肺胞内出血	・粟粒結核（図6） ・粟粒肺転移 ・真菌感染症 ・炭鉱作業員塵肺症 ・サルコイドーシス（図4） ・ヘモジデリン沈着症 ・珪肺 ・鉄沈着症

*多発性陰影（0.5～2mm），多発性陰影（2～5mm），多発性肺結節（>5mm）の鑑別診断．
[南 学（訳）；所見から考える画像鑑別診断ガイド．メディカル・サイエンス・インターナショナル，2012より改変して転載]

A 単純X線写真PA像

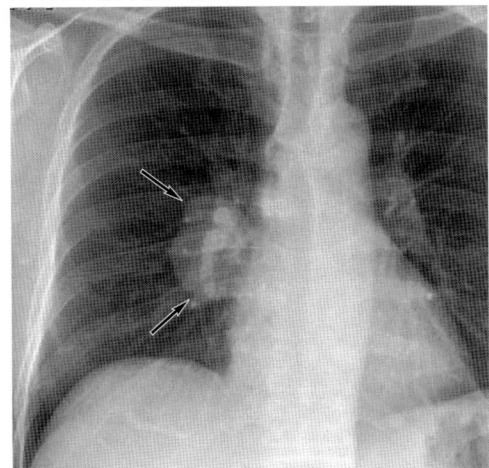

B 造影CT（肺野条件）

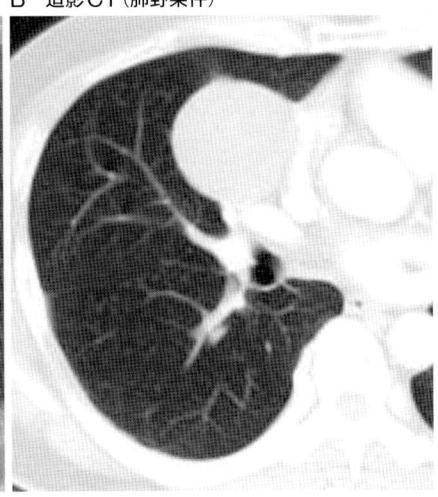

C 造影CT（縦隔条件）

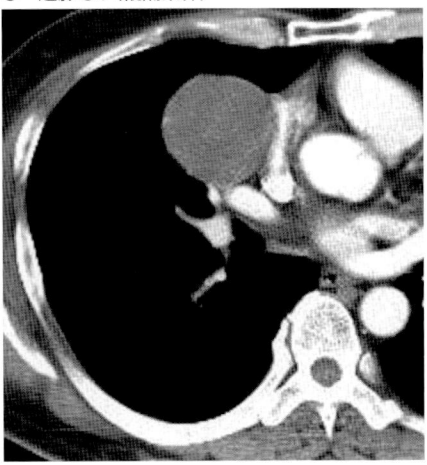

図1 腫瘤影　40歳台，男性　肺原発滑膜肉腫
A：右肺門部に重なり，境界鮮明・表面平滑な5cmを超える腫瘤影を認める（→）．
B，C：右肺中葉に5cm長径の境界明瞭で表面平滑な腫瘤を認める．造影効果は全体に不良である（**C**）．

A 単純X線写真PA像

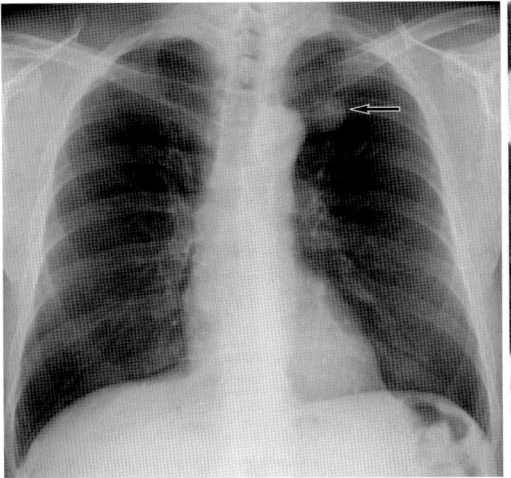

B CT

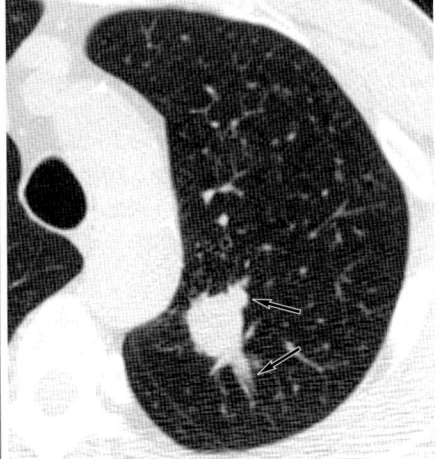

図2 結節影　60歳台，男性　大腸癌単発肺転移
A：左第1肋骨前部と第5肋骨後部の重なるところに15mm大の境界鮮明な結節影を認める（→）．
B：左肺上区S^{1+2b}に気管支内進展を反映する樹枝状構造（→）を辺縁に伴う不整形結節を認める．

I. 基礎　2. 用語の使い方

Q6 腫瘍や結節の形態の表現の仕方を教えてください．

Answer

1. 結節性病変は内部性状から，すりガラス影のみからなるpure GGN/non-solid nodule，すりガラス影とコンソリデーションの組み合わせとなるpart-solid GGN/part-solid nodule，コンソリデーションからなる充実性結節/solid noduleの3つに分類する．
2. 結節性病変の境界，辺縁，形，スピキュラや胸膜陥入像の有無について評価を行い，良悪の可能性を考える．

貞門克典

内部性状の評価　—すりガラス結節か，充実性結節か

結節性病変の内部性状を肺血管を目安として濃度を評価し，すりガラス影のみからなるpure GGN/non-solid nodule（図1），すりガラス影とコンソリデーションの組み合わせからなるpart-solid GGN/part-solid nodule（図2, 6），全体がコンソリデーションからなる充実性結節/solid nodule（図3〜5）の3つに分類する．pure GGN/non-solid noduleとpart-solid GGN/part-solid noduleの両者を併せて，subsolid GGN/noduleと呼ぶ．part-solid GGN/part-solid noduleのコンソリデーションの領域を充実成分（solid component）と呼ぶ．

完全に充実性結節の辺縁に粘液，炎症，出血，リンパ球浸潤などによるすりガラス影を伴うことがあり，このようなものはpart-solid GGNとはしない方がよいが，判断が難しいこともある．

GGNのすりガラス影は肺腺癌のlepidic patternの病理所見に高精度に対応するが，粘液産生肺癌の粘液や出血，時にpapillary patternがすりガラス影となることもあり，注意を要する．

part-solid GGNのsolid componentの計測

part-solid GGNの充実成分は肺胞虚脱や癌浸潤成分に対応し，その長径の計測は重要である．病理学的に5mm未満の浸潤は微少浸潤性腺癌（minimally invasive adenocarcinoma；MIA），5mm以上の浸潤は置換性増殖優位型浸潤性腺癌（lepidic predominant invasive adenocarcinoma；LPA）となるように，画像でもsolid componentのサイズが重要であるが，病理学的浸潤とCT画像のコンソリデーションとは一致しないことも多い．単純なコンソリデーションの長径計測も肺野条件と縦隔条件では大きく異なり（図2-A，B），縦隔条件のウインドウ設定でもまた異なる．画像による浸潤部の計測法は今後のさらなる研究を要するところであり，現時点では，肺野条件でのコンソリデーションあるいは縦隔条件でのコンソリデーションの長径の片方あるいは両方を計測して記載することになる．

結節の境界，辺縁，形

肺結節性病変では辺縁の性状として辺縁鮮明と辺縁不鮮明（境界明瞭，境界不明瞭が使用されることも多い）に分けられる．ほとんどの充実性結節は辺縁鮮明であり，境界不鮮明な場合は結節周囲の炎

I. 基礎　2. 用語の使い方

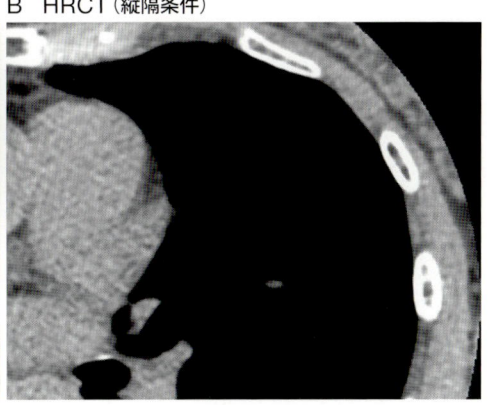

図1 60歳台，女性　上皮内腺癌
A：左肺舌区に辺縁鮮明なpure GGNを認める（→）．
B：陰影は消失している．

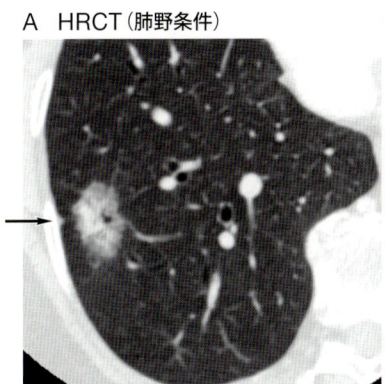 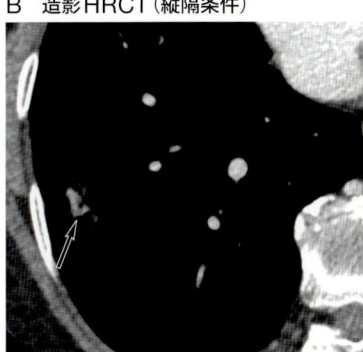 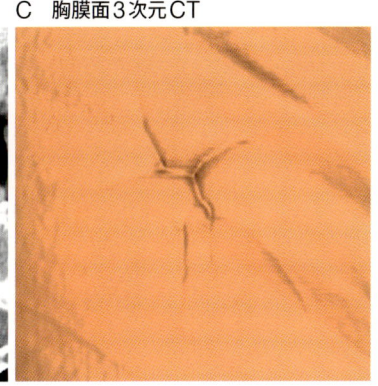

図2 70歳台，女性　置換性増殖優位型浸潤性腺癌
A：右肺下葉に胸膜陥入像（→）を伴う一部辺縁不鮮明なpart-solid GGNを認める．9mm大のsolid componentを認める．
B：肺野条件よりも小さい7mm大のsolid componentが認められ（→），すりガラス影領域は消失している．
C：胸膜陥入像の胸膜の引き込みの複雑な形態が表現されている．

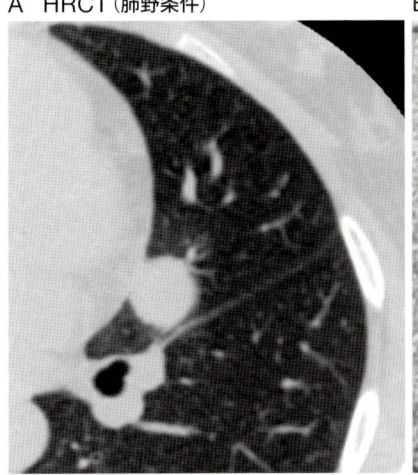 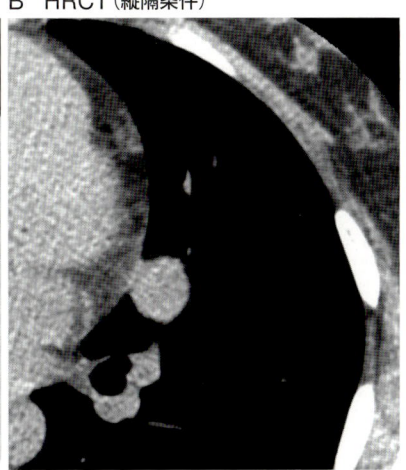

図3 30歳台，女性　肺硬化性血管腫
A：左肺舌区に辺縁明瞭・辺縁平滑な充実性結節が認められる．
B：充実性結節が認められるが，肺野条件よりもわずかにサイズが小さい．

31

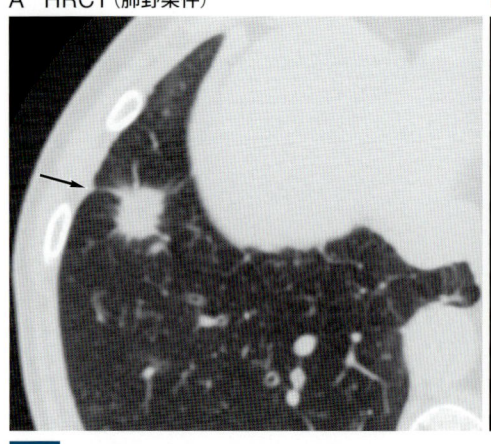
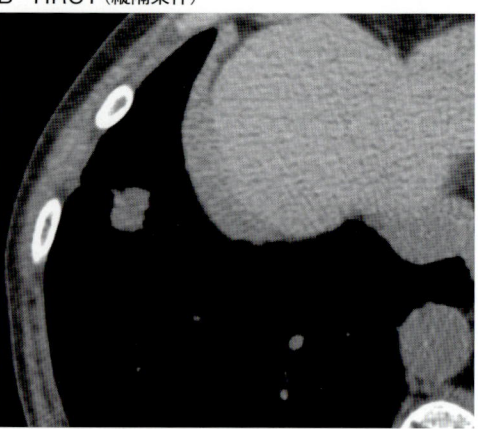

図4 60歳台，女性　乳頭状優位型浸潤性腺癌
A：右肺下葉に胸膜陥入像（→）とスピキュラを伴う辺縁明瞭・辺縁不整な充実性結節が認められる．
B：充実性結節が認められ，肺野条件よりもわずかにサイズが小さい．

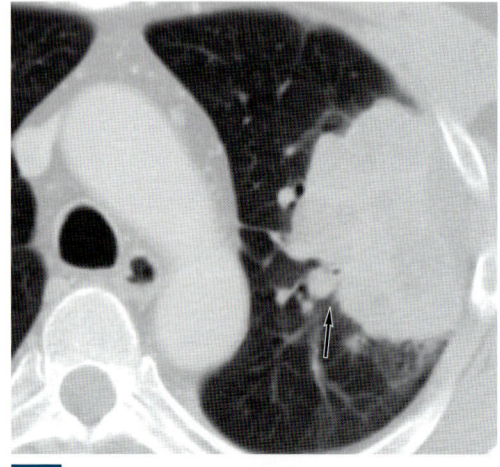

図5 50歳台，男性　大細胞癌
左肺上区に辺縁明瞭・辺縁平滑だが分葉を呈する充実性腫瘤が認められる．血管と接触する辺縁の陥凹がみられ（→），ノッチである．

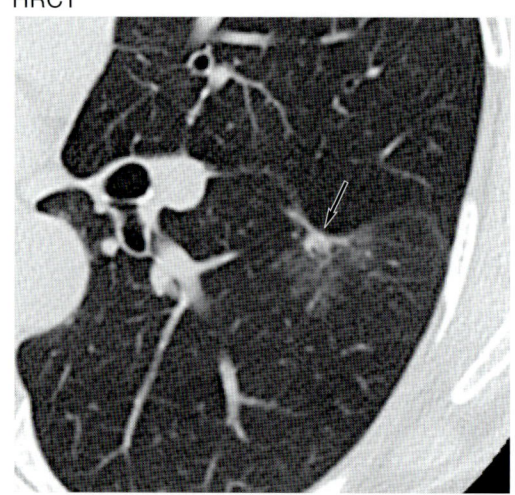

図6 60歳台，女性　微少浸潤性腺癌
左肺下葉にpart-solid GGNを認め，葉間胸膜に胸膜陥凹像が形成されている（→）．

症・粘液の関与や結節自体が炎症性変化の可能性も考えられる．

　結節の辺縁はその輪郭の3次元的な形態の表現で，辺縁平滑，辺縁不整に大きく分けられる．平滑なものは良性腫瘍を中心とする良性病変の可能性が高いが，転移性腫瘍の可能性に注意を要する．不整なものはより悪性病変の可能性が高いものの，様々な良性病変が不整な辺縁を示す．スピキュラは辺縁不整の顕著なもので，結節辺縁から伸びる棘状構造で，胸膜には達しない（図4）．

悪性をより示す所見であり，良性腫瘍ではほとんどみられない．しかし，肺癌との鑑別になる炎症性結節でもしばしばみられる．

　分葉は結節の凸の辺縁と凹の切れ込みであり，切れ込みの部分に血管・気管支が存在するものはいわゆるノッチ（notch）である（図5）．表面平滑であっても分葉を有するものは圧排増殖性肺癌の可能性がより高くなる．

　結節の形は全体のおおざっぱな形態表現で，円形〜楕円形，多角形，不整形などが用いられる．あく

まで形態表現であるが，多角形のものに良性病変（肺内リンパ装置，感染後器質化肺炎，肺梗塞など）が多く含まれる点が重要である．横断像のみならず，3次元的な形を意識する必要があり，肺癌はどの方向にも厚みがある形であるが，瘢痕や肺内リンパ装置はしばしば平べったい形や細長い形を呈する．

胸膜陥入像

胸膜陥入像は，臓側胸膜が結節に引き込まれて形成される複雑な線状影の組み合わせからなり（図2, 4），引き込まれた胸膜や陥入部に貯留した胸水が，スライスの角度によって索状のすりガラス影・コンソリデーションを示し，胸膜陥入部を覆う過膨張肺所見を伴いうる．**収縮傾向を示す高分化肺腺癌に特徴的な所見であり，病理学的浸潤をある程度意味する**が，非浸潤癌やその他の組織型の肺癌でもみられる．また，炎症性結節でも形成されるため，良悪の単純な鑑別はできない．結節性病変末梢に形成される線状無気肺や小葉間隔壁肥厚は，臓側胸膜の陥入のない直線的な線状・索状影であり，可能なかぎり鑑別する必要がある．孤立性結節性病変に広く接する胸膜のなだらかな陥入像は，胸膜凹像（pleural concave）と呼ばれ，しばしば葉間で形成される（図6）．

内部所見

充実性結節での良性石灰化は結核腫や過誤腫，脂肪成分は過誤腫や脂肪腫の明確な良性を示す画像所見であり，その有無は縦隔条件で必ず確認する．空洞や気管支透亮像（air bronchogram）の有無も重要な内部所見である．

🔍 これは必読！
- 新田哲久・他：すりガラス影を伴う結節（GGN）－歴史的背景から最近の動向まで．画像診断 34: 786-797, 2014.
- Hansell DM, et al: Fleischner Society: glossary of terms for thoracic imaging. Radiology 246: 697-722, 2008.

💬 ちょっとひとこと

現時点ではすりガラス影を伴う結節は non-solid/part-solid nodule と pure/part-solid GGN が混在して使用されており，日本では肺腺癌の野口分類に対応する pure/mixed GGO（限局性すりガラス影）が長く使用された歴史から，pure/part-solid GGN が比較的多く使われる傾向であるが，海外では non-solid/part-solid nodule を優先して使用する状況が多い．GGNについてはすりガラス結節と和訳されるが，part-solid GGN や pure GGN の和訳はなかなかしっくりくるものがない状況である．

GGN : ground-glass nodule, GGO : ground-glass opacity

I. 基礎　3. 胸部単純X線写真の代表的サイン

Q8 次のサインについて教えてください．
1) extrapleural sign, incomplete border sign, apical cap

Answer

1. extrapleural sign, incomplete border signは，いずれも病変などが肺外に存在することを示唆するサインである．
2. apical capは，肺尖部にみられる非特異的な線維化組織である．

林　秀行，芦澤和人

● extrapleural sign（図1, 2）

病変が肺外に存在することを示す重要なサインで，定義上は，病変が2枚の胸膜の外にあることを示すサインである．2枚の胸膜が覆っているので，**辺縁が平滑で，なだらかな立ち上がりを示す**（図1-A, 2）．ただし，胸膜自体の病変や胸腔内の病変でも同様の所見をとりうる．これらを含めて，extrapulmonary sign（肺外徴候）と表現されることもある．

● incomplete border sign（図1, 2）

肺内に存在する円形あるいは類円形の病変の場合は，図1-Bに示すように，病変と空気の境界が明瞭に描出されるのに対して，胸壁あるいは胸膜から発生する病変では，図1-Aに示すように，病変の辺縁部では徐々に濃度が高くなるために，境界が不明瞭となる．病変自体の重量などで胸壁から垂れ下がるような病変などの際には，一方の辺縁は境界不明瞭，一方の辺縁は明瞭な陰影（図1-C）を形成することとなる．このように，病変の一部の辺縁のみが明瞭にみえることをincomplete border sign（不完全辺縁徴候）と呼び，**病変が肺外にあることを疑うサインである**．病変ではないが胸部単純X線写真正面像における乳房の陰影は，この理論で下縁のみが明瞭に描出される．

● apical cap（図3）

肺尖部にみられる胸膜肥厚様の陰影をapical cap（肺尖帽）と呼ぶ．胸部単純X線写真上，通常は5mm以下の厚さの陰影で，その下縁は平滑もしくは波状の凹凸を呈する．**通常，病的意義はなく，非特異的な線維化組織である**．陳旧性結核による変化と区別が難しいこともあり，肺尖部に生じた腫瘍（Pancoast腫瘍）なども鑑別に挙がるため，厚みが10mmを超える場合や増大傾向にある場合には精査を要する．

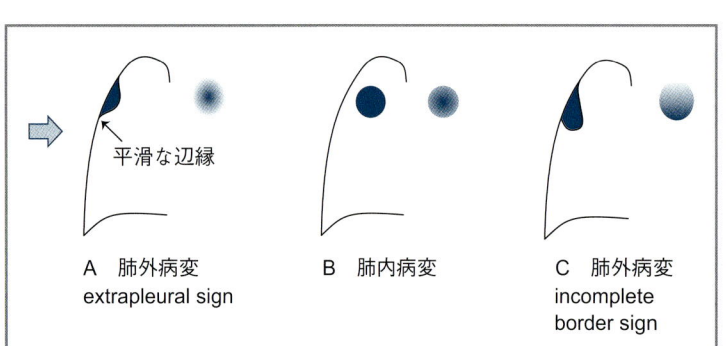

図1 病変と胸壁の位置関係（A～Cの左図）と，左矢印（⇨）の方向からX線を照射した際の透過像（A～Cの右円形）
A：透過像で境界不明瞭．
B：透過像で境界明瞭．
C：肺外病変だが，一部病変の辺縁をX線束が接線で通過し境界明瞭な辺縁を形成．

A　肺外病変　extrapleural sign
B　肺内病変
C　肺外病変　incomplete border sign

I. 基礎　3. 胸部単純X線写真の代表的サイン

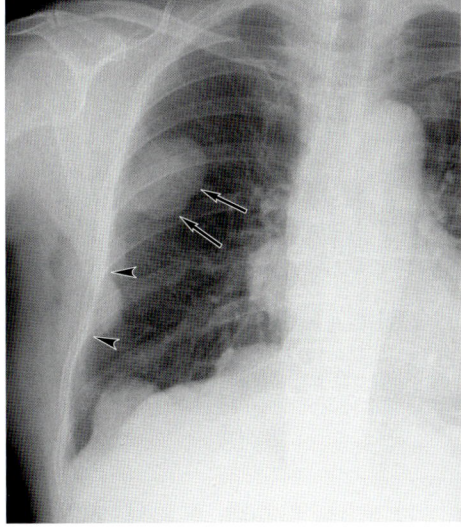
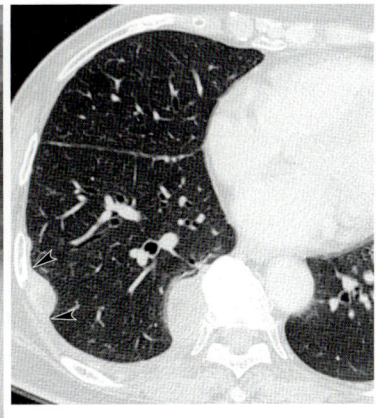

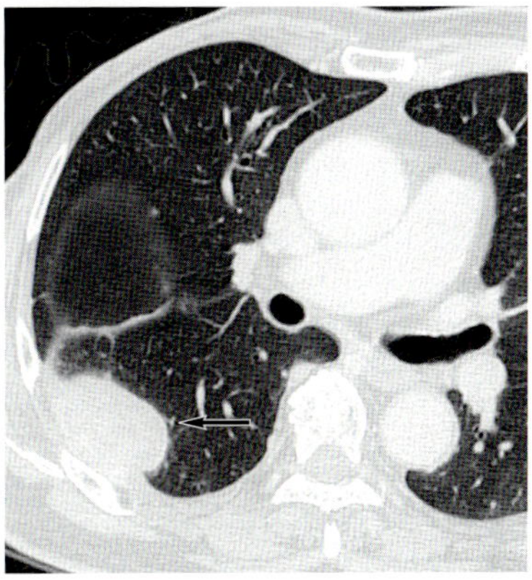

図2 extrapleural sign, incomplete border sign　70歳台, 女性　乳癌術後, 多発胸膜転移
A：胸壁や横隔膜からなだらかな立ち上がりを示す（▶. extrapleural sign）. 多発病変あり. 右中肺野外側の病変は内側の辺縁が明瞭（→）だが, 外側でやや不明瞭である（incomplete border sign）.
B：胸膜面からなだらかに立ち上がる辺縁平滑な腫瘤を認める（▶）. 葉間胸膜にも多数の小結節が認められる.
C：右下葉外側の胸膜面から連続する辺縁平滑な腫瘤の内側の辺縁（→）が円弧状で, 前後方向にX線が入射すると, Aの単純X線写真で明瞭な辺縁を形成する.

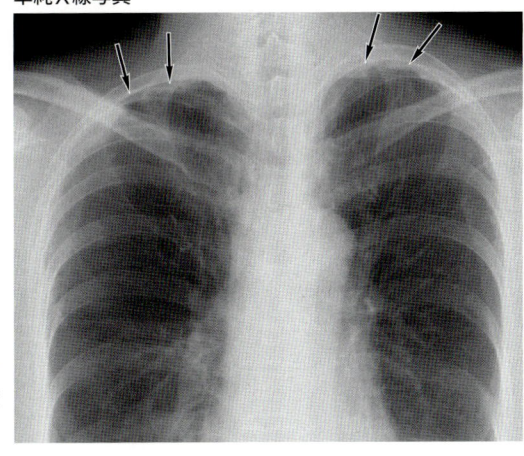

図3 apical cap　40歳台, 女性　無症状
両肺尖部に, 一部に波状の凹凸を伴う胸膜肥厚様の陰影を認める（→. apical cap）.

これは必読!
- 松迫正樹：Ⅰ-04 胸部単純X線写真：これだけは知っておきたい基本所見やサインとは. 髙橋雅士（編）；新胸部画像診断の勘ドコロ. メジカルビュー社, p.50-68, 2014.

ちょっとひとこと
単純X線写真は"影絵"である. 辺縁がみえるかみえないか, また境界が明瞭か不明瞭かなどで, 病変の位置や性状を想像する. この影絵のみで様々な診断・治療を行ってきた先人には, ただただ頭が下がる思いである.

I. 基礎　3. 胸部単純X線写真の代表的サイン

Q9 次のサインについて教えてください．
2) inverted S sign, juxtaphrenic peak sign

Answer

1. inverted S signは，肺門部腫瘍による肺葉性無気肺を示すサインである．
2. juxtaphrenic peak signは，横隔膜から連続するテント状の陰影で，上葉や上中葉の無気肺を疑うサインである．

林　秀行，芦澤和人

● inverted S sign（図1）
　肺門部肺癌が原因で閉塞性無気肺を生じる場合に，肺門部が外に凸，末梢側で内に凸となるため，全体としては辺縁部がS字状あるいは逆S字状となる．このサインは特に右上葉無気肺の際にみられ，逆S字状を呈し，Golden S signとも呼ばれる．

● juxtaphrenic peak sign（図2）
　肺葉性無気肺や陳旧性結核などで大きな容積減少が生じると，横隔膜が挙上するが，横隔膜面から連続しテント状の陰影がみられることがあり，juxtaphrenic peak signと呼ばれる．もともと下葉に下副葉間裂が存在する場合に，生じる所見とされる．

● 肺葉性無気肺（図3）
　上記2つのサインは，いずれも肺葉性無気肺の大事なサインであり，それ以外にもluftsichel sign（高度な左上葉無気肺の際に，代償性過膨張を来した左下葉S^6が虚脱肺と大動脈弓の間に介在し大動脈弓が明瞭に描出されること）などのサインも存在する．
　図3に肺葉性無気肺のシェーマを示す．種々の直接所見，間接所見があり，詳細は成書を参照していただきたいが，基本は両肺野の容積の違い，透過性低下や過膨張に気づくこと，また肺門に頂部を置く三角形に気づくことであり，解剖学的な違いによる左右の画像所見の違いについての理解が必要である．無気肺の虚脱の程度，不完全分葉や副葉間裂の有無により形態が異なるが，基本となる形態を理解しなければならない．

単純X線写真

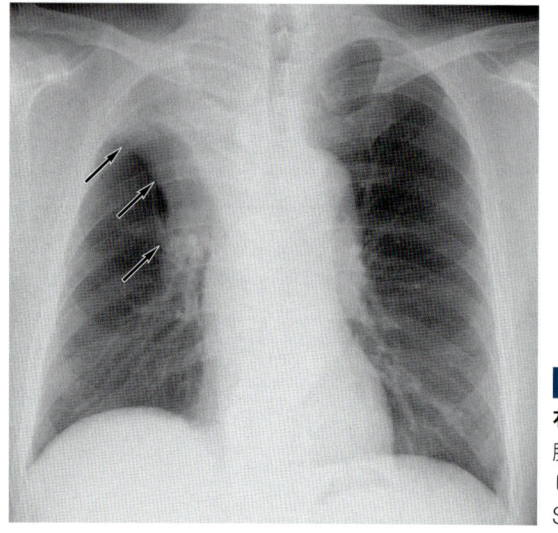

図1 inverted S sign　50歳台，男性
右肺門部の扁平上皮癌による右上葉無気肺
肺門部が外に凸，末梢側で内に凸となり，全体としては辺縁部が逆S字状を呈する（→．inverted S sign）．

I. 基礎　3. 胸部単純X線写真の代表的サイン

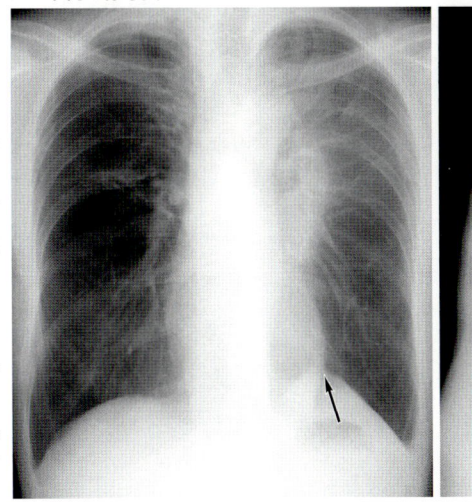
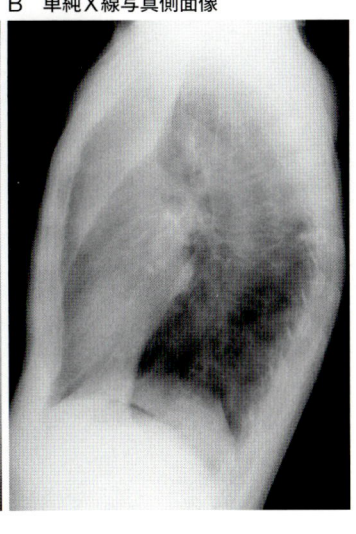

A　単純X線写真　　　B　単純X線写真側面像

図2 juxtaphrenic peak sign
60歳台，男性　左上葉肺癌（扁平上皮癌）による左上葉無気肺
A：左肺全体の容積が小さく，縦隔側に境界不明瞭なすりガラス影，左肺底部にはテント状の陰影（→．juxtaphrenic peak sign）がみられる．
B：側面像にて，腹側に葉間胸膜で境される明瞭な高吸収域を認める．
（芦澤和人：コンパクトX線シリーズBasic 胸部単純X線アトラス Vol.1－肺－．ベクトル・コア，p.27, 2006より転載）

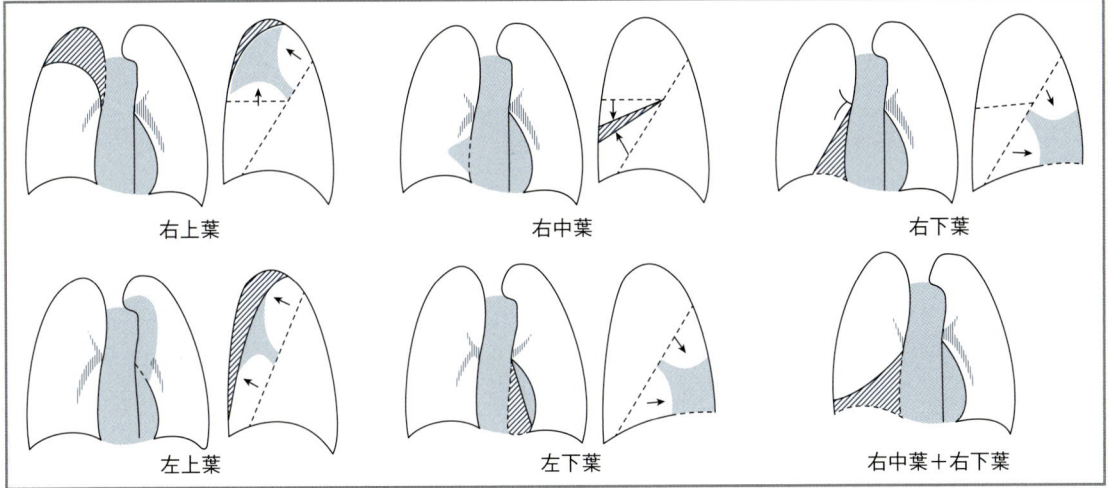

右上葉　　　右中葉　　　右下葉

左上葉　　　左下葉　　　右中葉＋右下葉

図3　肺葉性無気肺
正面像と側面像での肺葉性無気肺の典型像を示す．基本的に無気肺は肺門部に頂点をおく三角形あるいは扇形の形態をとる．図中で傾線で示す部分は境界明瞭な高度の透過性低下域として，■部分は境界不明瞭な淡い陰影（軽度の透過性低下域）として認められる．
［林　邦昭・他（編著）；新版 胸部単純X線診断－画像の成り立ちと読影の進め方．秀潤社，p.107, 2000より転載］

これは必読!

- 林　邦昭：第5章 肺野異常陰影（1）．2. 無気肺．林　邦昭・他（編著）；新版 胸部単純X線診断－画像の成り立ちと読影の進め方．秀潤社，p.105-114, 2000.

ちょっとひとこと

　肺葉性無気肺の診断は典型的な場合には問題ないが，肺葉の虚脱が高度な場合など，時に難しいことがある．そういう時に，正面像に加え側面像があると異常に気づくことができたり，診断が容易であったりする（Ashizawa K, et al: Br J Radiol 74: 89-97, 2001）．一方で，（超低線量CTの被ばく線量が単純X線写真の約2枚分である現在）側面像1枚をルーチンに撮影することに関しては，議論の余地がある．むしろ，撮影された側面像の読影を十分にできる放射線科医が少ないという点が，最も大きな問題かもしれない．

I. 基礎　3. 胸部単純X線写真の代表的サイン

Q10 次のサインについて教えてください．
3) air bronchogram, cuffing sign, tram line, gloved finger sign

Answer

1. air bronchogramは，病変が肺内であることを示唆する所見である．
2. cuffing signは，種々の原因により気管支血管周囲が不明瞭化する所見である．
3. tram lineは，気管支壁肥厚を示唆する所見である．
4. gloved finger signは，拡張した気管支内の粘液栓を示唆する所見である．

林　秀行，芦澤和人

● air bronchogram（図1）

　水濃度の陰影の内部に気管支が透亮像としてみられる所見で，病変が肺内にあることを示唆する所見である．気管から左右の主気管支，葉気管支までは正常でもみられるために，それより末梢側の気管支が認められる場合に異常とされる．肺胞性の病変でみられることが多いが，高度の間質性病変でもみられる．また，気管支内腔に粘液などが貯留した場合には，肺胞性の病変であってもair bronchogramが認められないことがある．

単純X線写真

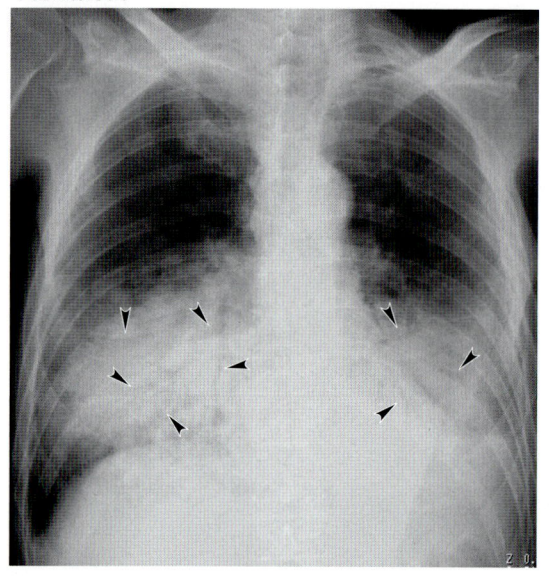

● cuffing sign（図2）

　肺血管，気管支の壁が厚く不鮮明となることで，その原因は間質の浮腫，細胞浸潤，線維化など様々である．perivascular cuff, peribronchial cuffなどという呼び方もある．この所見を呈する代表的な病態である間質性肺水腫では，病態の改善により陰影が速やかに改善する．

● tram line（図3）

　細胞浸潤や線維化で肥厚した気管支壁が，軌道のように2本の並行する線状影として認められること．慢性気管支炎，気管支拡張，喘息などでみられる．tram lineは気管支壁自体が認識できる時に使うべきで，上記air bronchogramとは区別して用いなければならない．

● gloved finger sign（図4）

　拡張した気管支内に貯留した粘液や膿が，棍棒状あるいは手袋をはめた指のようにみえる所見．円柱状気管支拡張症などにおいて認められる．

図1 air bronchogram　60歳台，男性　肺胞性肺水腫
両下葉に高度の浸潤影がみられ，その内部に気管支の透亮像がみられる（►）．

I. 基礎　3. 胸部単純X線写真の代表的サイン

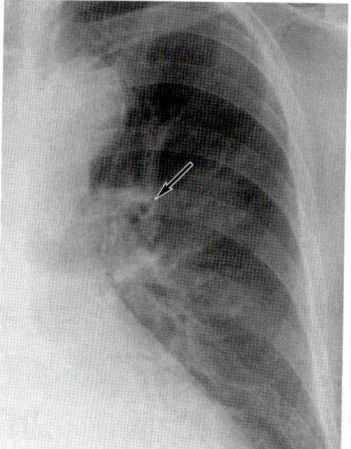
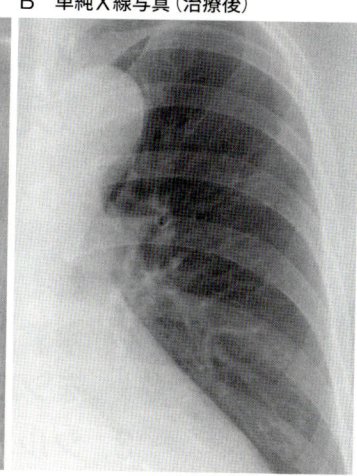

図2 cuffing sign　70歳台，男性　心不全　心原性肺水腫
A：左肺門部を主体としたすりガラス影がみられ，気管支壁は肥厚し，その辺縁は不鮮明である（→）．
B：治療後，すりガラス影とcuffing signは改善している．

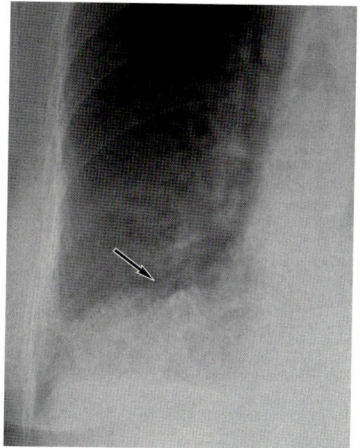

図3 tram line　70歳台，女性　気管支拡張症
右下肺野にすりガラス影がみられ，その内部に軽度拡張した気管支の壁肥厚所見が認められる（→）．

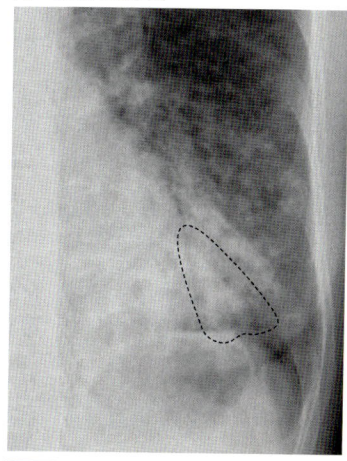
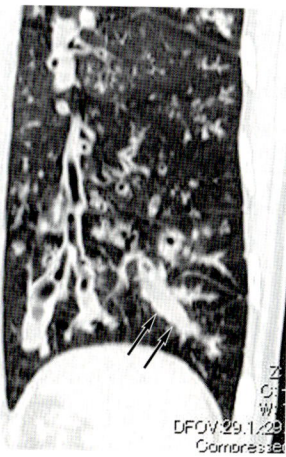

図4 gloved finger sign　20歳台，女性　びまん性汎細気管支炎
A：左下肺野の心陰影に重なり多発結節，棍棒状の陰影がみられる（⋯印）．
B：拡張した気管支の壁肥厚，内部の粘液栓が明瞭に描出されている（→）．

これは必読！

- 芦澤和人：1. 正常像と基礎的事項．コンパクトX線シリーズ Basic 胸部単純X線アトラス Vol.1 －肺－．ベクトル・コア，p.1-16, 2006.

ちょっとひとこと

　CTでも様々なサインが用いられ，その一部は単純X線写真から派生している．
　air bronchogramもそのひとつだが，単純X線写真とCTではやや意味が異なる．CTでは病変が肺内であることは多くの場合明らかであり，病変の性状を表すのに用いられる．すなわち，CTで辺縁不整な結節内にair bronchogramをみた際には，高分化腺癌やMALTリンパ腫など，病変が気管支を温存しながら発育する病変であることを示唆する．

I. 基礎　5. HRCTの各種サイン

Q13 小葉中心性陰影って何ですか？

Answer

1. 終末細気管支から第一次呼吸細気管支およびこれらの周囲の肺胞領域に生じる病変．
2. 小葉中心部は必ずしも二次小葉の中心部には存在せず，また複数存在する．
3. 陰影を構成する病理像により，吸収値や大きさ，境界の明瞭さなどは様々である．
4. 胸膜，小葉間隔壁，肺静脈などの小葉辺縁構造と一定の距離を保ち，その間に正常肺が存在する．

松迫正樹

● 二次小葉（図1）

1）Millerの二次小葉

小葉間隔壁によって囲まれる解剖学的単位．

特徴：大きさは5～30mmと様々なため，内部に含まれる細葉の数も様々（3～24個とされる）である．小葉間隔壁の発達が不良な領域では，同定は困難である．

2）Reidの二次小葉

終末細気管支によって支配される領域を**細葉**とし，この細葉が3～5個集合したもの．

特徴：気管支の分岐パターンによって定義しているので，大きさが一定であり，ほぼ10mmである．

Millerの二次小葉は大きさが様々なため，大きなMillerの二次小葉内にはReidの二次小葉が複数含まれ，最小のMillerの二次小葉がReidの二次小葉に一致する．

小葉中心性病変（小葉中心性粒状影）は，細気管支の直径を超える，通常2～3mmの大きさの陰影である．これは，小葉中心性病変（小葉中心性粒状影）が，終末細気管支および呼吸細気管支だけでなく，その周囲間質やさらにこれらを取り囲む肺実質にまで及ぶ炎症変化が含まれるからである．

小葉中心性病変は<u>小葉辺縁構造から数mmの距離を保つ</u>ことから，CT上で同定するためには，小葉辺縁構造を認識することが重要となる．<u>小葉辺縁構造は，胸膜，小葉間隔壁，肺静脈，さらに小葉間を走行する比較的太い気管支・肺動脈も含まれる．</u>

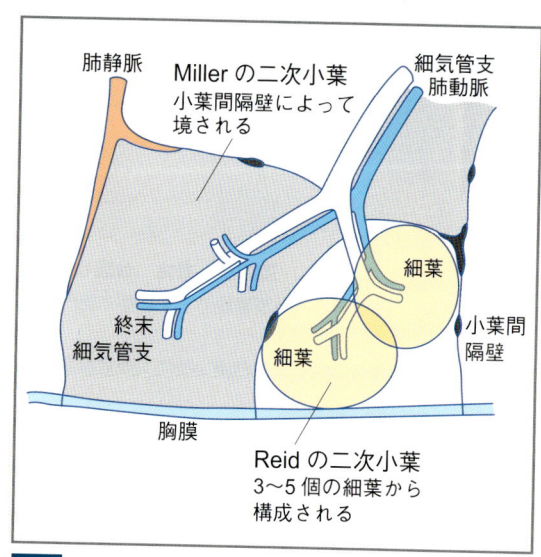

図1 二次小葉

(Murata K, et al: Pulmonary parenchymal disease: evaluation with high-resolution CT. Radiology 170: 629-635, 1989より改変して転載)

I. 基礎　5. HRCTの各種サイン

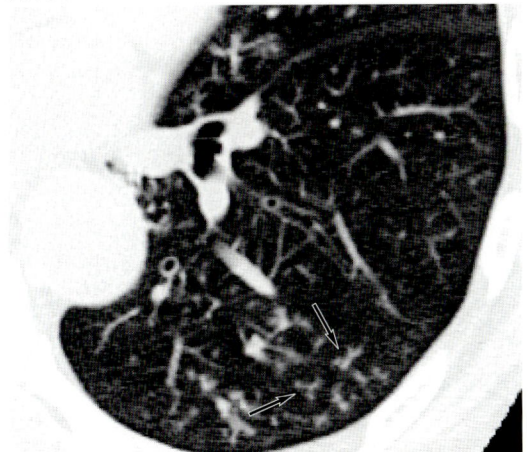

図2 70歳台，男性　非結核性抗酸菌症
多発粒状影に加えて，分岐状陰影（→）を認める．これらの陰影を形成する線の幅は1mmを超えない．tree-in-bud appearanceの所見である．

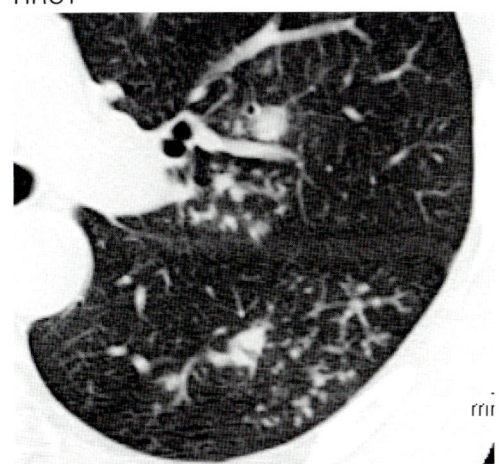

図3 30歳台，男性　肺結核
コントラストの高い多発粒状影は胸膜から数mm離れて分布する．これらに加えてtree-in-bud appearanceを示す分岐状陰影も認められ，活動性病変であることが示唆される．

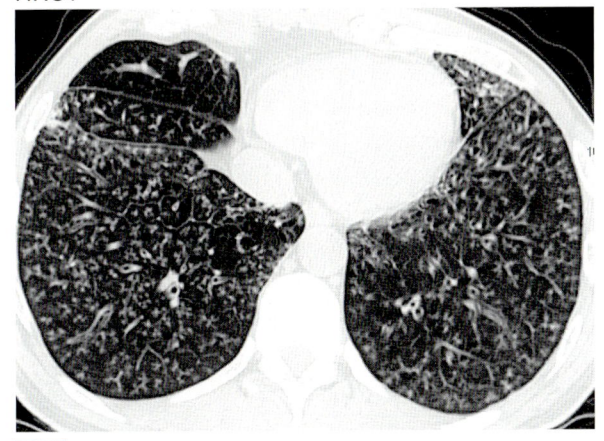

図4 40歳台，男性　びまん性汎細気管支炎（diffuse panbronchiolitis；DPB）
びまん性の細気管支の壁肥厚像，分岐状陰影（tree-in-bud appearance）を認める．末梢では，粒状影や分岐状陰影が胸膜や肺静脈などの小葉辺縁構造から，2〜3mmの距離を保っており，病変の主座が細気管支領域にあることを示唆している．

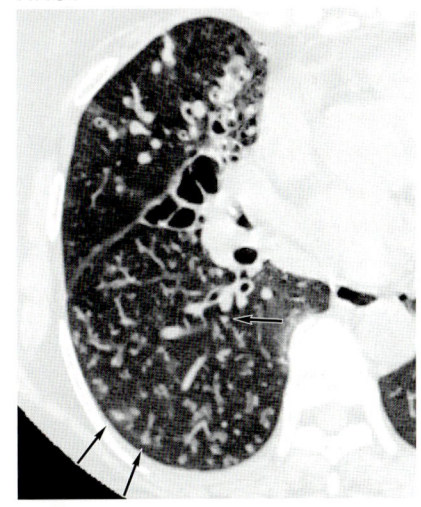

図5 50歳台，女性　びまん性汎細気管支炎（diffuse panbronchiolitis；DPB）
小葉中心性陰影は2〜3mmほどの大きさがあり，胸膜，太い気管支・肺動脈すなわち小葉辺縁構造から数mmの距離を保っている．

● tree-in-bud appearance（図2〜6）
　直径1mmを超えない，比較的一定した幅の線で構成される分岐状影，1mm程度の距離を保ちつつ空間的に密に集簇する微細粒状影（VないしY字型の病変も含まれる）である．

　陰影の本態は，呼吸細気管支あるいは肺胞道の内腔の充満像（肺結核では乾酪壊死物質により埋められる）である．したがって，そのtree-in-bud appearanceを構成する線の幅は，呼吸細気管支や肺胞管の直径を超えない．また，呼吸細気管支から遠位の部分では，小葉辺縁構造と接することが可能である．これらの点が小葉中心性粒状影とは異なる．

51

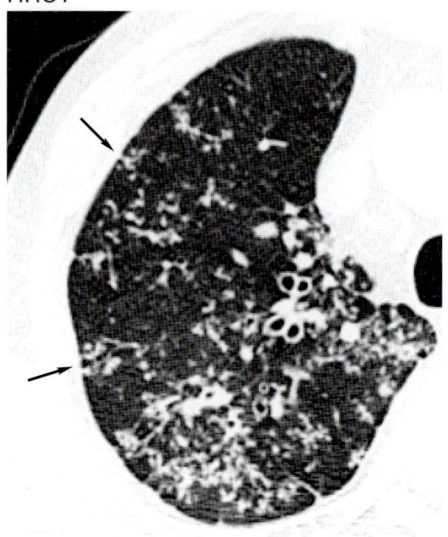

図6 40歳台，男性　肺結核
活動性肺結核を示す小葉中心性陰影であり，一部は典型的なtree-in-bud patternを呈している．tree-in-bud appearanceは小葉辺縁構造に達することがある（→）．

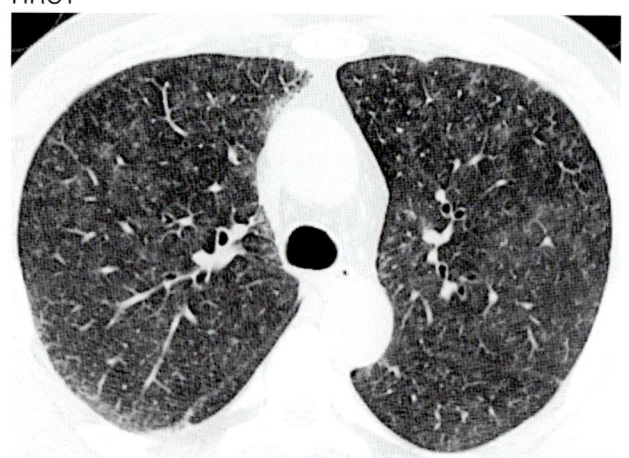

図7 60歳台，男性　亜急性過敏性肺炎
境界不明瞭な，小葉中心性の淡いすりガラス濃度がびまん性に分布している．個々の病変のサイズは種々であり，また二次小葉単位で，病変の粗密が認められる．

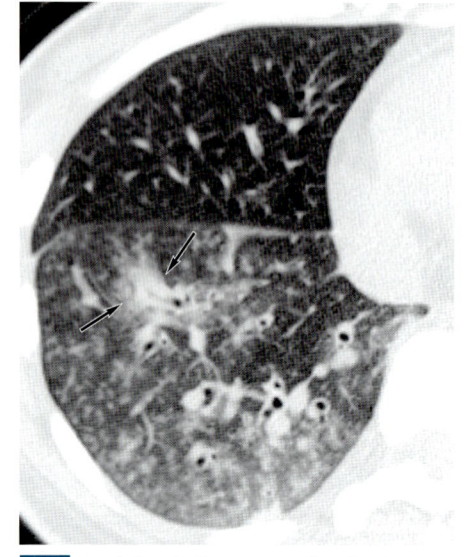

図8 20歳台，女性　マイコプラズマ肺炎
気管支壁の肥厚像と小葉中心性粒状影が認められる．これらも胸膜から数mmの距離を保っている．気管支周囲の肺実質に深達性に進展した病変（気管支肺炎）も認められる（→）．

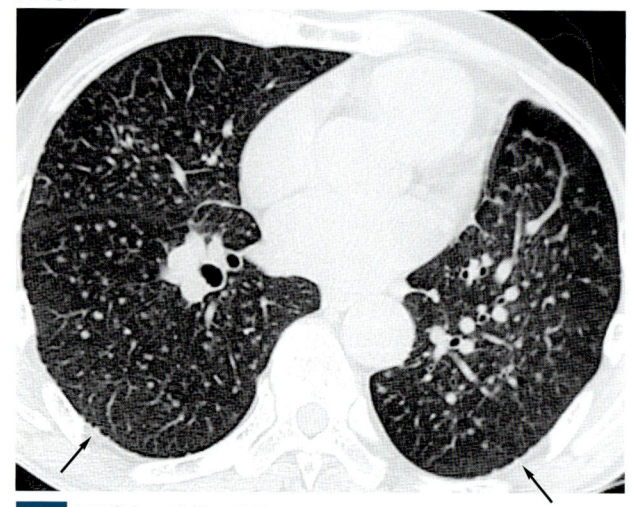

図9 70歳台，男性　珪肺
珪肺に伴う粒状影は，吸入粉塵が沈着しやすい細気管支領域に線維化病巣を形成するために，小葉中心性分布を示す．ただし，リンパ流のクリアランスによって胸膜下にも移動し，病変を形成する（→）．

すなわち，tree-in-bud appearanceは，小葉中心部から小葉辺縁まで分布しうる．

tree-in-bud appearanceの呼吸細気管支内病変を小葉中心性と呼ぶことは正しいが（小葉中心性病変を含むという意味），小葉中心性粒状影とはいえないことに注意（詳細は**これは必読！**参照）．

● 小葉中心性病変（図7～9）

比較的淡い小葉中心性粒状影を呈するもの，tree-in-bud appearanceを含めたコントラストの高い分岐状陰影を形成するものがある．

両肺びまん性に淡い小葉中心性粒状影を呈する疾患は一般的には感染症や腫瘍では稀で，吸入（カビ，タバコ，溶接fume，油），沈着（出血，石灰化）などによる．tree-in-bud appearanceを呈する場合，気道感染症の可能性が高い．

欧米の文献では，tree-in-bud appearanceを示す原因として，形態的に類似するものとして，肺腫瘍塞栓微小血管症（pulmonary tumor thrombotic microangiopathy；PTTMなど）を含めているものも散見されるが，これらは稀な病態であり，オリジナルである呼吸細気管支～肺胞道に乾酪壊死物質が充満することで形成される肺結核における特異な病態，そして画像所見とは異なるものであり，本来は区別されるべきである．

1）比較的淡い小葉中心性粒状影を呈する疾患

亜急性過敏性肺炎，respiratory bronchiolitis-interstitial lung disease（RB-ILD），溶接工肺，リポイド肺炎，肺出血，異所性肺石灰化症がある．

腫瘍では，稀であるが血管内リンパ腫（intravascular lymphoma），浸潤性粘液腺癌（invasive mucinous adenocarcinoma）の経気道性散布などがある．

2）tree-in-bud appearanceを含めたコントラストの高い分岐状影を呈する疾患

肺結核，非定型抗酸菌症，びまん性汎細気管支炎（diffuse panbronchiolitis；DPB），HTLV-1関連気管支肺胞異常症（HTLV-1-associated bronchiolo-alveolar disorder；HABA），びまん性誤嚥性細気管支炎，マイコプラズマ肺炎，濾胞性細気管支炎などの膠原病による気道病変などがある．

🔍 これは必読！

● 伊藤春海：Ⅲ 肺炎の画像診断のポイント 6.小葉中心性粒状影―呼吸細気管支と周囲肺実質を結ぶ病変．藤田次郎（編）；肺炎の画像診断と最新の診療．医薬ジャーナル社，p.155-169，2008．

💬 ちょっとひとこと

珪肺も吸入粉塵が沈着しやすい細気管支領域に線維化巣を形成するために，小葉中心性粒状影を呈する．ただし，リンパ流に乗り肺門や胸膜下にも移動するため，胸膜直下にも病変を形成する．

I. 基礎　5. HRCTの各種サイン

Q14 蜂巣肺，牽引性気管支拡張って何ですか？

Answer

1. 蜂巣肺とは，大きさ2〜10mmで明瞭で比較的厚い壁を有し，内部に空気を含有する囊胞構造が密に集簇した陰影．隣接する囊胞と壁を共有し，胸膜下に存在することが通常である．

2. 牽引性気管支拡張とは，主たる原因が気管支壁に存在せず，周囲肺の器質化や線維化などの容積減少によって形成される気管支内腔の拡張像である．影響を受けるレベルによっては，牽引性細気管支拡張も生じる．拡張の程度は病態により種々であるが，ときに末梢側で拡張の程度が強くなり，内腔は広狭不整で蛇腹状に拡張する．

松迫正樹

● 蜂巣肺の意義

2011年のATS/ERS/JRS/ALATのIPFガイドラインでは，HRCTでの診断基準のうち，UIP（usual interstitial pneumonia）patternと，possible UIP patternとを区別する唯一の所見として，蜂巣肺をあげており，間質性肺炎がUIP patternであることを示す重要な画像所見である［IV-Q2，表（p.134）参照］．したがって，蜂巣肺を画像所見としてとらえる際には慎重であるべきである．

なぜならば，蜂巣肺の有無は治療効果の期待できないIPF（idiopathic pulmonary fibrosis）/UIPを治療可能な疾患群と区別することであり，患者にとってはIPF/UIPと診断されることは治療の可能性を奪われることになってしまうからである．すなわち，患者の予後，治療方針を決定する上できわめて重要な判断となる．

ただし，UIP patternを呈する疾患にはIPF以外にも，膠原病肺，慢性過敏性肺炎，じん肺などがあり，鑑別を要する．

いずれにせよ，蜂巣肺は不可逆性の肺線維化の終末像を示している．

● 蜂巣肺読影の際の注意点（図1，2）

1) 蜂巣肺の囊胞の大きさは，時に2cmを超えることもある．
2) CTで胸膜から明瞭に離れてみられる囊胞集簇は，蜂巣肺ではなく，牽引性気管支拡張の正接像をみている可能性がある．また蜂巣肺と牽引性気管支拡張は混在している症例も多く，両者の判断が難しい場合もある．両者の鑑別には，多断面再構成画像による多方向からの観察がときに有用となる．さらに鑑別すべき病態として，線維化に囲まれた気腫性囊胞がある．

これらの所見と蜂巣肺との区別はしばしば困難であり，CTによる蜂巣肺の所見の判断の読影者間の一致率は，専門家をもってしても高くはないという実験結果も出ており，診断は決して容易ではないことを肝に銘じる．したがって，蜂巣肺の有無だけをもってIPF/UIPの診断することは，実際には限界があるといえる．

3) 病理像は，肺胞の線維化による畳み込みで囲まれた肺胞管・肺胞腔が拡張して形成される囊胞性病巣である．囊胞壁にあたる改築し線維化した部分には，多くの場合，平滑筋の増生を伴い，

I. 基礎　5. HRCTの各種サイン

A　HRCT（右下肺静脈レベル）　　B　HRCT（肺底部レベル）

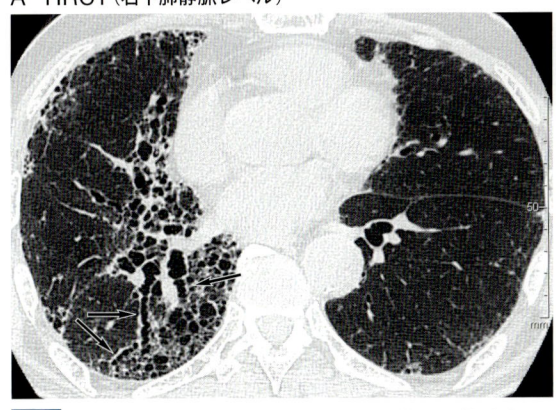

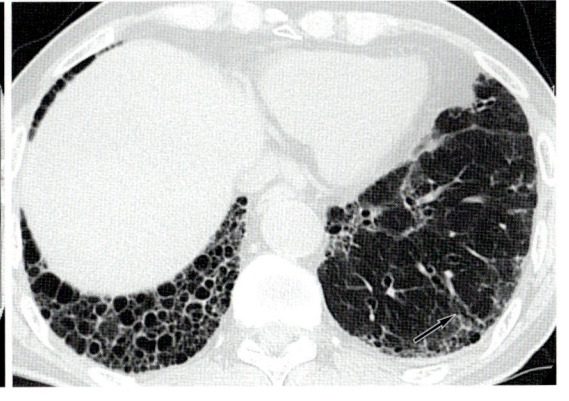

図1 80歳台，男性　UIP patternの慢性間質性肺炎
A：比較的中枢側の気管支領域に牽引性気管支拡張（→）が認められる．間質性変化に顕著な左右差がみられ，空間的な不均一性を示している．
B：右肺ではある程度の厚さをもった壁を有する囊胞が，壁を共有するように集簇しており，典型的な蜂巣肺の所見である．左肺では典型的な蜂巣肺は認められないが，牽引性気管支拡張（→）を認める．

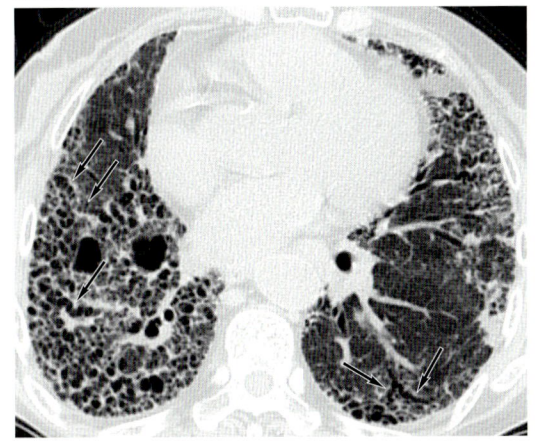

HRCT　　HRCT

図2 70歳台，女性　UIP patternの慢性間質性肺炎
両側下葉で種々のレベルにおける牽引性気管支拡張を認める（→）．これらと連続する一見囊胞にみえる陰影は，牽引性気管支拡張の正接像を含んでいることに注意する．胸膜下では蜂巣肺も認められる．

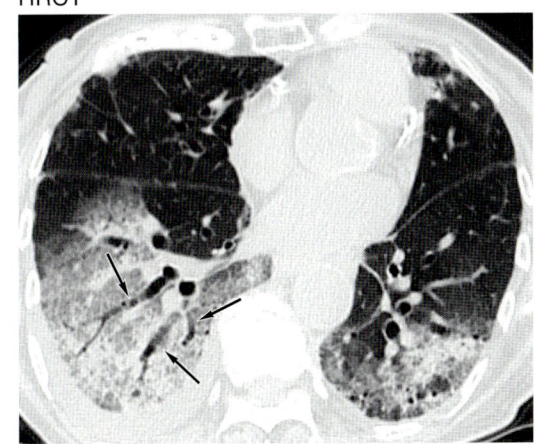

図3 80歳台，女性　急性呼吸窮迫症候群（ARDS）
すりガラス影〜コンソリデーションまでの種々の吸収値の陰影内部に軽度の牽引性気管支拡張（→）を認める．ARDSの器質化期（増殖期）の像である．すりガラス影の背景には網状影が認められ，crazy-paving appearanceを呈している．

内腔は細気管支上皮類似の上皮で被覆される（細気管支化）．蜂巣肺は線維化病変の終末像をみていると考えられる．

● **牽引性気管支拡張の意義**（図3〜6）
牽引性気管支拡張は，その病変に器質化あるいは線維化が生じていることを示す重要な所見であり，種々の病変との鑑別に有用である．すなわち，器質化肺炎，肺炎後の器質化，急性呼吸窮迫症候群（acute respiratory distress syndrome：ARDS）の器質化期（増殖期）〜線維化期，慢性間質性肺炎の急性増悪などを他の疾患と鑑別する際に重要な鍵となる．

ただし，器質化あるいは急性肺障害（diffuse alveolar damage；DAD）における器質化期（増殖期）にみられる牽引性気管支拡張の多くは可逆性で

55

HRCT

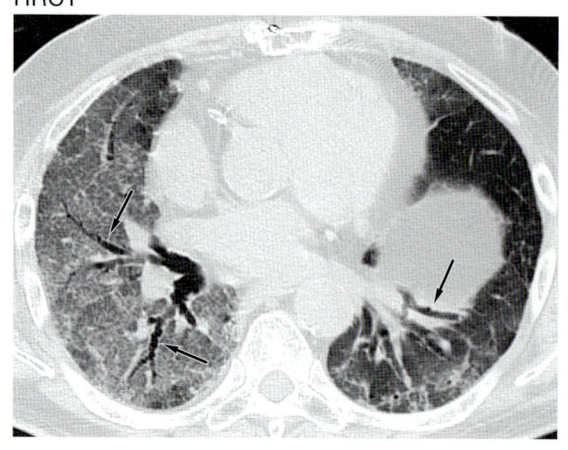

図4 80歳台，男性　慢性間質性肺炎の急性増悪
コンソリデーションやcrazy-paving appearanceを伴ったすりガラス影内部に牽引性気管支拡張を認める（→）．加わった病変がdiffuse alveolar damage (DAD) であることを示唆する重要な所見である．

A　HRCT 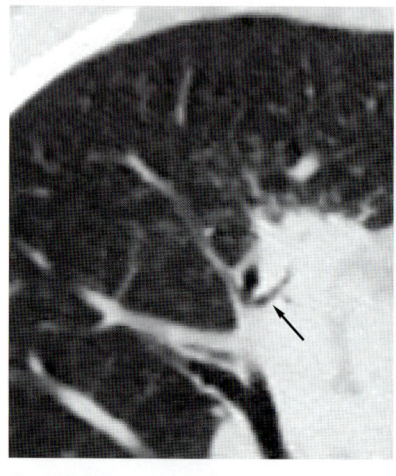
B　HRCT 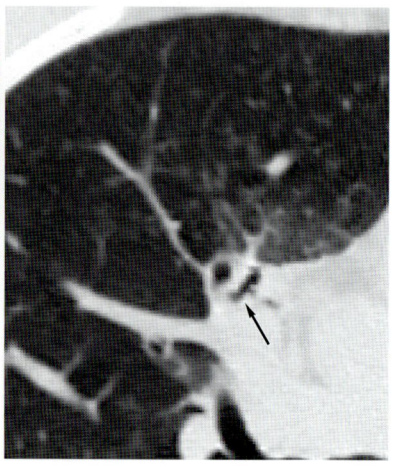
C　HRCT

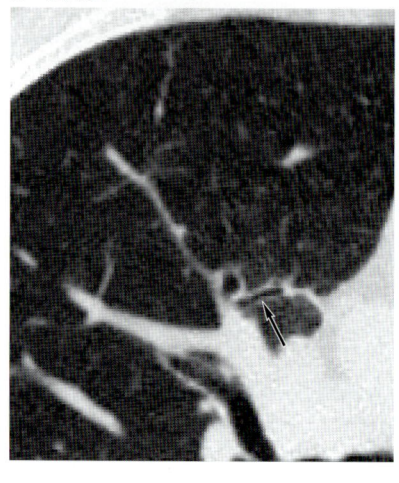

図5 30歳台，男性　肺炎後の器質化
A：肺炎発症時．右上葉S³b内側部にair bronchogram（→）を伴った浸潤影を認める．
B：1か月後．肺炎は遷延化している．内部のair-bronchogramが蛇腹状に拡張し，器質化し牽引性気管支拡張（→）を来している．
C：4か月後．肺炎は完全に吸収されており，拡張していた気管支も正常化している（→）．

あり，病変の改善に伴い消失することが多い．

また，ARDSなどの間質性肺炎において，牽引性気管支拡張の程度や存在範囲などは，患者の生命予後に相関すると報告されており，==患者予後を推定する1つの指標となる==．

牽引性気管支拡張の病理

画像的には，蜂巣肺と混在する場合など鑑別に苦慮することもあるが，病理組織像では，拡張した細気管支の壁は連続性に本来の細気管支壁の平滑筋，弾性線維構造が保たれているので，蜂巣肺とは鑑別が可能である．

HRCT

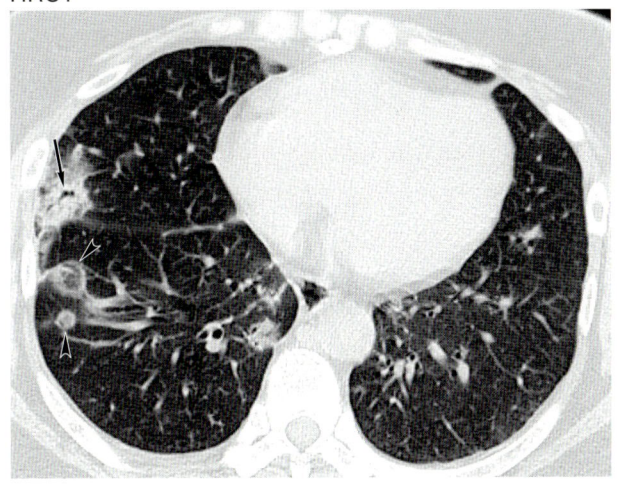

図6 50歳台，女性　器質化肺炎
コンソリデーションとすりガラス影からなる病変内部に軽度の牽引性気管支拡張を認める（→）．病相の異なる病変が，reversed halo sign（►）を示しており，器質化肺炎を推測する所見である．

これは必読！

- Raghu G, et al: An official ATS/ERS/JRS/ALAT statement: idiopathic pulmonary fibrosis: evidence-based guidelines for diagnosis and management. Am J Respir Crit Care Med 183: 788-824, 2011.

ちょっとひとこと

蜂巣肺を示唆する胸膜下の囊胞について，日本の放射線科医の間では数層（2層以上）にわたるものとするという意見が主流であったが，北米では単層でもよいとする発言もみられ，現在は日本でも単層に並ぶ囊胞も蜂巣肺として扱うことになった．ただし，単層の囊胞も蜂巣肺とすると，牽引性気管支拡張の正接像を蜂巣肺に含めてしまう危険性があるので注意を要する．さらに，傍隔壁型肺気腫も鑑別が問題となる場合もある．また，顕微鏡的蜂巣肺（microscopic honeycombing）については，まだCT所見は明らかではなく，現時点では画像的な評価はしないものと考えた方がよい．

I. 基礎　5. HRCTの各種サイン

Q15 CT halo signって何ですか？

Answer
1. 結節や腫瘤の周囲にみられる辺縁不明瞭なすりガラス影である．
2. 組織学的に出血が証明されることが多い．
3. reversed halo signを併せて覚えておく必要がある．

坂井修二

定義と臨床的意義

1）定　義

結節・腫瘤や，限局性のコンソリデーションの周囲にみられる辺縁不明瞭なすりガラス影である（図1～3）．

2）臨床的意義

従来は**侵襲性肺アスペルギルス症**でみられる所見であり，出血が本体であることが報告されていた．その後，血管性病変を伴う場合や壊死が存在する場合にも生じることが報告され，現在では多くの病態でCT halo signを呈することが知られている．

その後，中央にすりガラス影が存在し，周囲に線状・帯状の高吸収値を伴う場合に，reversed halo signと呼ばれるようになった（図4）．当初，reversed halo signは器質化肺炎に認められると報告されたが，現在ではその他の多くの疾患でもみられることが知られている．

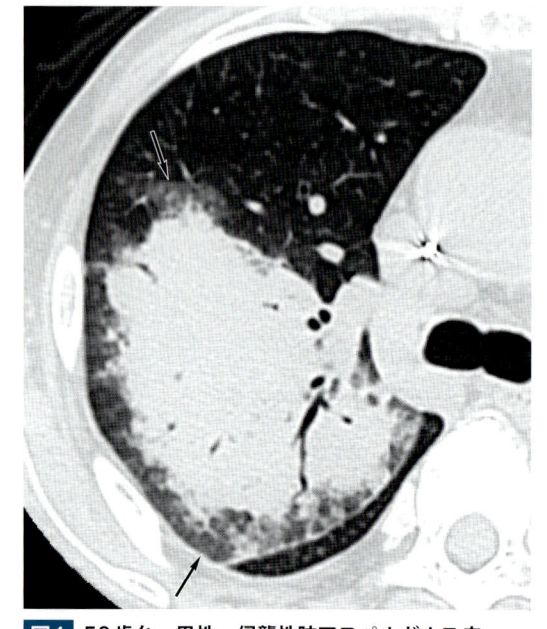

図1 50歳台，男性　侵襲性肺アスペルギルス症
右上葉にair bronchogramを伴う限局性のコンソリデーションがみられる．その周辺に辺縁不明瞭なすりガラス影が存在する（→）．

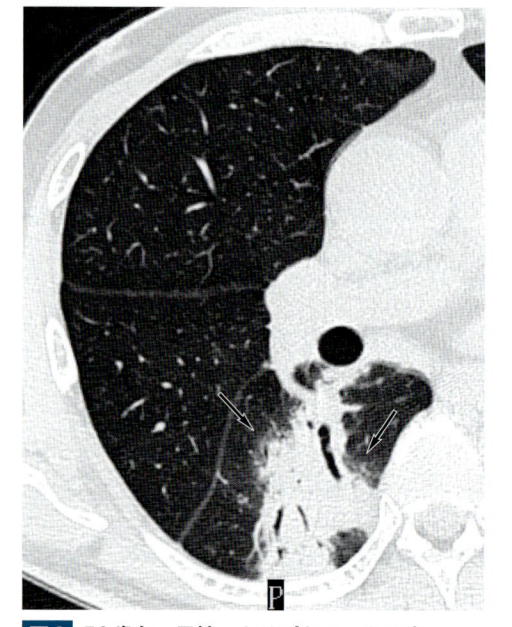

図2 50歳台，男性　クリプトコックス症
右下葉にair bronchogramを伴う区域性のコンソリデーションがみられ，その周囲に辺縁不明瞭なすりガラス影を伴っている（→）．

I. 基礎　5. HRCTの各種サイン

HRCT

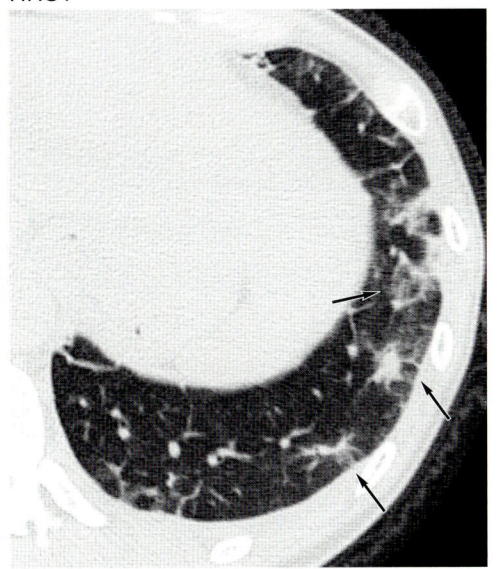

図3 30歳台，女性　好酸球性肺炎
左肺底部に胸膜と接する多数の限局性のコンソリデーションがみられ，周囲に境界不明瞭なすりガラス影を伴っている（→）．

HRCT

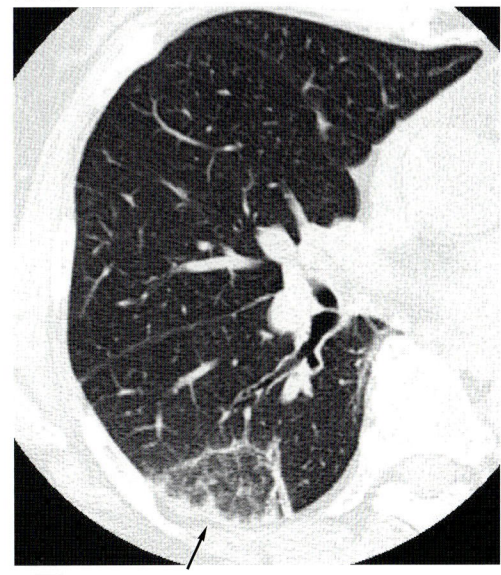

図4 70歳台，女性　器質化肺炎
右下葉背側の胸膜に接して，周囲に高吸収値を示す線状の縁取りがある限局性のすりガラス影を認め，いわゆるreversed halo signの所見である（→）．

● CT halo signを認める病態

1）感染症
　真菌症（アスペルギルス症，ムーコル症，カンジダ症，クリプトコックス症，コクシジオイデス症），抗酸菌感染症，コクシエラ症（Q熱），ウイルス感染，寄生虫症．

2）腫瘍
　原発性肺癌，Kaposi肉腫，転移性肺腫瘍（血管肉腫，絨毛癌，胞状奇胎，消化器癌），リンパ増殖性疾患．

3）炎症性疾患
　granulomatosis with polyangiitis（GPA），肺子宮内膜症，器質化肺炎，敗血症性肺塞栓症．

● reversed halo signを認める病態

1）器質化肺炎

2）感染症
　真菌症（ヒストプラスマ症，パラコクシジオイデス症，アスペルギルス症，クリプトコックス症，ムーコル症，ニューモシスチス肺炎），結核．

3）腫瘍
　原発性肺癌（特に置換性増殖優位型腺癌）．

4）その他
　サルコイドーシス，肺梗塞，肺水腫，GPA．

📖 これは必読！

- Lee YR, et al: CT halo sign: the spectrum of pulmonary diseases. Br J Radiol 78: 862-865, 2005.
- Marchiori E, et al: Reversed halo sign: high-resolution CT scan findings in 79 patients. Chest 141: 1260-1266, 2012.

💬 ちょっとひとこと

　置換性増殖優位型腺癌などでみられるhaloは，周囲肺との境界が明瞭なことが多く，CT halo signでいうhaloとは少し所見が異なる．haloの辺縁に注目することが必要である．

I. 基礎　5. HRCTの各種サイン

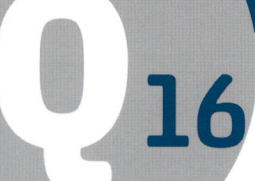

Q16 crazy-paving appearanceって何ですか？

Answer
1. すりガラス影内部にみられる不揃いの敷石様構造である.
2. 肺胞蛋白症で使われ始めたが, その他多くの疾患でも認められる.
3. 肺胞性と間質性のいずれの病態でもみられる.

坂井修二

● 定義と臨床的意義

1) 定　義

従来, 肺胞蛋白症において不揃いの敷石様構造がみられるすりガラス影に使用した所見である（図1, 2）. その後, 多彩な病態でみられることが報告されている. crazy-paving appearanceは組織学的には, 滲出物, 浮腫, 線維化などが間質を腫大させたり, 滲出物が小葉内で網状に分布することが原因だとされている.

2) 臨床的意義

肺胞性病変でも間質性病変でもみられることがわかっており（図3）, この鑑別には利用できない. 多彩な病態でみられるため, この所見により鑑別診断を絞り込むことは難しい.

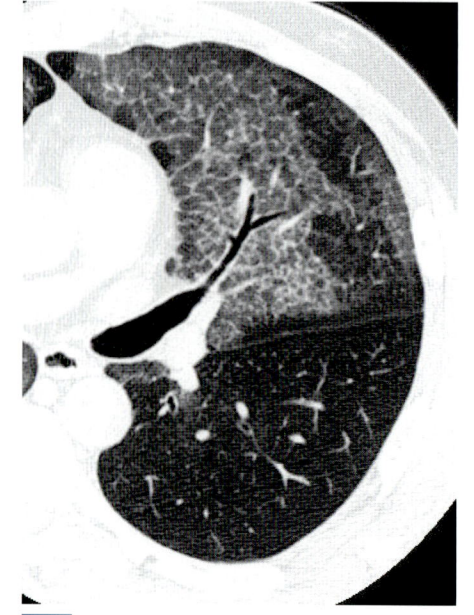

図1 40歳台, 男性　肺胞蛋白症
左上葉にair bronchogramを伴う広範なすりガラス影を認め, 内部にマスクメロンの皮様構造がみられる. 小葉間隔壁で境界される範囲より小さい単位であることがわかる.

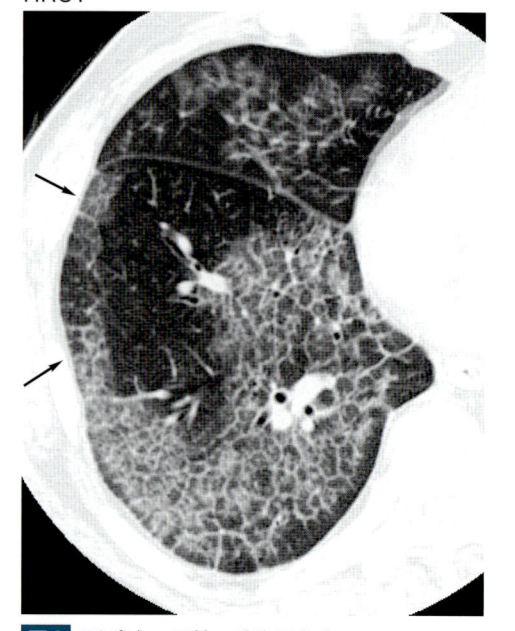

図2 50歳台, 男性　肺胞蛋白症
右下肺に網状構造を伴う広範なすりガラス影を認める. 分布は区域性ではなく, 右肺S^8では胸膜に沿った分布がみられる（→）.

I. 基礎　5. HRCTの各種サイン

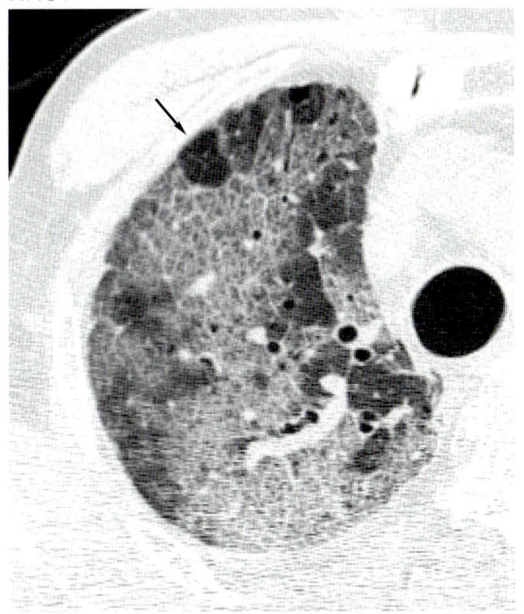

図3 80歳台，男性　びまん性肺胞傷害
右上葉に広範なすりガラス影を認め，内部に微細な網状構造がみられる．そして，小葉単位で温存された部分もみられる（→）．

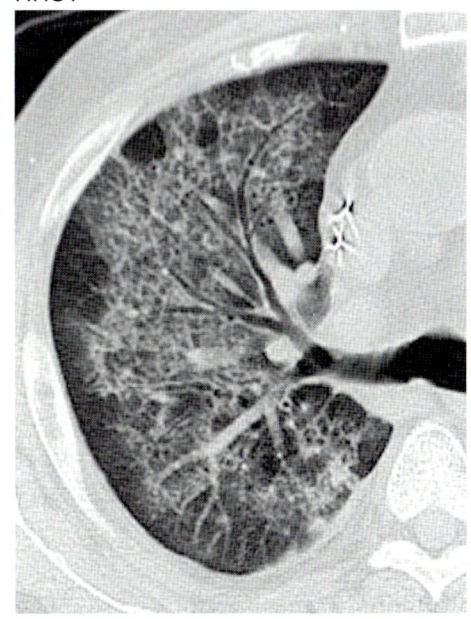

図4 70歳台，男性　肺水腫
肺門から胸膜側に広がるすりガラス影がみられ，内部に網状構造を伴っている．胸膜直下の肺では病変が存在しない部分も認める．

● crazy-paving appearanceを認める病態

1）急性疾患

肺水腫（図4），感染症（細菌性，ウイルス性，ニューモシスチス肺炎，マイコプラズマ肺炎），肺出血，びまん性肺胞傷害（diffuse alveolar damage；DAD），急性好酸球性肺炎．

2）亜急性・慢性疾患

肺胞蛋白症，間質性肺炎［NSIP pattern（non-specific interstitial pneumonia pattern），IPF/UIP pattern（idiopathic pulmonary fibrosis/usual interstitial pneumonia pattern），器質化肺炎］，好酸球性肺炎，EGPA（eosinophilic granulomatosis with polyangiitis），リポイド肺炎，癌性リンパ管症，置換性増殖優位型腺癌．

これは必読！

- Johkoh T, et al: Crazy-paving appearance at thin-section CT: spectrum of disease and pathologic findings. Radiology 211: 155-160, 1999.

ちょっとひとこと

論文によっては，crazy-paving appearanceをthickening of intralobular septaと表現する場合もある．ほぼ同じことを意味すると解釈してよい．小葉間隔壁で囲まれた範囲に，多くの網状構造（intralobular septa）で囲まれた小領域が存在するとの立場からの表現である．

I. 基礎　5. HRCTの各種サイン

Q17 CT angiogram signって何ですか？

Answer
1. 造影CTにて，病変内部に肺血管が増強域として描出されることである．
2. 虚脱肺や肺胞内を占拠する病変が存在し，その内部の肺血管が保たれた状態である．

坂井修二

● 定義と臨床的意義

1）定　義

従来は造影CTを行った時に，置換性増殖優位型腺癌（以前の細気管支肺胞上皮癌）の病変内肺血管が増強域として描出されることが報告された．その後，多彩な病態で報告されるようになった（図1～3）．

2）臨床的意義

肺の虚脱がある場合や，肺胞内を占拠するような病変がある場合（コンソリデーション）で，肺動・静脈の血流が保たれる病態であれば理論的にCT angiogram signを呈しうる．しかし，換気血流比の不均等は生体反応として是正される方向に向かうので，肺胞内に占拠性病変があり換気が低下すると，いずれ血流も低下するようになるのが普通であり，比較的稀な病態といえる．

● CT angiogram signを認める病態

- 置換性増殖優位型腺癌
- 閉塞性肺炎
- 肺炎（気管支の閉塞を伴わない）
- 無気肺
- リンパ増殖性疾患
- リポイド肺炎

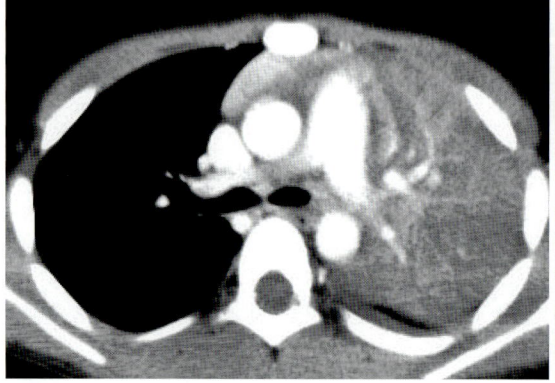

A　造影CT　　　　　　　　　　B　造影CT

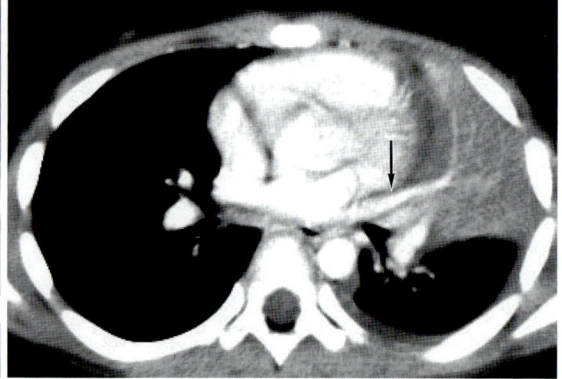

図1　6歳，男児　マイコプラズマ肺炎
A：左上葉全体で含気が消失し，肺の吸収値は筋と同程度を示している．造影により肺動・静脈は高吸収域として描出されている．
B：含気不良の上葉から灌流した肺静脈から左房に連絡して高吸収域がみられる（→）．

I. 基礎　5. HRCTの各種サイン

A　造影CT（縦隔条件）　　　B　造影CT（肺野条件）

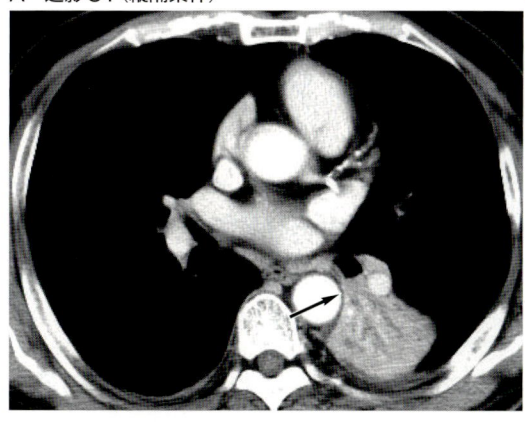

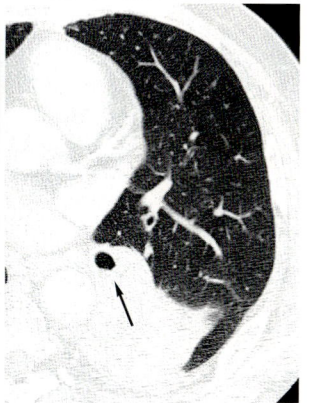

C　FDG-PET/CT

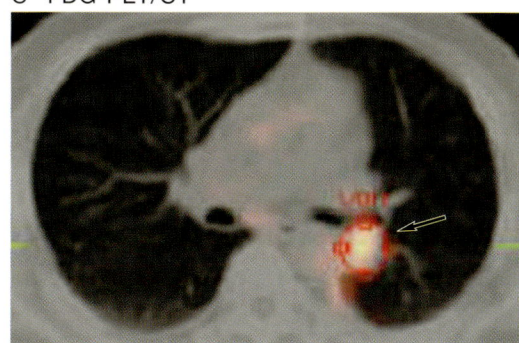

図2 60歳台，男性　原発性肺癌による閉塞性肺炎
A：左B⁶の起始部に周囲肺より低吸収を示す結節がみられ（→），S⁶は区域性の無気肺となっている．肺癌による閉塞性肺炎の所見である．粘液栓により低吸収を示す気管支と並走する血管が増強域として描出されている．
B：左S⁶は無気肺の状態であり，B⁶は起始部で途絶している（→）．
C：左B⁶入口部に高集積（SUV$_{max}$ 3.72）がみられる（→）．肺癌への集積と考えられる．

A　造影CT（早期相）　　　B　造影CT（遅延相）

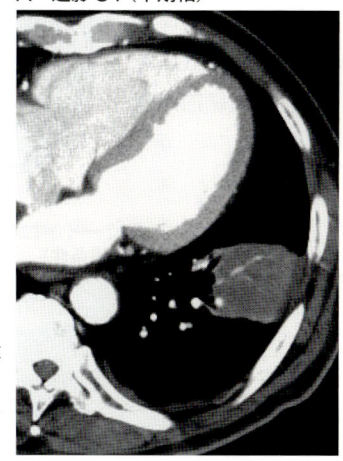

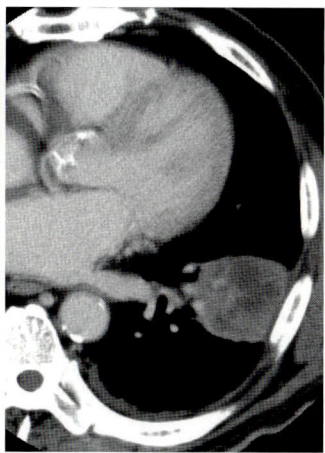

図3 70歳台，男性　浸潤性粘液性腺癌
A：造影早期相では，左肺下葉に腫瘤がみられ，内部に血管の増強が明瞭に描出されている．少量の胸水も認める．
B：遅延相では，病変内部は不均一な増強効果を示し，粘液の存在を疑わせる．

これは必読！
- Shah RM, et al: CT angiogram sign: incidence and significance in lobar consolidations evaluated by contrast-enhanced CT. AJR 170: 719-721, 1998.

ちょっとひとこと
CT angiogram signとともに覚えておく用語として，mucoid impactionやmucus bronchogramがある．mucoid impactionは含気のある肺の気管支内に粘液栓が存在する状態で，mucus bronchogramは虚脱肺やコンソリデーション内の低吸収域として描出される粘液栓である．

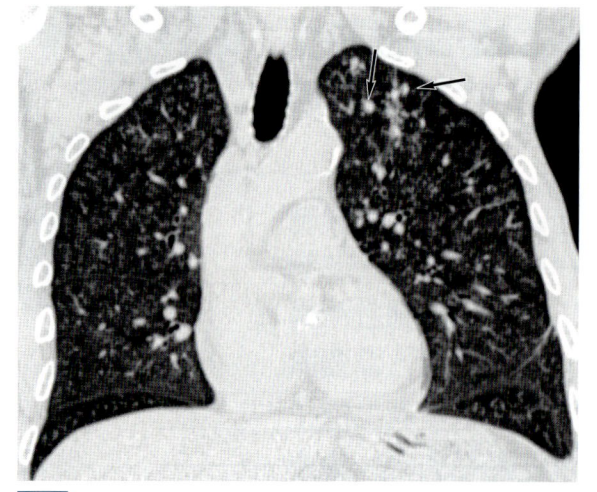

図5 60歳台,男性　粟粒結核
両肺にランダムに分布する多発粒状影を認める.上肺の結節(→)は下肺に比べて大きい.

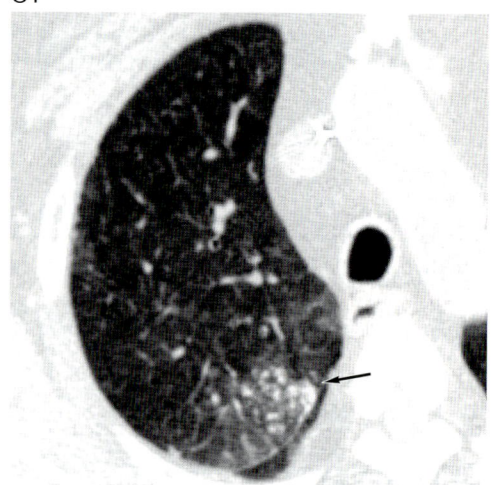

図6 60歳台,男性　異所性肺石灰化症,慢性腎不全で透析中
境界不明瞭な石灰化と小葉中心性に分布する石灰化(→)を認める.

気血流比とリンパ流の頭尾方向での偏りによって説明できる.上肺野では換気血流比が高いので相対的に有毒ガスや異物の吸入量が多く,排除機構であるリンパ路の発達が悪いのでより障害されやすい.図3に肺気腫の症例を提示する.肺結核やサルコイドーシスなどの肉芽腫性肺疾患も,同様の機序で上肺優位に病変が分布すると考えられている.図4にサルコイドーシスの症例を提示する.

結核菌は酸素分圧の高い部位を好むとされ,二次結核がS^1, S^2, S^{1+2}, S^6に好発することがこれで説明できる.粟粒結核(図5)では上肺の結節が下肺よりも大きい傾向があり,これも好気性条件が病変の成長を促すためと考えられている.長期臥床状態にある患者では酸素分圧の高い腹側優位に病変が分布することが多い.

異所性肺石灰化症(図6)はカルシウム代謝異常により正常組織に石灰化を来す.肺は関節と並んでカルシウム沈着を起こしやすい臓器とされていて,中でも石灰化は上肺優位に分布する.上肺は換気血流比が高いためpHが高く,カルシウムが沈着しやすいためと考えられている.

これは必読!

- Gurney JW, et al: Upper lobe lung disease: physiologic correlates. Review. Radiology 167: 359-366, 1988.
- Nemec SF, et al: Upper lobe-predominant diseases of the lung. AJR 200: W222-W237, 2013.

ちょっとひとこと

肺血流の頭尾方向の不均等分布は,これまで血液重量による静水圧と肺胞内圧の相互作用で説明されてきた(ゾーン説).しかし,正常人の肺血流シンチグラフィでは中肺野で最も血流が多いことが知られている.また,動物実験では体位変換を行っても頭尾方向の不均等分布は逆転しないことがわかっており,現在は重力のみだけでなく肺血管構造も血流の不均等分布に関連していると考えられている.

I. 基礎　6. 肺内病変の分布

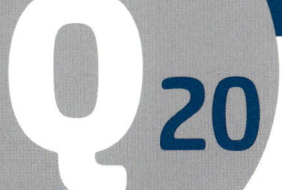

Q20 肺野内層に多い病変にはどのようなものがありますか？

Answer

1. 肺野内層に多い病気には肺胞性肺水腫や急性好酸球性肺炎，珪肺症などがある．
2. 肺の内外層に病変が偏る原因としては，1) 原因物質の大きさ，2) 原因物質の到達機序（換気，血流），3) 原因物質の排除機構（リンパ流）が想定されている．

佐藤嘉尚，栗原泰之

　肺野内層に好発する疾患は外層優位に好発する疾患と比較して，肺胞性肺水腫や急性好酸球性肺炎などと限られている．肺の横断面での病変分布に影響すると考えられている因子を紹介する．

● 病変分布のメカニズム

　気道は中枢側から同大2分岐を繰り返し徐々に細くなりながら胸膜へ達する主軸系と，主軸系から直角ないし肺門側に半回して分岐する細い側枝系からなる．側枝系は肺の内層を広く支配している．気道と伴走する肺動脈も気道と同様の分岐形態をとっている．定常流内では病原体や腫瘍細胞などによる塞栓子は大きな粒子で中央に分布するため，主軸系に流れやすい（図1）．よって，原因物質は肺外層に分布しやすい．

　一方，原因物質の排除機構としてはリンパ流があり，これには外層部の遠心性リンパ流と内層部の求心性リンパ流がある．また，マクロファージに取り込まれた微粒子は，外層部を除く背側部で除去されにくいという特徴がある（図2）．

● 内層優位な分布を示す疾患

　肺胞性肺水腫（図3）や急性好酸球性肺炎（図4）

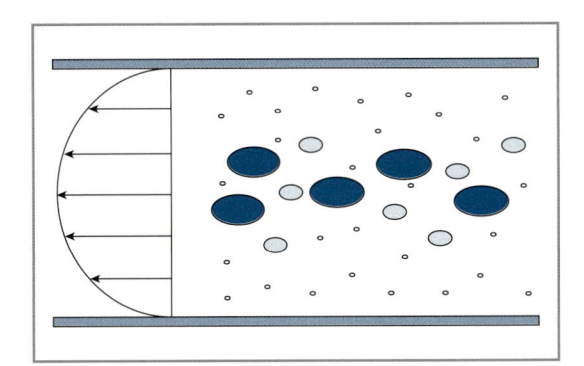

図1 定常流内での粒子の分布
定常流内では，中心部の流速が辺縁よりも速く，大きな粒子は中心部に集まる．小さい粒子は均等に血管内に分布する傾向がある．
(栗原泰之・他: 胸部CT 病変分布と肺生理. 臨床画像 12: 1290-1301, 1996より改変して転載)

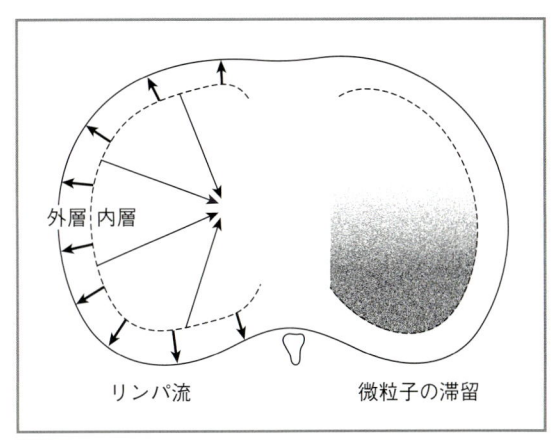

図2 リンパ流とマクロファージによって取り込まれた微粒子の分布
肺外層では遠心性，肺内層では求心性のリンパ流が存在する．マクロファージによって取り込まれた微粒子は外層部を除いた背側部で除去されにくく，微粒子は背側に多く分布する．
(Gurney JW: Cross-sectional physiology of the lung. Radiology 178: 1-10, 1991より改変して転載)

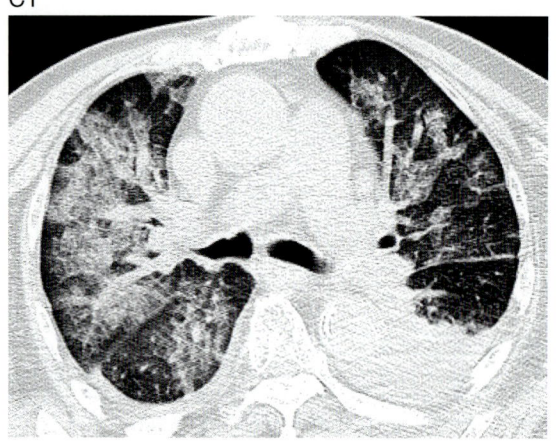

図3 80歳台，男性　肺胞性肺水腫
両側肺内層優位に浸潤影が認められる．胸膜直下は保たれている．両側胸水貯留あり．

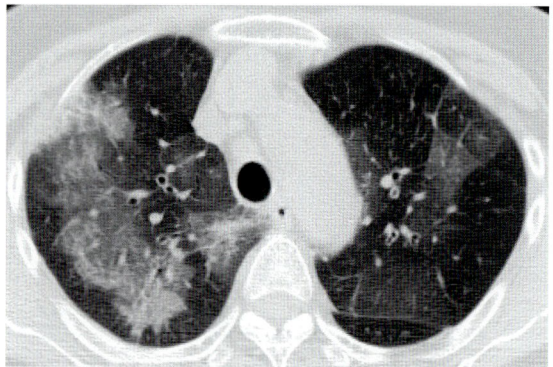

図4 70歳台，女性　急性好酸球性肺炎
両側上肺内層優位にすりガラス影〜浸潤影が認められる．

の滲出液は肺の内外層に均等に分布すると考えられ，それが肺外層では求心性と遠心性の2系統のリンパ流があるために速やかに除去され，肺内層優位に浸潤影が分布すると考えられている．

　小葉中心性肺気腫は上肺優位に分布する疾患であるが，肺内層と外層では内層の方がより高度な気腫を認めることが多い．その理由としては，吸入物質は当初肺外層に分布するが次第に内層へ移動すること，胸膜に近い肺外層はリンパ流が豊富であることなどが想定されている．

外層優位な分布を示す疾患

　血行性肺転移（図5）や敗血症性肺塞栓は，前述のメカニズムから外層優位に分布することが多い．

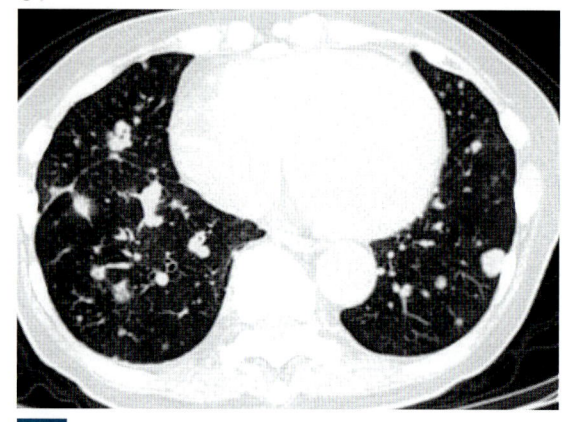

図5 70歳台，女性　甲状腺癌肺転移
多発肺結節は肺外層，胸膜下優位に分布している．

これは必読！
- Gurney JW: Cross-sectional physiology of the lung. Radiology 178: 1-10, 1991.

ちょっとひとこと
　慢性好酸球性肺炎や特発性器質化肺炎は，肺外層優位に陰影が分布する疾患として有名である．これらの疾患の経過中に胸膜直下から陰影が吸収されていき，胸膜からやや離れて索状影が残ることがある．この機序は肺外層で遠心性と求心性の2系統のリンパ流の存在で説明が可能である．

II 腫瘍性病変

II. 腫瘍性病変　1. 肺野結節

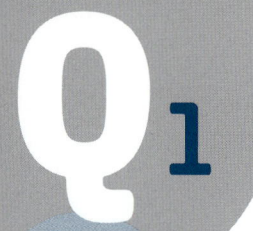

Q1 悪性を疑わせる所見にはどのようなものがありますか？

Answer

1. 3cmを超える結節．造影CTで造影される．
2. 辺縁不整．スピキュラや辺縁のすりガラス影．
3. 胸膜陥入像，血管の結節への収束像．

楠本昌彦

● 部位と大きさ

一般に結節が大きくなると，その病変は悪性腫瘍である可能性が高くなる．3cmを超える良性の腫瘤病変は通常稀である．悪性腫瘍には好発部位がなく，肺のどの部位にもできる．

● 結節の辺縁の性状

悪性は辺縁が不整なものが多い．辺縁が分葉状を示す場合，すなわち辺縁に凹凸がみられる場合は扁平上皮癌，低分化腺癌，大細胞神経内分泌癌や小細胞癌など，喫煙者に多くみられる肺癌を疑う（図1）．

スピキュラと呼ばれる結節辺縁部にみられる棘状の細かい突起は（図2, 3），肺癌によくみられる所見として知られている（結節の辺縁全周にわたって観察できる例は実際そう多くはない）．スピキュラは肺末梢発生の扁平上皮癌の辺縁でも時にみられる．特に肺気腫を合併している扁平上皮癌でみられる．

結節の辺縁部に全周性あるいは，一部にすりガラス影がみられる場合は，辺縁部で肺胞上皮置換型の進展を示す腺癌があることが多い（図4, 5）．そのすりガラス影と正常肺との境界面が境界明瞭な場合は，病変の辺縁部が高分化腺癌である可能性が高く，診断に有用である．

● 結節の内部性状

悪性の腫瘍で結節内部に石灰化を認めることは稀である．ただし，肺癌の3〜5%程度に腫瘍内に小石灰化を認めるので，注意が必要である．骨肉腫や軟骨肉腫などの肺転移巣では石灰化がみられる．

air bronchogramは，腫瘍や結節内に空気の入った気管支内腔が透見できる所見である．気管支を破壊することなく進展する高分化腺癌や細気管支肺胞上皮癌などで，辺縁部のすりガラス影とともにみられる．悪性腫瘍で腫瘍内部に空洞をみることがあるが，その場合は空洞の辺縁が不整であることが多い．

悪性腫瘍の多くは，造影CTでよく造影される．ただし，壊死傾向の強い扁平上皮癌などでは辺縁部しか造影されず，内部はほとんど造影されないので，注意が必要である．粘液産生性の腺癌でもほとんど造影されない．

● 結節周囲の変化

胸膜陥入像は，結節が周囲組織を収縮させることによって起こる胸膜の腫瘍方向への部分的な偏位である（図2, 4, 6）．肺末梢に発生する肺腺癌でみられる．

末梢肺血管の結節への収束像も肺腺癌にしばしばみられる所見である．肺静脈が腫瘍の中心部に入り込み，周囲から気管支と動脈が収束する所見は肺腺癌に多く，反対に気管支が腫瘍の中心部に入り込み，腫瘍の辺縁は肺静脈で境界される所見は炎症性腫瘤に多い．また，気管支の腫瘍による閉塞像も悪性を疑う所見である（図2, 6）．

II. 腫瘤性病変　1. 肺野結節

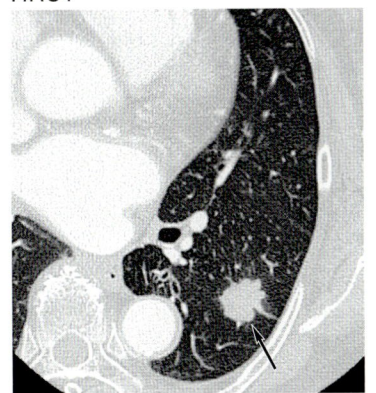

図1 肺癌（扁平上皮癌）
左下葉に境界明瞭で，辺縁が分葉状の結節を認める（→）．

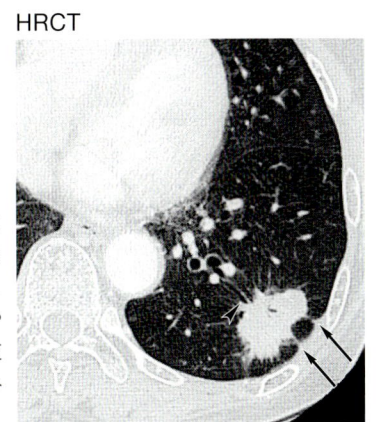

図2 肺癌（腺癌）
左下葉に辺縁部にスピキュラのある結節がみられる．胸膜陥入像（→）や腫瘍による気管支の閉塞像（►）もみられる．

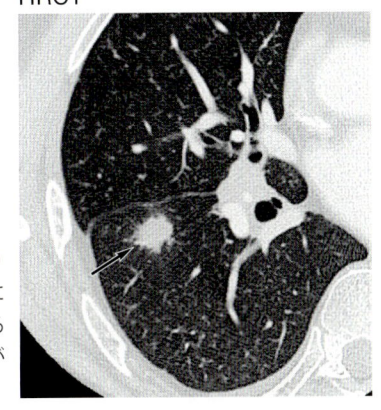

図3 肺癌（腺癌）
右下葉に辺縁部にスピキュラのある辺縁不整な結節がみられる（→）．

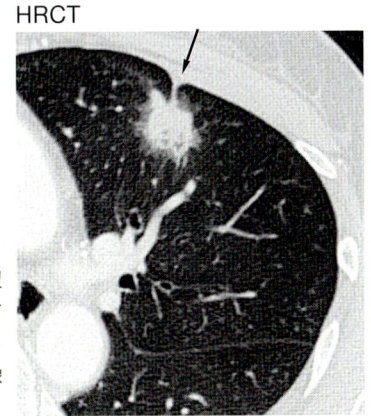

図4 肺癌（腺癌）
左上葉の結節の辺縁部は全周性にすりガラス影がみられる．胸膜陥入像もみられる（→）．

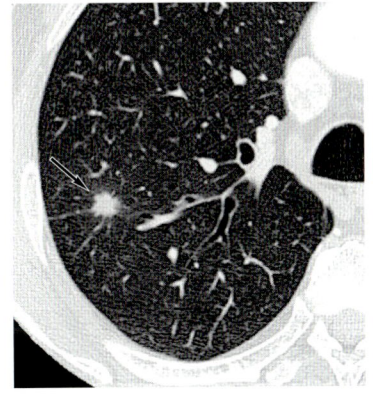

図5 肺癌（腺癌）
右上葉の結節の辺縁は細かい分葉状で，すりガラス影もみられる（→）．

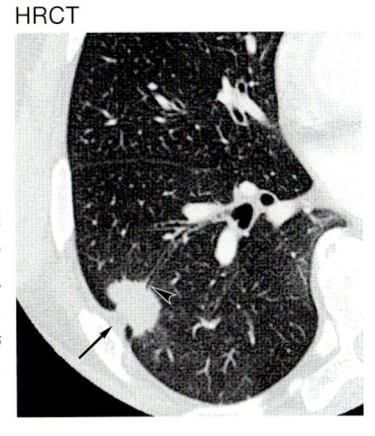

図6 肺癌（腺癌）
右下葉の結節の辺縁は不整で細かいスピキュラがみられる．胸膜陥入像（→）や腫瘍による気管支の閉塞像（►）もみられる．

これは必読！
- Zwirewich CV, et al: Solitary pulmonary nodule: high-resolution CT and radiologic-pathologic correlation. Radiology 179: 469-476, 1991.

ちょっとひとこと
　結節状の肺癌の診断は，時に非常に難しい症例がある．ここに挙げた症例はいわゆる典型的な形状を示すものだが，むしろこのような形状を示さない肺癌もたくさんみられる．Answer 1〜3のすべての所見がみられない原発性肺癌もあり，注意が必要である．

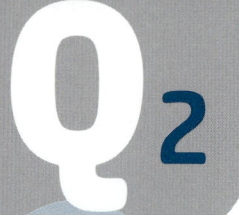

Q2 良性を疑わせる所見にはどのようなものがありますか？

Answer
1. 境界明瞭，辺縁平滑な3cm以下の結節．あまり造影されない．
2. 結節内の石灰化，脂肪の存在．
3. 結節周囲の散布巣．

II. 腫瘍性病変　1. 肺野結節

楠本昌彦

部位と大きさ

結核性肉芽腫は，上葉S¹，S²および下葉S⁶に多い（図1）．*Mycobacterium avium* complex（MAC）などの非定型抗酸菌症による肉芽腫は，右上葉S²，S³，右中葉，左舌区に好発する．

肺内リンパ節は7〜8mm程度の境界明瞭で辺縁平滑な小結節で，中葉，下葉の胸膜直下や胸膜から1cm以内に多くみられるのが特徴である．

結節の辺縁の性状

境界明瞭で辺縁が平滑な結節は，多くの場合良性の腫瘍であることが多い．境界明瞭で辺縁平滑な性状の良性腫瘍は，過誤腫，硬化性血管腫などがあり，通常3cm以下の大きさのものが圧倒的に多い（図2，3）．

転移性肺腫瘍は境界明瞭で辺縁平滑な性状を示すものが多く，既往歴には注意すべきである．

器質化肺炎など炎症性腫瘤では，辺縁が不整で悪性と同様の所見を示すことがあるので，注意を要する．

結節の内部の性状

肺の結節内に石灰化がみられることは，その結節が肉芽腫などの良性の腫瘍である可能性が高くなる．

結節内の小さな石灰化は，1cmスライスの縦隔条件では検出されないことがあり，結節内の小石灰化巣の描出には，1mm程度の薄層スライスで標準

造影CT

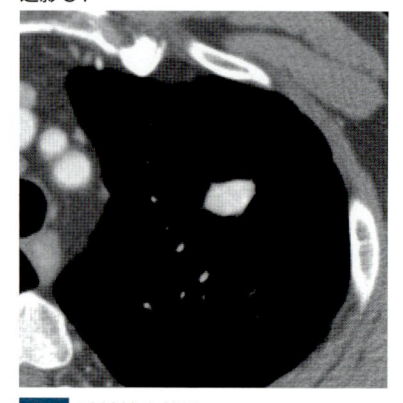

図1 結核性肉芽腫
左上葉にびまん性の石灰化を有する結節を認める．

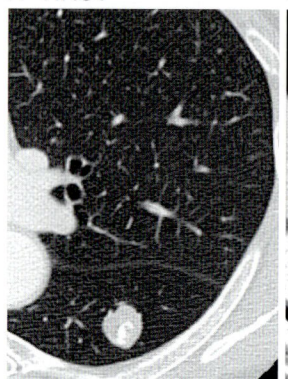

A　HRCT　　　B　造影CT（縦隔条件）

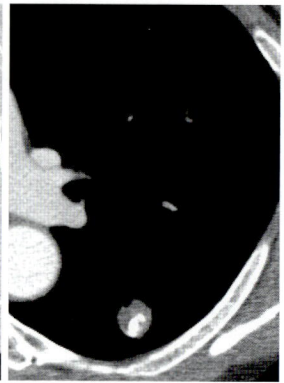

図2 過誤腫
A：左下葉に境界明瞭で辺縁平滑な結節がみられる．
B：結節内部にはポップコーン様の粗大な石灰化がみられる．

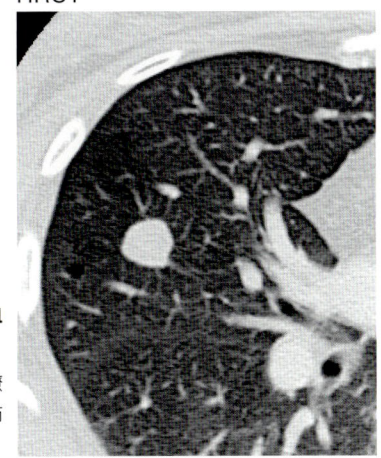

図3 硬化性血管腫
右中葉に境界明瞭で辺縁平滑な結節がみられる.

図4 肉芽腫
左下葉に辺縁不整な結節がみられ（→）, 結節内部に点状の石灰化を認める.

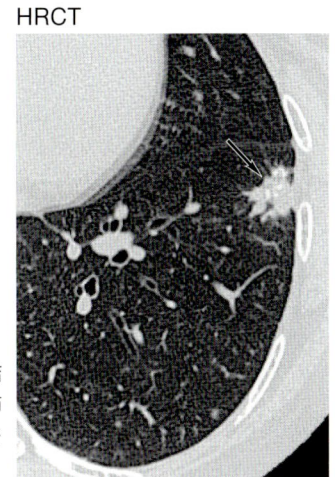

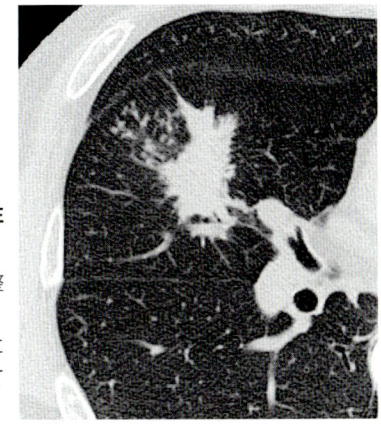

図5 非結核性抗酸菌症
右中葉に辺縁不整な結節がみられる. 結節の末梢の肺に粒状影が散布している.

的な関数で再構成された縦隔条件で読影することが望ましい.

良性結節の石灰化は, びまん性のものや層状, ならびに中心部に位置するものが多い（図1, 4）.

過誤腫の石灰化は, ポップコーン様と称される比較的中心部にみられる粗大な石灰化が特徴とされ, CTでは約30％の症例でみられる（図2）.

CT上, 腫瘍内部に脂肪が確認できることはきわめて稀であるが, 逆に脂肪をみつければ過誤腫はほぼ確実に診断可能である. ただし, 肺癌でも病変内に小さな石灰化を認めることがあり, 結節内に石灰化がみられることが直ちに肺癌でないことを意味しないので, 注意が必要である.

良性腫瘍の多くは, 肺癌と異なって造影CTであまり造影されない. 病変のCT値が15HUより上昇しなければ良性の可能性が高いとされている. しかし, 活動性の炎症性腫瘤や限局的な肺虚脱はよく造影されるので, 注意が必要である.

結節の周囲の変化

結節周囲の変化で最も重要かつ臨床的意義があるのは, 結節周囲の散布巣である. 主病巣の周囲に小葉中心性の散布巣や分岐状影を伴っている場合は, 炎症性腫瘤, 特に結核や非結核性抗酸菌症による肉芽腫の可能性が高く, 診断的意義が高い（図5）. 肉芽腫では, 結節に連続する気管支や結節周囲の気管支の拡張を伴っている場合もある.

これは必読！
- Webb WR: Radiologic evaluation of the solitary pulmonary nodule. AJR 154: 701-708, 1990.

ちょっとひとこと
悪性腫瘍の診断も難しい時があるが, 良性結節の診断もさらに難しい. 良性腫瘍を疑う所見がみられても, 良性であると断定できない場合が多い. したがって, 良性結節が疑われても, 念のため経過観察が望まれる.

II. 腫瘍性病変　1. 肺野結節

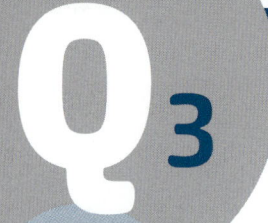

Q3 すりガラス結節（GGN）の診断の基本を教えてください．

Answer
1. pure GGNで2cm以内は多くが上皮内腺癌．
2. part-solid noduleの多くは肺胞上皮置換性の微少浸潤癌，浸潤性腺癌．MALTリンパ腫でもみられる．

楠本昌彦

定義

すりガラス影（ground-glass opacity；GGOあるいはground-glass attenuation；GGA）とは，高分解能CT（HRCT）上で肺血管，気管支辺縁を透見できる程度の肺野濃度（吸収値）の上昇と定義される．その中で，特にすりガラス影のみで描出される径3cm以下の丸い陰影をすりガラス結節（ground-glass nodules；GGN）と呼ぶ．

non-solid noduleと同義語で，pure GGNという表現は，より正確な記述である．

一方，すりガラス影と軟部組織吸収値の充実部の両方からなる結節を，部分充実結節（part-solid nodule）と呼ぶ．part-solid noduleは，mixed GGO，part-solid GGNおよびsemisolid noduleと同義語である．さらに，pure GGNとpart-solid noduleの両方を含んだものはsubsolid noduleと定義され，pure solid noduleから区別するためのカテゴリーである．

pure GGNの診断

2cm以内のpure GGNは，多くは上皮内腺癌（adenocarcinoma in situ；AIS）である（図1）．上皮内腺癌とは，肺胞上皮置換性の増殖様式（lepidic pattern）のみからなり，間質や血管，胸膜への浸潤を示さない腺癌で，非浸潤性の腺癌と定義されている．かつての野口分類のA型およびB型に相当する．

上皮内腺癌は粘液産生型，粘液非産生型と混合型に分類されるが，HRCTでpure GGNを呈するのは粘液非産生型である．後述する微少浸潤癌でも，HRCTで充実部分が明らかでないpure GGNとしてみられることがある．

異型腺腫様過形成（atypical adenomatous hyperplasia；AAH）は，通常5mm以下のpure GGN

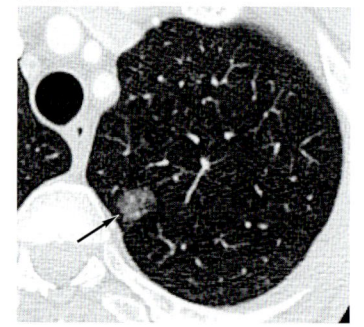

図1 肺腺癌（上皮内腺癌）
左上葉に境界明瞭で辺縁平滑なpure GGNを認める（→）．

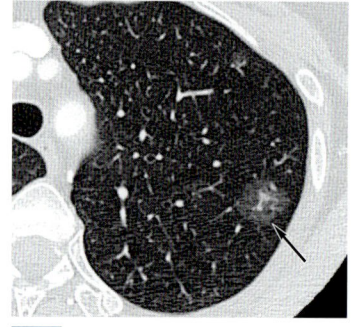

図2 肺腺癌（微少浸潤癌）
左上葉に境界明瞭で内部に小さな充実部を有するpart-solid noduleを認める（→）．

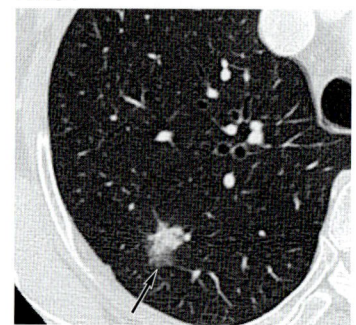

図3 肺腺癌（浸潤癌）
右上葉に境界明瞭で辺縁部に充実部を有するpart-solid noduleを認める（→）．

II. 腫瘤性病変　1. 肺野結節

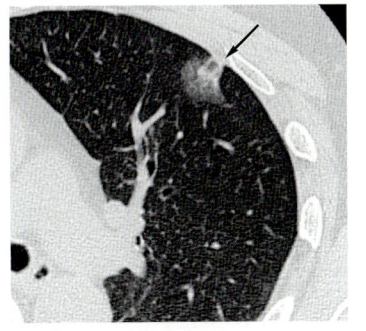

図4 肺腺癌（浸潤癌）
左上葉に境界明瞭で辺縁部に充実部を有するpart-solid noduleを認める。胸膜陥入像もみられる（→）．

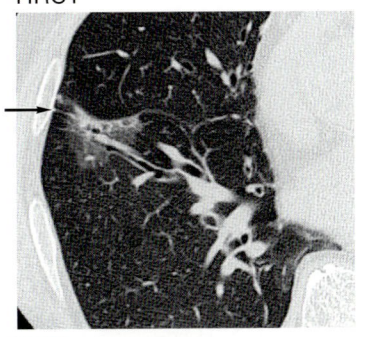

図5 肺腺癌（浸潤癌）
右下葉に境界明瞭で辺縁部に充実部を有するpart-solid noduleを認める．葉間胸膜の陥入像もみられる（→）．

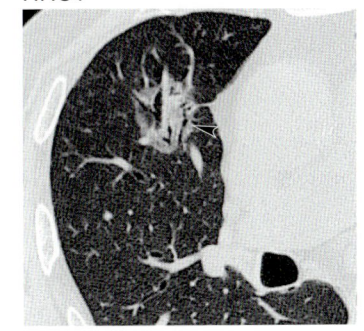

図6 肺腺癌（浸潤癌）
右上葉に境界明瞭で内部に充実部を有するpart-solid noduleを認める．結節内部に拡張したair bronchogramがみられる（▶）．

としてみられる．大きさは通常5mm以下とされているが，5mmを超えるものもある．限局性肺炎や限局性線維化巣でもpure GGNとしてみられることがある．

part-solid noduleの診断

part-solid noduleとしてみられるものの多くは，肺胞上皮置換性の増殖様式を有する腺癌で，**微少浸潤性腺癌（minimally invasive adenocarcinoma；MIA．図2）や肺胞上皮置換性増殖が優位な浸潤性腺癌**に相当する．特にHRCTで，part-solid noduleの境界が鮮明である場合は，このような腺癌であることが多い（図3, 4）．

充実部はすりガラス影から明確に識別できない場合もあるが，おおむね結節の中心部にいくほど吸収値は高く，辺縁部に充実部がみられるものもある（図4, 5）．結節の中にair bronchogramがみられることもしばしばである（図5, 6）．

part-solid noduleとしてみられる腺癌以外の病変には器質化肺炎があり，MALTリンパ腫（mucosa-associated lymphoid tissue lymphoma）でもpart-solid noduleとしてみられるものがある．

すりガラス結節の取扱い

すりガラス結節の中でも，大きさが5mm以下のpure GGNは，経過観察不要である．それより大きなpure GGNは，3か月後にCTを撮影し，病変が存在し不変であることを確認したら少なくとも3年は経過観察をする．

part-solid noduleについても，まず3か月後にCTを撮影し，病変が不変で充実部が5mm未満の場合は，pure GGNに準じた経過観察を行う．**病変内部の充実部が5mm以上の場合は，生検や開胸生検**など侵襲的なアプローチを考慮すべきである．ただし，患者の年齢も重要な要素で，特に後期高齢者では想定される腫瘍の成長速度を勘案して，侵襲的な検査や治療は慎重になる必要がある．

これは必読！
- Naidich DP, et al: Recommendations for the management of subsolid pulmonary nodules detected at CT: a statement from the Fleischner Society. Radiology 266: 304-317, 2013.

ちょっとひとこと
すりガラス結節としてみられる腺癌は，発育が緩徐である．振り返ってみると，1年前のCTでもみられていたり，全く変化がみられなかったりすることが通常である．したがって，すりガラス結節をみて，1年前のCTで全く存在しない場合は，腺癌でない可能性が高い．

Ⅱ. 腫瘤性病変　1. 肺野結節

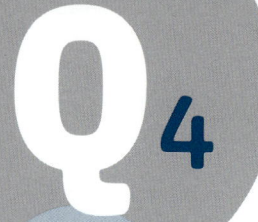

Q4 小結節の経過観察方法について教えてください．

Answer

1. pure GGN：最大径15mm以上は手術を含めて確定診断．15mm未満はthin section CTにて経過観察．
2. part-solid nodule：3か月後に縮小や消失が確認できない場合は確定診断．
3. solid nodule：10mm以上は原則確定診断．5mm以上10mm未満は2年後まで経過観察．

楠本昌彦

日本CT検診学会がガイドラインとして提案している「低線量CTによる肺がん検診の肺結節の判定基準と経過観察の考え方　第3版」に基づいて経過観察を概説する．

● pure GGNの場合

最大径が15mm未満のpure GGNの場合は，thin section CT（TS-CT）にて3か月後，1年後，2年後と経過観察を行う（図1）．この間に，増大あるいは吸収値が上昇した場合，確定診断を試みる．ただし，内部にsolid成分が出現した場合でも最大径5mm以下の場合は，さらに経過観察する余地はある．2年間不変であっても，さらに原則として年1回の経過観察CTは必要である．

最大径が15mm以上のpure GGNの場合は，手術を含めて確定診断を試みる（図2）．

● part-solid noduleの場合

特にHRCTで，part-solid noduleの境界が鮮明である場合は，前項で述べたように肺胞上皮置換性増殖が優位な腺癌であることが多いため，これらを念頭に置いた対応が必要である．

一部の炎症性病変でもpart-solid noduleの形状を示すことがあるために，3か月後の経過観察目的のHRCTにて縮小や消失が確認できない場合に，確定診断をつける（図3）．part-solid noduleの形状を示す病変が肺癌であっても，肺胞上皮置換性増殖が優位な腺癌で，通常3か月程度で急速に増悪することはない．

ただし，part-solid noduleで，最大径が15mm未満の場合で，solid成分の最大径が5mmより大HRCT

A　HRCT　　　B　5年後のHRCT

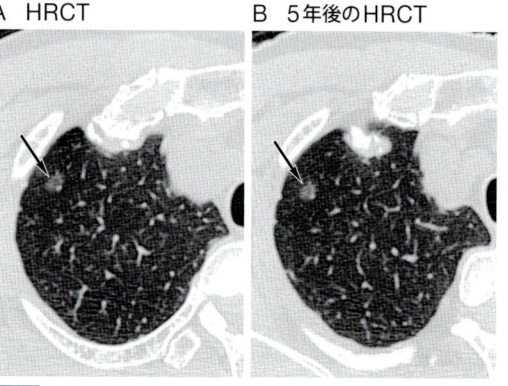

図1 pure GGN経過観察例
A：右肺上葉に境界明瞭で辺縁平滑な7mm大のpure GGNを認める（→）．
B：経過観察を行い5年後のCTでも増大は確認できない（→）．

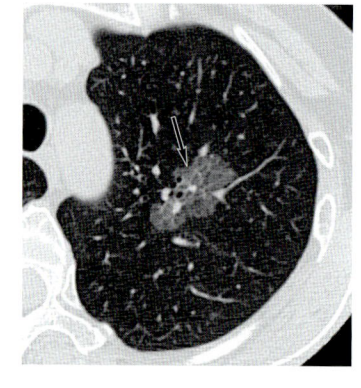

図2 pure GGN手術例
左肺上葉に境界明瞭で長径25mm大のpure GGNを認める（→）．経過観察は行わず，摘出術を施行した．上皮内腺癌であった．

II. 腫瘤性病変　3. 肺癌TNM分類

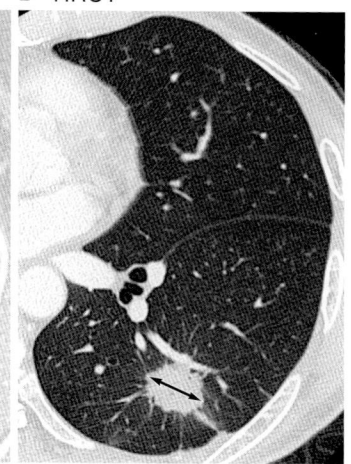

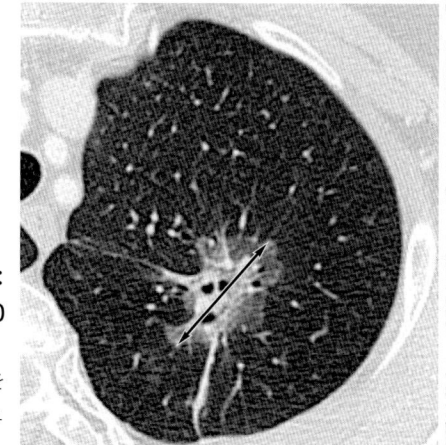

図1 腫瘍最大径の測定　A：60歳台，女性　腺癌　B：60歳台，男性　腺癌
A，B：辺縁のすりガラス影を測定対象に含め（←→），スピキュラや肺虚脱は測定対象から省く．

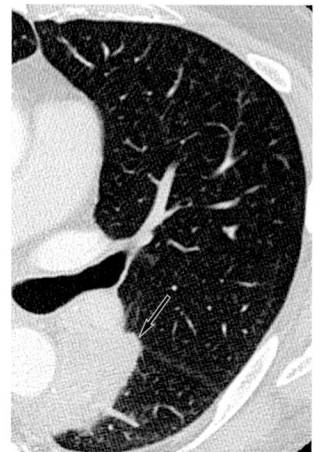

図2 60歳台，男性　扁平上皮癌（T2a，葉間胸膜を越えて他葉に進展）
左下葉の肺癌が，葉間胸膜を越えて左上葉に進展している（→）．T3とはならず，腫瘍最大径（4.3cm）のみがT因子を決定しT2aとなる．

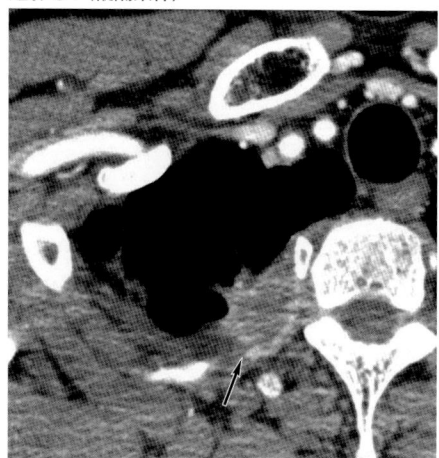

図3 50歳台，男性　腺癌（T3，胸壁浸潤）
右上葉の肺癌が，胸壁内の脂肪組織へ連続して進展している（→）．

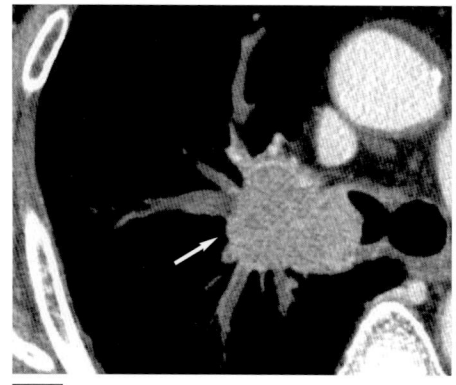

図4 70歳台，男性　扁平上皮癌（T3，気管分岐部より2cm未満の主気管支に浸潤）
右上葉に#11s肺門リンパ節転移と一塊の肺癌あり（→）．気管支鏡（非提示）で，気管分岐部より2cm未満の主気管支に及ぶも，気管分岐部には及んでいないことが確認された．

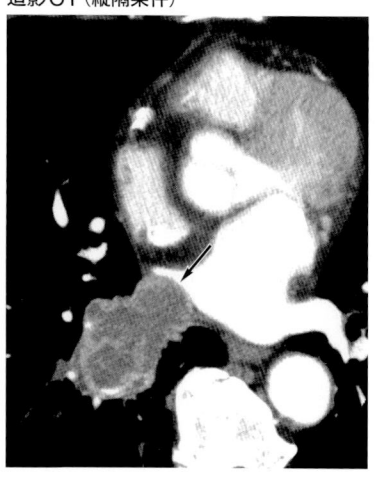

図5 70歳台，男性　扁平上皮癌（T4，心臓・大血管への浸潤）
右下葉の肺癌が下肺静脈を狭小化させ，左房右縁に広く接する（→）．心膜内部の下肺静脈～左房への浸潤が確認され，試験開胸に終わった．

肋骨の破壊像は胸壁浸潤の確実な所見といえる．また，腫瘍が胸壁内の脂肪層・肋間筋内に連続して進展している場合も，胸壁浸潤を疑う所見である（図3）．

腫瘍最大径が3cm以下でも気管分岐部より2cm以上離れた主気管支に及べばT2a，気管分岐部より2cm未満の主気管支に及べばT3（図4），気管分岐部に及べばT4と分類される．

大血管は，大動脈・上大静脈・下大静脈・主肺動脈（肺動脈幹）・心膜内部における左右の肺動脈・心膜内部における左右の上下肺静脈（図5）・腕頭動静脈・鎖骨下動静脈・左総頸動脈と肺癌取扱い規約にて規定されている．腫瘍が血管に広範に接し，血管の狭小化・途絶の所見があれば，浸潤の可能性がある．

IASLCは2017年1月施行に向けて，TNM分類の改訂版（第8版）を提案している（表2）．

これは必読！

- Rami-Porta R, et al: The IASLC Lung Cancer Staging Project: proposals for the revision of the T descriptors in the forthcoming (seventh) edition of the TNM classification for lung cancer. J Thorac Oncol 2: 593-602, 2007.
- Rami-Porta R, et al: The IASLC Lung Cancer Staging Project: proposals for the revisions of the T descriptors in the forthcoming eighth edition of the TNM classification for lung cancer. J Thorac Oncol 10: 990-1003, 2015.

ちょっとひとこと

全臓器癌に共通のルールであるUICC-TNM supplementには，"When size is the criterion for the T/pT category, it is the measurement of invasive component"の記載がある．しかしながら，非浸潤成分を反映したすりガラス影を腫瘍として測定すること（図1-A参照）は既に日常診療で定着している．腫瘍として測定する対象（充実部分のみを測定？ すりガラス影を含めて測定？）については，今後の解決すべき問題である．

表2 T-primary Tumor（第8版 IASLC案）

Tx	Primary tumor cannot be assessed or tumor proven by presence of malignant cells in sputum or bronchial washings but not visualized by imaging or bronchoscopy
T0	No evidence of primary tumor
Tis	Carcinoma in situ
T1	Tumor ≤3 cm in greatest dimension surrounded by lung or visceral pleura without bronchoscopic evidence of invasion more proximal than the lobar bronchus (i.e., not in the main bronchus)[a]
T1a(mi)	Minimally invasive adenocarcinoma[b] ①
T1a	Tumor ≤1 cm in greatest dimension[a] ②
T1b	Tumor >1 cm but ≤2 cm in greatest dimension[a]
T1c	Tumor >2 cm but ≤3 cm in greatest dimension[a]
T2	Tumor >3 cm but ≤5 cm or tumor with any of the following features[c]: - Involves main bronchus ③ regardless of distance from the carina but without involvement of the carina - Invades visceral pleura - Associated with atelectasis or obstructive pneumonitis ④ that extends to the hilar region, involving part or all of the lung
T2a	Tumor >3 cm but ≤4 cm in greatest dimension
T2b	Tumor >4 cm but ≤5 cm in greatest dimension
T3	Tumor >5 cm but ≤7 cm in greatest dimension or associated with separate tumor nodule(s) in the same lobe as the primary tumor or directly invades any of the following structures: chest wall (including the parietal pleura and superior sulcus tumors), phrenic nerve, parietal pericardium
T4	Tumor >7 cm in greatest dimension or associated with separate tumor nodule(s) in a different ipsilateral lobe than that of the primary tumor or invades any of the following structures: diaphragm, ⑤ mediastinum, heart, great vessels, trachea, recurrent laryngeal nerve, esophagus, vertebral body, and carina

a: The uncommon superficial spreading tumor of any size with its invasive component limited to the bronchial wall, which may extend proximal to the main bronchus, is also classified as T1a.
b: Solitary adenocarcinoma, ≤3cm with a predominately lepidic pattern and ≤5mm invasion in any one focus.
c: T2 tumors with these features are classified as T2a if ≤4 cm in greatest dimension or if size cannot be determined, and T2b if >4 cm but ≤5 cm in greatest dimension.
[Goldstraw P, et al: The IASLC Lung Cancer Staging Project: proposals for revision of the TNM stage groupings in the forthcoming (eighth) edition of the TNM classification for lung cancer. J Thorac Oncol 11: 39-51, 2016より転載]

表2内における第8版での変更点（①〜⑤）・削除項目（⑥）のまとめ

T因子	第8版 IASLC案：2017年1月施行
① T1a(mi)	新設：minimally invasive adenocarcinoma
② 腫瘍最大径	変更：さらに細分化（cut point：1cm，2cm，3cm，4cm，5cm，7cm）
③ 主気管支浸潤	変更：気管分岐部からの距離に関係なく，T2
④ 無気肺・閉塞性肺炎	変更：一側全肺に及んでも，T2
⑤ 横隔膜浸潤	変更：T4
⑥ 縦隔胸膜浸潤	第8版では削除されている

Ⅱ. 腫瘍性病変　3. 肺癌TNM分類

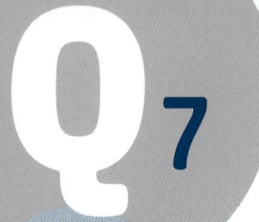

Q7 N因子・M因子診断の基本について教えてください．

Answer

1. 画像を根拠としたリンパ節転移診断には，一定の割合で偽陽性や偽陰性も伴う．
2. 癌性リンパ管症は副腫瘍結節（肺内転移）に準ずる．
3. TNM臨床病期分類で迷った際には，より小さい因子を選択する．

渡辺裕一

　世界肺癌学会（International Association for the Study of Lung Cancer；IASLC），国際対がん連合（Unio Internationalis Contra Cancrum；UICC），肺癌取扱い規約のいずれにおいても，画像を根拠としたリンパ節転移陽性の基準は示されていない．一方，日常臨床では肺癌の縦隔・肺門リンパ節の転移診断基準は，短径1cm以上を病的腫大とし転移陽性と判定する基準が最も使用されている．CTによるサイズを基準としたリンパ節診断能は，一定の割合で偽陽性や偽陰性を伴うのが実状である．

● N因子・M因子診断（表1, 2）のピットフォール

　左主肺動脈に接して存在するリンパ節は，IASLCでは定義されていない（図1）．肺癌取扱い規約では，このリンパ節を#10L肺門リンパ節（主気管支

表1　TNM臨床病期分類（cTNM）：N因子

NX	所属リンパ節評価不能
N0	所属リンパ節転移なし（図3, 4）
N1	同側の気管支周囲かつ/または同側肺門（図1），肺内リンパ節への転移で原発腫瘍の直接浸潤を含める（図2）
N2	同側縦隔かつ/または気管分岐部リンパ節への転移
N3	対側肺門，対側縦隔，前斜角筋または鎖骨上窩リンパ節転移

［日本肺癌学会（編）；臨床・病理 肺癌取扱い規約．第7版，金原出版．p.4, 2010より改変して転載］

表2　TNM臨床病期分類（cTNM）：M因子

MX	遠隔転移評価不能
M0	遠隔転移なし
M1	遠隔転移がある
M1a	対側肺内の副腫瘍結節（図5），胸膜結節，悪性胸水（同側，対側），悪性心嚢水
M1b	他臓器への遠隔転移がある

［日本肺癌学会（編）；臨床・病理 肺癌取扱い規約．第7版，金原出版，p.4, 2010より改変して転載］

造影CT（縦隔条件）

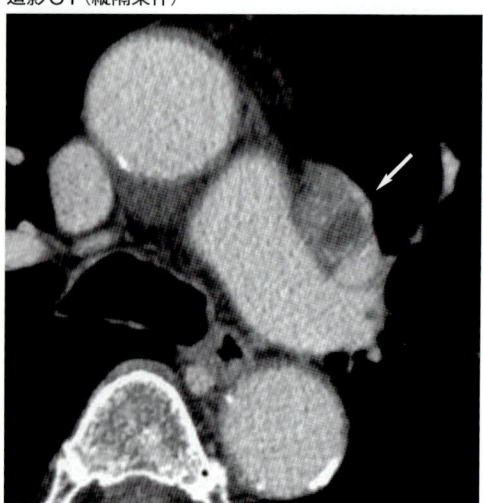

図1　70歳台，男性　扁平上皮癌　#10L左主気管支周囲リンパ節
肺門脈管（左主肺動脈）に直接接した肺門リンパ節を認める（→）．

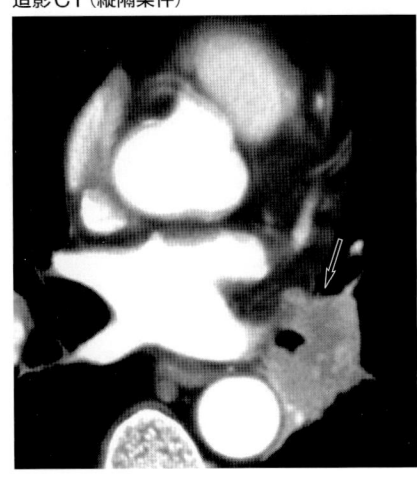

図2 60歳台, 男性 扁平上皮癌 原発巣と一塊になった #12L肺内リンパ節
左下葉の原発巣が#12L左葉気管支周囲肺内リンパ節に直接浸潤し, 一塊になっている(→). 一塊となったリンパ節を含めて, 腫瘍最大径の測定対象とする.

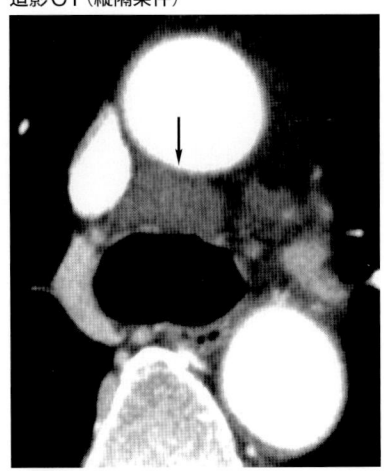

図3 60歳台, 女性 腺癌 心膜翻転部
左下葉の腺癌. 上行大動脈背側に嚢胞状の構造物(→)を認めるが, 心膜翻転部である.

図4 70歳台, 男性 腺癌(N0, サルコイド様反応, CT・PETとも偽陽性)
A, B: 右下葉の腺癌. CTにて両側縦隔肺門リンパ節腫大(A; →)がみられ, 同部位にFDG集積を認めた(B; →). #4R/#4Lリンパ節に対する縦隔鏡生検にて転移はみられず, 開胸術を行った. 病理標本でリンパ節はサルコイド様反応と診断され, pN0であった.

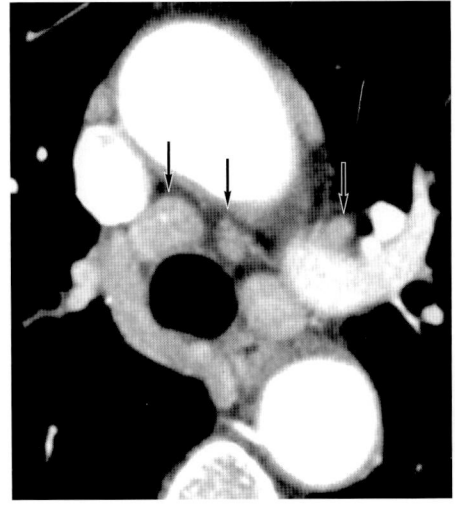

A 造影CT(縦隔条件)　B FDG-PET

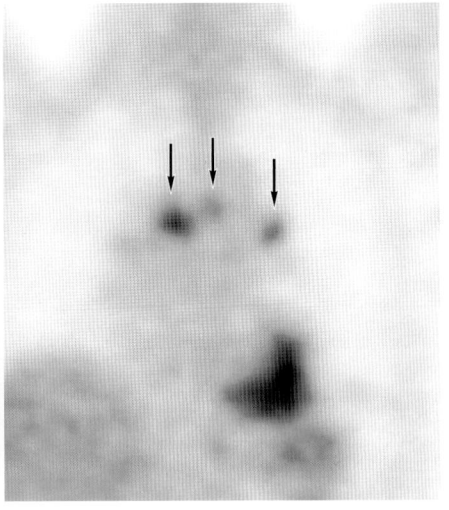

周囲リンパ節)と定義している.

原発腫瘍が肺門・肺内リンパ節へ直接浸潤し, 一塊になる場合, N1となる. 境界が不明瞭の原発腫瘍はリンパ節との区別ができないことが多く, 一塊となったリンパ節を含めた原発巣を腫瘍最大径とみなして測定する(図2).

心膜翻転部を縦隔リンパ節転移と診断しないように注意が必要である(図3).

肺癌取扱い規約には, 「N因子診断にはFDG-PETを併用してもよい」と記載されている. 糖代謝をみているFDG-PETは, 肺癌のリンパ節転移診断において, **偽陽性**(塵肺, サルコイドーシス, 結核などの背景疾患. 図4)や**偽陰性**(サイズの小さなリンパ節転移)が存在することに留意したい.

原発巣と同一肺葉内の**副腫瘍結節**(肺内転移)はT3, 同側で他肺葉内の副腫瘍結節はT4, 対側肺内の副腫瘍結節はM1aである. 広義間質(気管支壁, 気管支血管周囲間質, 小葉間隔壁)の肥厚がみられる**癌性リンパ管症**はIASLC/UICCにて規定がないが, 肺癌取扱い規約にて副腫瘍結節(肺内転移)に準ずると規定されている(図5).

IASLCは2017年1月施行に向けて, TNM分類の改訂版(第8版)を提案している(表3). なお, N因子に変更はみられない.

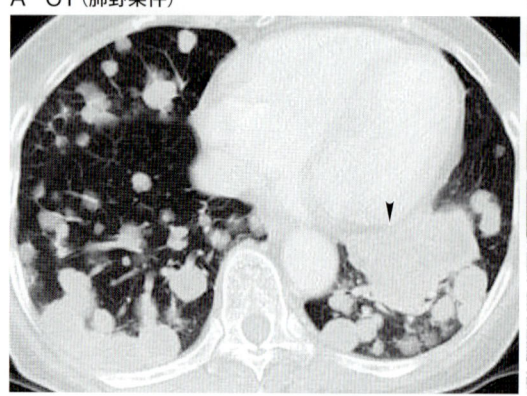

A CT（肺野条件）　　　B HRCT

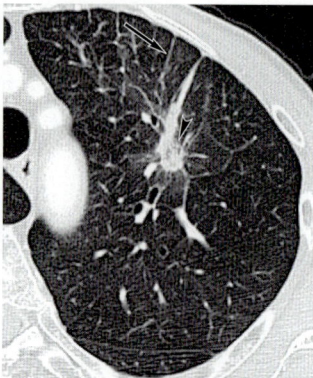

図5 A：70歳台，女性　腺癌（M1a，対側肺内転移）　B：70歳台，女性　腺癌（T3，癌性リンパ管症）

A：左下葉の腺癌（▶）．同一肺葉内，同側他肺葉内，対側肺内に多発する肺転移を認める．
B：左上葉の腺癌（▶）．同一肺葉内に小葉間隔壁の肥厚が腫瘍と非連続に認められ（→），同一肺葉内の癌性リンパ管症と診断し，病理標本でも確認された．

表3 M-Distant Metastasis（第8版 IASLC案）

M0		No distant metastasis
M1		Distant metastasis present
	M1a	Separate tumor nodule(s) in a contralateral lobe; tumor with pleural or pericardial nodule(s) or malignant pleural or pericardial effusion[d]
	M1b	Single extrathoracic metastasis[e]　⑥
	M1c	Multiple extrathoracic metastases in one or more organs　⑦

d：Most pleural (pericardial) effusions with lung cancer are due to tumor. In a few patients, however, multiple microscopic examinations of pleural (pericardial) fluid are negative for tumor and the fluid is nonbloody and not an exudate. When these elements and clinical judgment dictate that the effusion is not related to the tumor, the effusion should be excluded as a staging descriptor.
e：This includes involvement of a single distant (nonregional) lymph node.
[Goldstraw P, et al: The IASLC Lung Cancer Staging Project: proposals for revision of the TNM stage groupings in the forthcoming (eighth) edition of the TNM classification for lung cancer. J Thorac Oncol 11: 39-51, 2016より転載]

表3内における第8版での変更点（⑥⑦）のまとめ

M因子	第8版 IASLC案：2017年1月施行
⑥M1b	変更：他臓器（一臓器）への単発遠隔転移
⑦M1c	新設：他臓器（一臓器以上）への多発遠隔転移

🔍 これは必読！

- Rusch VW, et al: The IASLC Lung Cancer Staging Project: a proposal for a new international lymph node map in the forthcoming seventh edition of the TNM classification for lung cancer. J Thorac Oncol 4: 568-577, 2009.
- Asamura H, et al: The International Association for the Study of Lung Cancer Lung Cancer Staging Project: proposals for the revision of the N descriptors in the forthcoming 8th edition of the TNM classification for lung cancer. J Thorac Oncol 10: 1675-1684, 2015.
- Eberhardt WEE, et al: The IASLC Lung Cancer Staging Project: proposals for the revision of the M descriptors in the forthcoming eighth edition of the TNM classification of lung cancer. J Thorac Oncol 10: 1515-1522, 2015.
- Goldstraw P, et al: The IASLC Lung Cancer Staging Project: proposals for revision of the TNM stage groupings in the forthcoming (eighth) edition of the TNM classification for lung cancer. J Thorac Oncol 11: 39-51, 2016.

💬 ちょっとひとこと

病期分類で迷った際には，UICC-TNM supplementのgeneral rule No.4に，"If there is doubt concerning the correct T, N or M category to which a particular case should be allotted, then the lower (i.e. less advanced) category should be chosen"と示されているように，より小さい因子を選択する．病期の過大評価により，患者の治療選択を制限しないよう心がけたい．

参考資料

渡辺裕一

IASLCは2017年1月施行に向けて，TNM分類の改訂版（第8版）を提案している．その病期分類の提案も併せて，資料を提示する．

＜病期分類＞

表1 病期分類

	T	N	M
潜伏癌	TX	N0	M0
0期	Tis	N0	M0
IA期	T1a または T1b	N0	M0
IB期	T2a	N0	M0
IIA期	T1a または T1b	N1	M0
	T2a	N1	M0
	T2b	N0	M0
IIB期	T2b	N1	M0
	T3	N0	M0
IIIA期	T1a または T1b	N2	M0
	T2a または T2b	N2	M0
	T3	N2	M0
	T3	N1	M0
	T4	N0	M0
	T4	N1	M0
IIIB期	Any T	N3	M0
	T4	N2	M0
IV期	Any T	Any N	M1aまたはM1b

［日本肺癌学会（編）；臨床・病理 肺癌取扱い規約．第7版，金原出版，p.5，2010より改変して転載］

表2 病期分類（第8版 IASLC案）

STAGE	T	N	M
Occult carcinoma	TX	N0	M0
0	Tis	N0	M0
IA1	T1a(mi)	N0	M0
	T1a	N0	M0
IA2	T1b	N0	M0
IA3	T1c	N0	M0
IB	T2a	N0	M0
IIA	T2b	N0	M0
IIB	T1a	N1	M0
	T1b	N1	M0
	T1c	N1	M0
	T2a	N1	M0
	T2b	N1	M0
	T3	N0	M0
IIIA	T1a	N2	M0
	T1b	N2	M0
	T1c	N2	M0
	T2a	N2	M0
	T2b	N2	M0
	T3	N1	M0
	T4	N0	M0
	T4	N1	M0
IIIB	T1a	N3	M0
	T1b	N3	M0
	T1c	N3	M0
	T2a	N3	M0
	T2b	N3	M0
	T3	N2	M0
	T4	N2	M0
IIIC	T3	N3	M0
	T4	N3	M0
IVA	AnyT	AnyN	M1a
	AnyT	AnyN	M1b
IVB	AnyT	AnyN	M1c

［Goldstraw P, et al: The IASLC Lung Cancer Staging Project: proposals for revision of the TNM stage groupings in the forthcoming (eighth) edition of the TNM classification for lung cancer. J Thorac Oncol 11: 39-51, 2016より転載］

＜リンパ節部位のCT診断基準＞

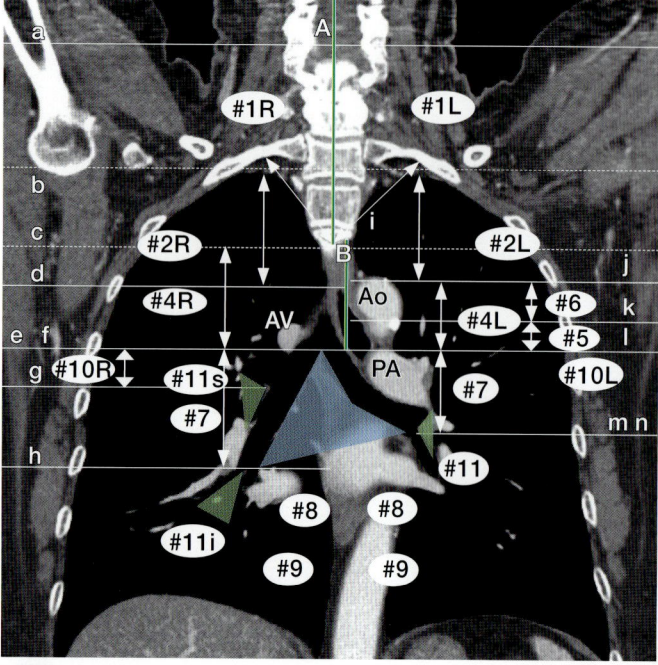

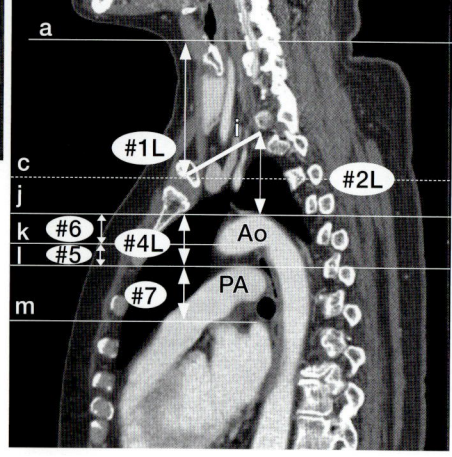

図1 リンパ節マップ：CTアトラス

- a：気管輪状軟骨下縁
- b：肺尖，胸膜頂
- c：胸骨柄上縁
- d：気管と左腕頭静脈尾側の交点
- e：奇静脈下縁
- f：気管分岐部
- g：右葉間
- h：中間気管支幹下縁
- i：鎖骨
- j：大動脈弓上縁
- k：大動脈弓下縁
- l：左主肺動脈上縁
- m：左下葉気管支上縁
- n：左葉間
- A：正中線
- B：気管左外側縁
- Ao：大動脈
- AV：奇静脈
- PA：肺動脈
- IA：腕頭動脈
- IV：腕頭静脈

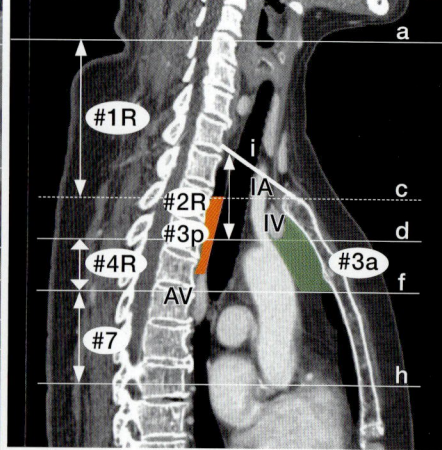

Aの■は#7，■は#11，#11i，#11sを，Bの■は#3a，■は#3pをそれぞれ示す．
［日本肺癌学会（編）；臨床・病理 肺癌取扱い規約．第7版，金原出版，p.17，2010より改変して転載］

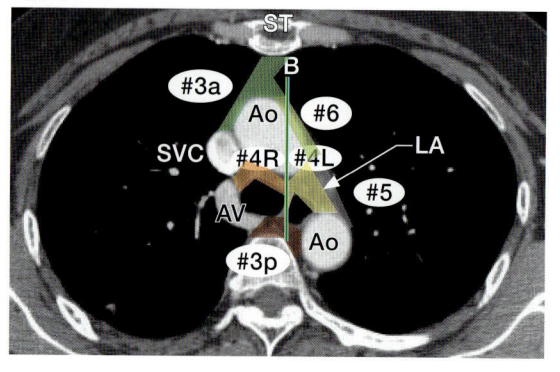

図2 リンパ節マップ：CTアトラス

Ao：大動脈，AV：奇静脈，B：気管左外側縁，LA：動脈管索，SVC：上大静脈，ST：胸骨．

■は#3a，■は#6，■は#5，■は#3p，■は#4R，■は#4Lをそれぞれ示す．

［日本肺癌学会（編）；臨床・病理 肺癌取扱い規約．第7版，金原出版，p.17，2010より改変して転載］

表3 リンパ節の境界

大分類	略語	小分類	境界 上	下	左右	前	後
鎖骨上窩	#1R #1L	鎖骨上窩	a 気管輪状軟骨下縁	i (左右)鎖骨 c (正中)胸骨柄上縁	A 正中線		
上縦隔	#2R	右上部気管傍	b (左右)肺尖・胸膜頂 c (正中)胸骨柄上縁	d 気管と左腕頭静脈尾側の交点	B 気管左側縁		
	#2L	左上部気管傍		j 大動脈弓上縁			
	#3a	血管前	b 肺尖・胸膜頂	f 気管分岐部		ST 胸骨	SVC (右) 上大静脈 (左) 左総頸動脈
	#3p	気管後					気管後壁
	#4R	右下部気管傍	d 気管と左腕頭静脈尾側の交点	e 奇静脈下縁	B 気管左側縁		
	#4L	左下部気管傍	j 大動脈弓上縁	l 左主肺動脈上縁			
大動脈	#5	大動脈下	k 大動脈弓下縁	l 左主肺動脈上縁			
	#6	大動脈傍	j 大動脈弓上縁	k 大動脈弓下縁			
下縦隔	#7	気管分岐下	f 気管分岐部	h (右)中間気管支幹下縁 m (左)左下葉気管支上縁			
	#8	食道傍	h (右)中間気管支幹下縁 m (左)左下葉気管支上縁	横隔膜			
	#9	肺靱帯	下肺静脈	横隔膜			
肺門	#10	主気管支周囲	e (右)奇静脈下縁 l (左)左主肺動脈上縁	g (右)右葉間 n (左)左葉間			
	#11	葉気管支間					
肺内	#12	葉気管支周囲					
	#13	区域気管支周囲					
	#14	亜区域気管支周囲					

[日本肺癌学会(編); 臨床・病理 肺癌取扱い規約. 第7版, 金原出版, p.56, 2010より改変して転載]

A～E　造影CT（縦隔条件）

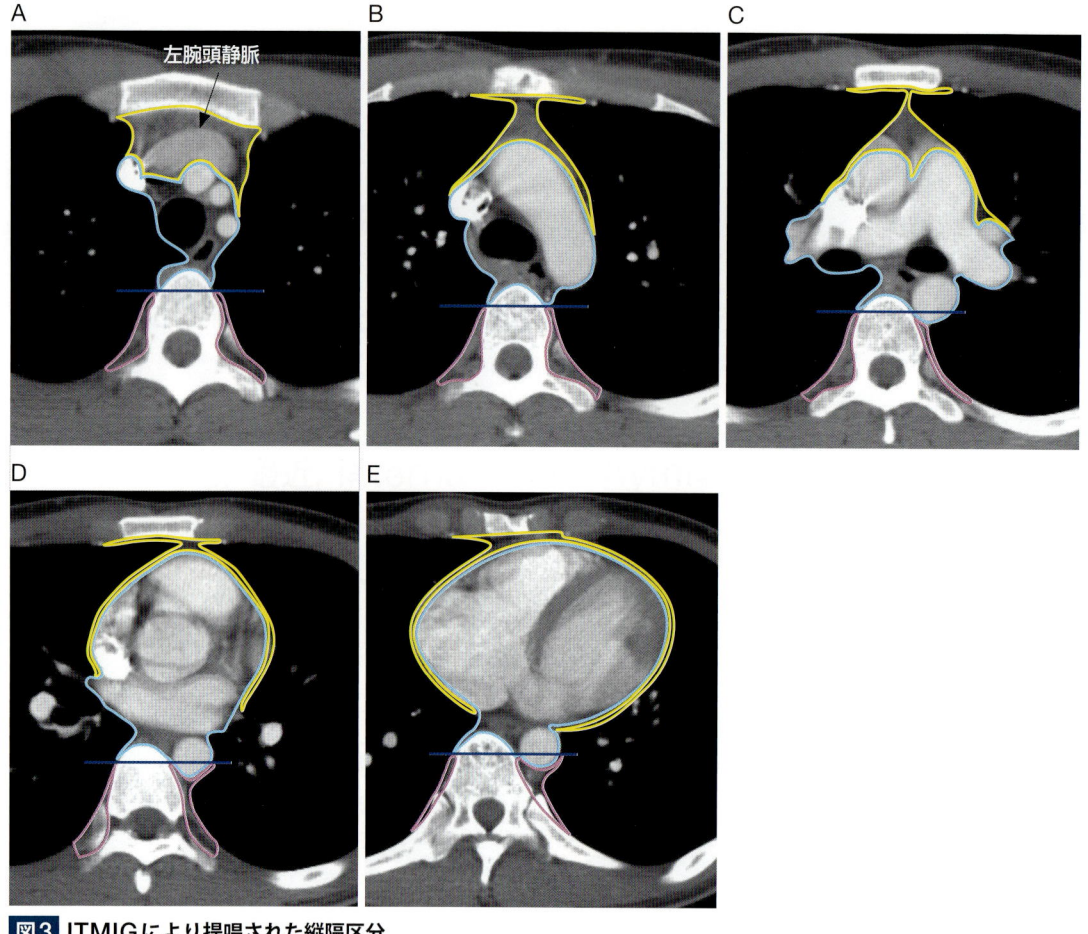

図3　ITMIGにより提唱された縦隔区分
□：前縦隔（anterior mediastinum），血管前領域（prevascular compartment）
□：中縦隔（middle mediastinum），臓器領域（visceral compartment）
□：後縦隔（posterior mediastinum），椎体傍領域（paravertebral compartment）

A～E：Felsonの区分と同様，解剖学的な境界が存在しないとして縦隔上部は区分されていない（A）．前縦隔（prevascular compartment：血管前領域）と中縦隔（visceral：臓器領域）はFelsonの区分と同様であるが，縦隔構造の左右差により境界線は左右で異なっている．心大血管や食道病変を中縦隔に含めたことにより（B～E），Felsonの区分との類似性はより高くなっている．

　中縦隔は基本的には気管気管支，食道の周囲の区画で，後縦隔との境界は，Felsonの区分を踏襲し，椎体前縁から10mm背側の位置としている（図2）．気縦隔では，この椎体傍部に空気は流入せず，検討されていない．椎体傍部では縦隔胸膜は椎体と強く密着している．壁側胸膜外の組織（交感神経幹や肋間神経）より病変が発生した場合，後縦隔病変として観察される．胸郭の上方は胸郭入口部として頸部に移行する．円蓋部では，縦隔は狭隘となり，手術でも発生部位が同定できないことが稀ならず経験される．このため，円蓋部で前中後の識別が難しい場合は，縦隔上部と一括する方が便利と考えられた．外科医が手術時同定しやすい**左腕頭静脈が気管の正中と交差するまでを縦隔上部**とした．UICC version 7，肺癌リンパ節マッピングの境界とほぼ同じである．Felsonの区分では左右の解剖を区別していないが，実際の解剖では左右は非対称である．この点ではCT区分の方がより正確といえる．

● CTを用いた縦隔区分：ITMIG

2014年，International Thymic Malignancy Interest Group（ITMIG：イットミグ）より，前述の日本胸腺研究会［Japanese Association for Research on the Thymus（JART）］からの提案をより簡略化した区分が提唱された（図3）．

JARTの区分と異なる点は2点あり，第1に，縦隔上部を区分せず，Felsonの区分と同様に前・中・後縦隔の3区分としたことである．根拠として，解剖学的な境界が存在せず，感染症，炎症，腫瘍いずれも容易に境界を越えて広がること，また，後縦隔の神経原性腫瘍をあえて切り離す理由がないことが挙げられている．ITMIG区分では，prevascular（anterior：前縦隔），visceral（middle：中縦隔）およびparavertebral（posterior：後縦隔）の3区分を提唱している．JARTとITMIG区分との間で前・中・後縦隔の境界線には大差はなく縦隔上部のあるなしという点に集約される．細かい点では，JARTではこれまでの慣例に従い，左腕頭静脈を，縦隔の構成要素から心大血管および食道を除いていたため，縦隔区分に含んでいないが，ITMIG区分では前縦隔に属すると記載されている．

第2には，解剖では定義上縦隔の構成要素とされていなかった心大血管・食道発生病変を縦隔病変に含めるとしたことであり，すべて中縦隔に含めて区分している（図3）．今後，簡略化されたITMIG区分を基本として縦隔病変が臨床的に分類されると考えられるが，心大血管・食道病変や胸郭入口部近傍の病変については，症例を重ねる中で両区分の有用性について評価されていくであろう．

🔍 これは必読！

● 原 眞咲：Ⅲ．肺・縦隔の正常解剖とCT像．1．縦隔の解剖．村田喜代史・他（編）；胸部のCT．第3版，メディカル・サイエンス・インターナショナル，p.65-89, 2011.

💬 ちょっとひとこと

International Thymic Malignancy Interest Group（ITMIG：イットミグ）が組織され，胸腺上皮性腫瘍に関するガイドラインが提唱された（J Thorac Oncol 6: S1689-S1755, 2011）．さらに，The IASLC/ITMIG Thymic Malignancies Staging Projectが提言され（J Thorac Oncol 8: 1467-1473, 2013），AJCC/UICC病期分類作成に向けての取り組みが示された．Thymic Domain-Staging and Prognostic Factors Committeeが組織され，日本を含めた世界中から登録された症例を用い，胸腺上皮性腫瘍の新たなTNM分類が提唱された［J Thorac Oncol 9（Suppl 2）: 2014］．

II. 腫瘤性病変　4. 縦隔腫瘍

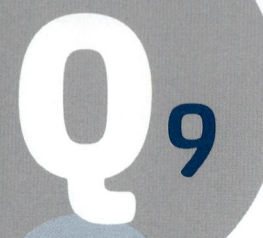

Q9 前縦隔によくできる病変にはどのようなものがありますか？

Answer

1. 前縦隔に存在する主な臓器は胸腺である．
2. 胸腺上皮から発生する腫瘍として，胸腺上皮性腫瘍（胸腺腫，胸腺癌，神経内分泌腫瘍）が挙げられる．さらに，悪性胚細胞性腫瘍と悪性リンパ腫を加え，前縦隔3大悪性腫瘍と理解するとよい．
3. 胸腺嚢胞，心膜嚢胞，嚢胞状リンパ管腫が3大薄壁性嚢胞である．さらに，良性の胚細胞性腫瘍である成熟嚢胞状奇形腫も時に壁の厚い嚢胞状を呈する．異所性として気管支原性嚢胞が挙げられる．

原　眞咲

　前縦隔3大悪性腫瘍は治療戦略が異なるため鑑別が非常に重要である．治療に先立っては生検が必須であるが，いくつか特徴的といえる画像所見があり，生検に際しての採取量や採取方法といった重要な情報を提供できる場面が稀ではない．代表的な画像所見を十分に理解しておきたい．

● 胸腺上皮性腫瘍
1）胸腺腫
　胸腺腫は，腫瘍化した胸腺上皮に様々な程度にリンパ球が混在した腫瘍である．リンパ球が少なくなると悪性度が増すが，この割合を画像で区別することは困難である．被膜内に留まっている場合は予後良好であり，非浸潤性胸腺腫と呼ばれる．周囲へ浸潤あるいは胸腔や心嚢に播種すると浸潤性胸腺腫と呼ばれる．胸腺静脈を介した腕頭静脈，さらに上大静脈内浸潤と胸腔内播種が胸腺腫の進展形式として特徴的である（図1）．
2）胸腺癌
　胸腺癌は，リンパ球遊走能を喪失した癌化胸腺上皮からなる．扁平上皮癌が最も多い．胸腔内播種の頻度は胸腺腫より低いが，リンパ節転移，遠隔転移を来しやすい（図2）．また，周囲への浸潤程度も強い．

3）神経内分泌腫瘍
　胸腺神経内分泌腫瘍（傍神経節細胞腫を除く）は，予後の悪い順に小細胞癌，大細胞神経内分泌癌（両者を併せて低分化型），カルチノイド（非定型的と定型的．両者を併せて高分化型）に分類されている．画像所見は胸腺癌に準ずる．多発性内分泌腫瘍症1型（multiple endocrine neoplasia；MEN type 1）での発生が知られている．

● 悪性胚細胞性腫瘍
　胸腺原発の胚細胞性腫瘍は迷入した胚細胞を起源とする．良性腫瘍として成熟奇形腫（90％と大多数を占める）と胎生初期の未分化組織を含む未熟奇形腫（稀），さらに悪性胚細胞性腫瘍とがある．成熟嚢胞状奇形腫は脂肪成分や歯牙・骨成分あるいは皮脂腺分泌成分の存在が特徴である（図3）．悪性では，精上皮腫が多いが，胎児組織から胎児性癌（AFPやHCG高値），胎児外組織から絨毛上皮腫（HCG著明に高値）および卵黄嚢癌（AFP著明に高値，CEA高値）が発生する．予後が良い精上皮腫とその他の腫瘍群とに分けて扱われるが，画像上の鑑別は難しい．

II. 腫瘤性病変　4. 縦隔腫瘍

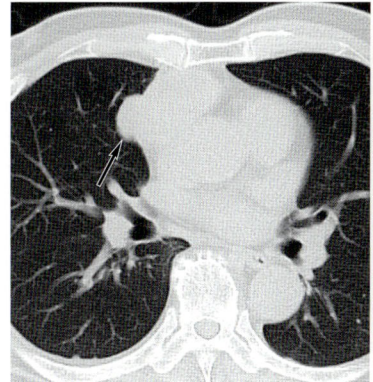

A　単純CT（肺野条件）　　B　単純CT（縦隔条件）　　C　造影CT（縦隔条件）早期相

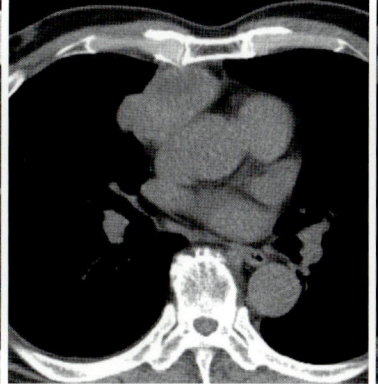

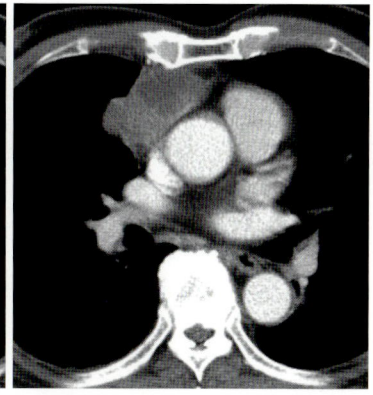

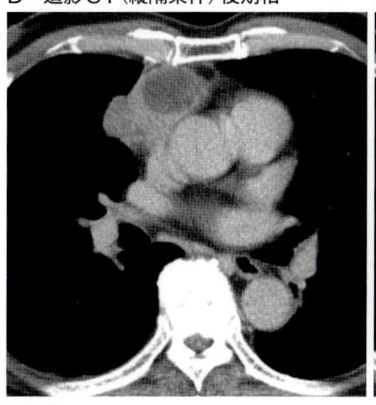

D　造影CT（縦隔条件）後期相　　E　造影CT（縦隔条件）後期相

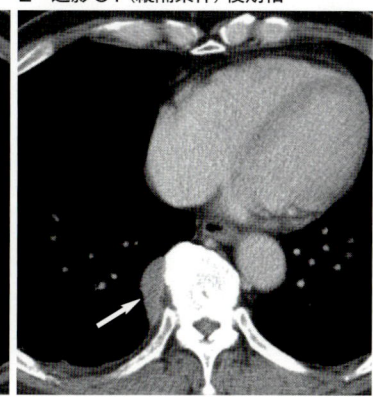

図1 70歳台，男性　浸潤性胸腺腫
A：前縦隔右側寄りに61×35mm大の腫瘤が認められ（→），右肺との境界は不整である．
B〜D：単純CT（B）で51HU，造影CT早期相（C）で56HU，後期相（D）で78HUと造影されるが，造影効果に乏しい壊死成分も認められる．
E：右椎体傍部に紡錘状（全体としては凸レンズ状）の胸腔内播種巣が認められる（→）．浸潤性胸腺腫に特徴的な進展様式である．

● 悪性リンパ腫

胸腺発生の悪性リンパ腫では，Hodgkinリンパ腫が多く，非Hodgkinリンパ腫では，成人に多いびまん性大細胞型B細胞リンパ腫（diffuse large B-cell lymphoma；DLBCL，図4），若年に好発する前駆型T細胞リンパ芽球型リンパ腫（precursor T-cell lymphoblastic lymphoma；T-LBL）がある．粘膜関連組織に発生するMALTリンパ腫（mucosa-associated lymphoid tissue lymphoma；MALT lymphoma）が稀に低悪性度病変として出現し，Sjögren症候群を代表とする膠原病を合併することが知られている．

● 3大薄壁性嚢胞

前縦隔では心膜嚢胞と胸腺嚢胞，特に胸腺嚢胞の発生頻度が高い．さらに，嚢胞状リンパ管腫，成熟嚢胞状奇形腫，気管支原性嚢胞にも時に遭遇する．炎症を伴う後天性嚢胞として多房性胸腺嚢胞があり，Sjögren症候群など自己免疫性疾患と関連する．嚢胞は水吸収値で造影効果に乏しいことが診断根拠になるが，内容の濃度や性状によりCT値やMR信号は変化し，CTでのbeam-hardening artifactやMRIでのflow-related artifactによりしばしば評価が難しくなる．

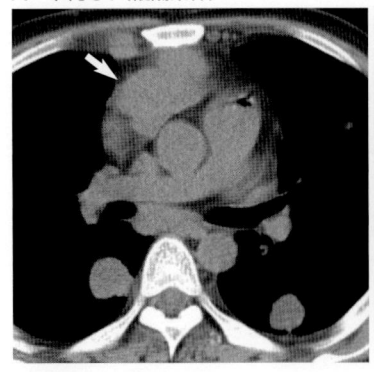

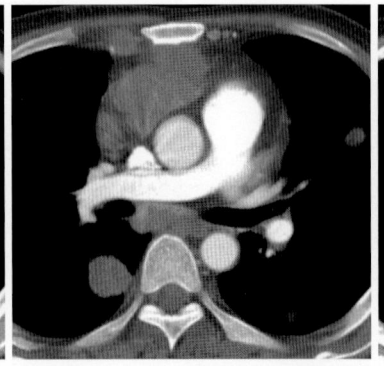

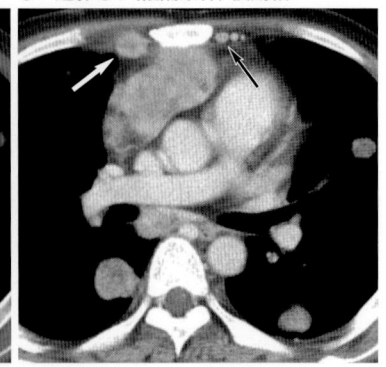

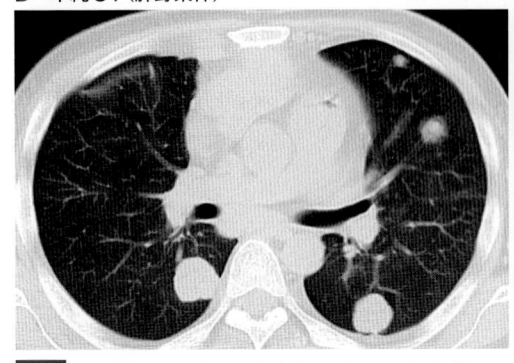

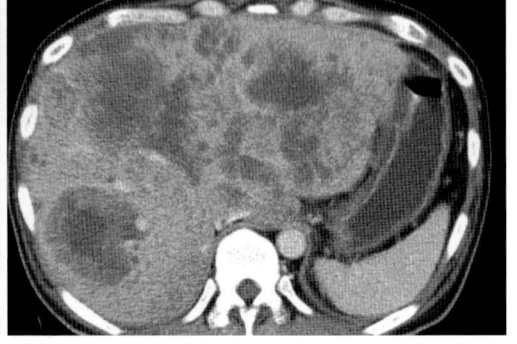

図2 50歳台，男性　胸腺癌（低分化扁平上皮癌）
A〜C：前縦隔右側寄りに65×38mm大の腫瘤が認められる．単純CT（A；➡）で53HU，造影CT早期相（B）で60HU，後期相（C）で97HUと徐々に造影されている．両側胸骨傍リンパ節に転移を来している（C；→）．
D，E：両側肺野および肝に多発転移も認められる．

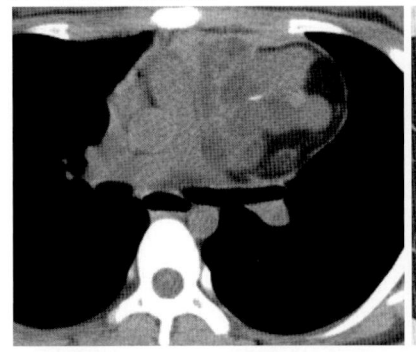

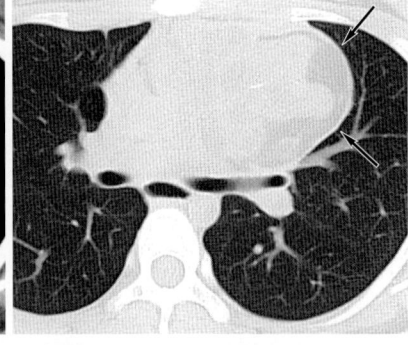

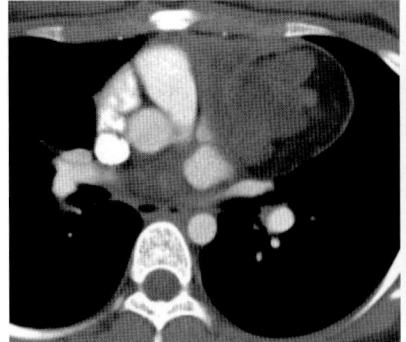

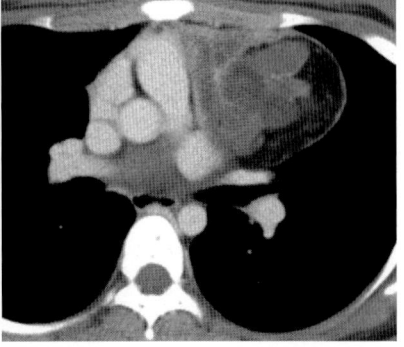

図3 10歳台，女性　成熟嚢胞状奇形腫
A〜D：前縦隔左側に69×65mm大の腫瘤が認められる．脂肪と石灰化を伴っており，造影効果に乏しい多房状構造を有している．肺との境界は明瞭（B；→）である．性腺の奇形腫と比較し，縦隔発生では膵組織がみられることが多いため，時に破裂して発症する．悪性転化（malignant transformation）を来すことがあり，充実成分の有無に注意を払う必要がある．

Ⅱ. 腫瘍性病変　4. 縦隔腫瘍

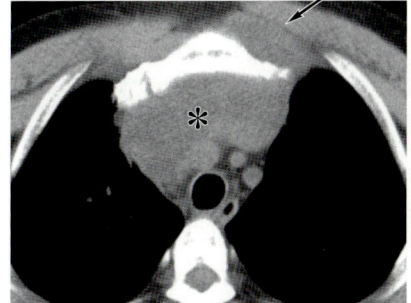

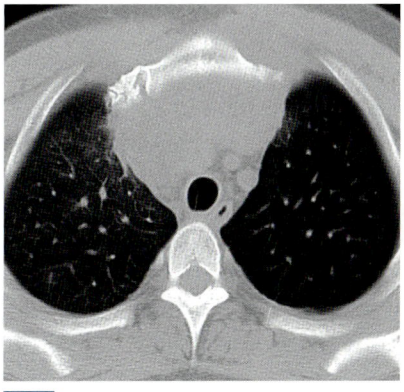

A　単純CT（縦隔条件）
B　造影CT（縦隔条件）早期相
C　単純CT（骨条件）
D　単純CT（肺野条件）

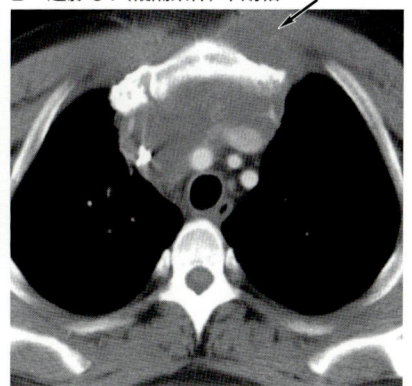

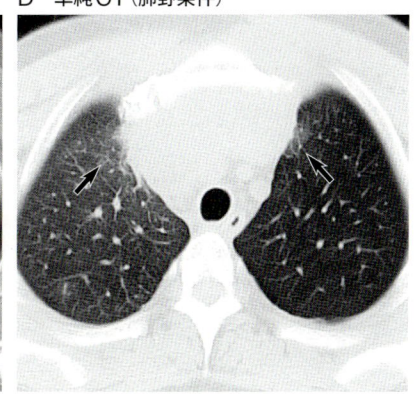

図4　40歳台，男性　縦隔原発びまん性大細胞型B細胞リンパ腫

A〜D：前縦隔に70×32mm大の単純CT（A）で34HUで均一な腫瘤（＊）を認める．造影CT早期相（B）で47HUとやはり均一に造影されている．胸骨左側では胸壁側にも腫瘍性病変が認められる（A，B；→）．CT上は骨の性状に異常は指摘できないが（C），悪性リンパ腫はsmall round cell tumorの１群に属しており，浸透性に骨に浸潤し，骨の対側に腫瘤を形成する（D；→）．MRI（非提示）では骨への浸潤が明瞭となる．両側肺への浸潤も疑われる．

🔍 これは必読！

- 原　眞咲・他：連載 本音で語る画像による鑑別診断のコツ．前縦隔腫瘍の鑑別診断はどこまで可能か？ 日胸臨 71: 1219-1228, 2012.

💬 ちょっとひとこと

2011年International Thymic Malignancy Interest Group（ITMIG：イットミグ）より，新たにMasaoka-Koga（正岡－古賀）の臨床病期分類が提案されている．病理学的に壁側胸膜や，心膜，大血管への浸潤が確認されると臨床病期Ⅲ期となり，予後が悪化する．とはいっても，胸腺腫は比較的予後の良い腫瘍であり，手術例ではⅢ期の35年後の累積生存率は60%程度とされている．

II. 腫瘍性病変　4. 縦隔腫瘍

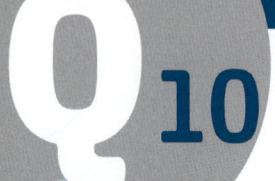

Q10 中縦隔・後縦隔によくできる病変にはどのようなものがありますか？

Answer

1. 中縦隔に存在する主な臓器・組織には，気管気管支，食道，反回神経，迷走神経，リンパ節，甲状腺，心膜が挙げられる．
2. 後縦隔には，大きな神経が分布しており（交感神経，肋間神経，交感神経節，脊髄神経節），神経原性腫瘍の発生率が高い．
3. それぞれの臓器・組織から発生する囊胞性病変，良性腫瘍，悪性腫瘍，炎症肉芽腫性病変を挙げれば鑑別診断となる．異所性に発生する病態を理解できるとより望ましい．

原　眞咲

中縦隔

中縦隔に特有な臓器として，前腸から発生する気管気管支，食道がある．気管気管支発生の病変としては**気管支囊胞**が代表的である（図1）．気管支囊胞は肺門側で気管気管支と接する病変と，肺内で気管支と接する場合とがある．内腔が線毛円柱上皮で被覆され，囊胞壁に軟骨成分や気管支腺組織を有することが特徴である．**食道囊胞**は，内腔が重層扁平上皮で覆われ，壁に2層の平滑筋層を有する．したがって，いずれも囊胞壁は胸腺囊胞や心膜囊胞と比較すると厚くなることが多い．さらに，**内容液は気管支腺や食道腺の分泌物であるため，濃度，粘稠度とも高くなり，CT値やT1強調像での信号が高くなる**という特徴がある．気管支囊胞と食道囊胞とを併せ，発生起源より前腸囊胞という呼び方も用いられる．

心囊は単純な丸い腔ではなく，大血管の流入部位では複雑な形態となっている．この部分が拡張し心囊水が貯留することがあり，心膜憩室と呼ばれる．解剖学的に出現部位や形状に特徴があるため，代表的な部位を理解する必要がある．心膜横洞の大動脈上洞後部（posterior portion of superior aortic recess, transverse sinus）が上行大動脈の背側に認められ，下部気管傍リンパ節と紛らわしいことがある．内部が水吸収値であること，大動脈側に広く接し，上大静脈と上行大動脈との間に入り込む性状が鑑別点として有用である（図1）．

充実性病変としては，食道平滑筋腫が挙げられる．類円形を呈する場合と螺旋形を呈する場合が知られている．

一般的な組織としてリンパ節，リンパ管，迷走神経，反回神経が挙げられる．心膜憩室は薄壁性で，類似する病変に，多房性となることが多い囊胞状リンパ管腫がある．神経発生病変は後述する後縦隔病変と同様である．リンパ節起源の悪性リンパ腫，Castleman病（hyaline-vascular type）やサルコイドーシスを代表とする肉芽腫性病変も稀ならず経験される．

後縦隔

後縦隔には大きな神経が存在するため，縦隔内の神経原性腫瘍の90％が発生する．後縦隔に存在する神経としては，末梢神経を代表する肋間神経と交感神経幹，脊髄神経幹がある．末梢神経腫瘍，神経芽腫群腫瘍，傍神経節腫いずれもが発生するため，神経解剖と画像所見の特徴とを十分理解する必要がある．

末梢神経からは**神経線維腫**と**神経鞘腫**とが発生する．神経線維腫はSchwann細胞と線維芽細胞の割合により内部になだらかな吸収値あるいは信号

II. 腫瘍性病変　4. 縦隔腫瘍

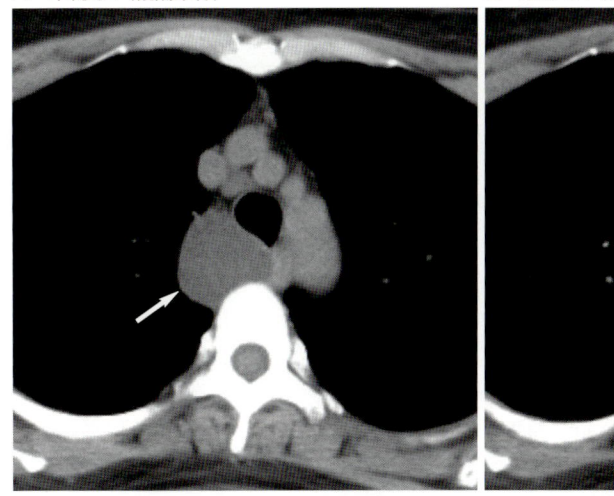

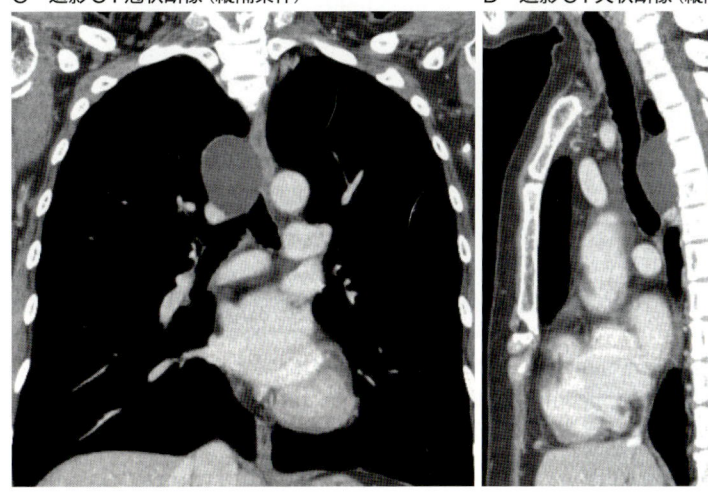

図1 40歳台，女性　中縦隔発生の気管支嚢胞

A～D：気管分岐部やや頭側，右背側に接して36×26×45mm大の楕円形腫瘤が認められる（A；→）．辺縁は平滑で明瞭，内部は均一で，CT値は単純CT（A）で11HU，造影CT後期相（B）で9HUと造影効果に乏しい．気管右背側と膜様部は病変により圧排され変形している．破裂すると炎症を来し手術難易度が増すため，切除が選択された．内腔が線毛円柱上皮で被覆され粘稠な液体が貯留しており，病理にて気管支嚢胞と診断された．気管腹側の小嚢胞状結節は，心膜上洞が拡張した心膜憩室である（B；▶）．内部が水吸収値であること，大動脈側に広く接し，上大静脈と上行大動脈との間に入り込む形状が特徴である．

変化を有する．**中心部が高密度，辺縁部が低密度かつゼラチン状となると標的様（target sign）と呼ば**れる．神経線維腫症Ⅰ型との関連が深い．神経鞘腫は**Antoni A型成分が造影されやすく，B型成分は造影されにくい**という特徴をとらえることが鑑別点として有用である（図2）．良性でも神経原性腫瘍はFDG集積が亢進するという特徴がある．これらの悪性腫瘍として，悪性度の高い悪性末梢神経鞘腫瘍が知られている．

神経節細胞腫は神経節から生ずる良性の神経芽腫群腫瘍である．頭尾方向に長い紡錘状の形態が特徴である（図3）．小児期では最多の後縦隔腫瘍であり水分含量に富む．造影効果が弱く，CTで評価不能で，MRIで初めて診断可能なことがある．

神経節芽腫および神経芽腫は幼児期に発見される悪性の神経芽腫群腫瘍であり，骨，肝，リンパ節などに転移を来す．質的診断には，[123]I-MIBGシンチグラフィが有用である．MIBGはノルアドレナリンのアナログであり，神経芽腫の90%以上で陽性となる．

III. 感染症

Q2 マイコプラズマ肺炎の画像上の特徴は何ですか？

Answer
1. 比較的中枢側気管支の周囲の小葉中心性陰影，分岐状影や気管支壁肥厚が特徴的である．
2. 若年者では，肺胞性肺炎の所見を呈することがある．

田中伸幸

● 病原体の特徴

マイコプラズマ菌体は線毛を有する気道上皮への親和性が高く，気道を伝って滑走することが可能である．菌体が細菌よりも小さく慣性力が小さい．よって，エアロゾルの形で流入したものは，娘枝に流入が可能である［III-Q1, 図1-B（p.108）参照］．

● 病態および病理

気管支炎，細気管支炎および気道周囲の肺胞領域の炎症所見が主たる病理所見である．中枢側の気管支周囲の娘枝領域に病変がみられるのが特徴である．

気管支肺動脈周囲間質へのリンパ球浸潤は，細胞性免疫が亢進した状態でより顕著で，免疫応答を介した組織障害も関与する．

細胞性免疫が抑制された状態では，気管支肺動脈周囲間質へのリンパ球浸潤は抑制され，肺胞内病変が優位となり，肺胞性肺炎の所見を呈する．幼児などの若年症例では比較的高頻度にみられる．

● 胸部単純X線写真所見（図1-A）

気管支壁肥厚を伴った気管支肺炎の所見が主体で，容積減少を伴うこともある．若年者では肺胞性肺炎を来すことがある．

● CT所見（図1-B，図2～4）

娘枝領域優位の細気管支炎，気管支肺炎を反映して，比較的中枢側の気管支に沿った小葉中心性の結節や分岐状影，および気管支壁肥厚が特徴的所見である．気管支壁の著明な肥厚所見を呈する肺炎は

A 単純X線写真（拡大）　　B HRCT

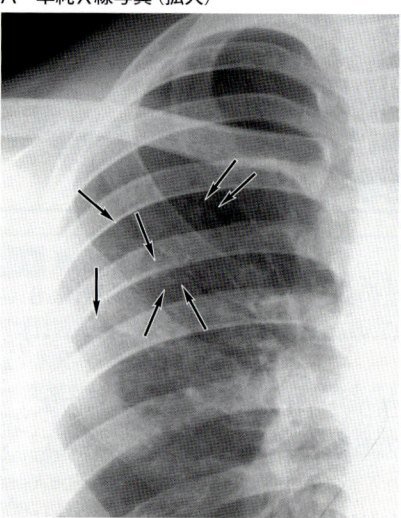

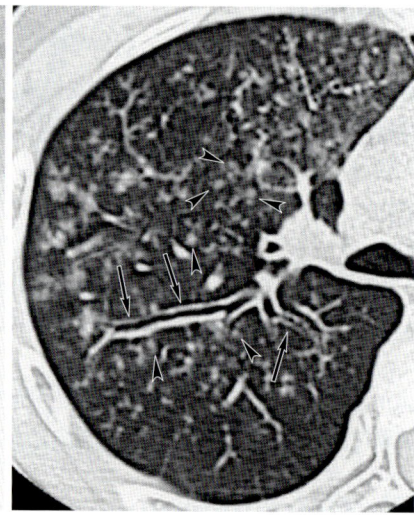

図1 10歳台，男性　マイコプラズマ肺炎
A：右上肺に辺縁のぼけた小粒状影が散在している（→）．気管支壁肥厚は認識困難である．
B：小葉中心性陰影が右上葉全域にみられるが，中枢側にも目立っている（►）．気管支壁肥厚が著明である（→）．

III. 感染症

HRCT

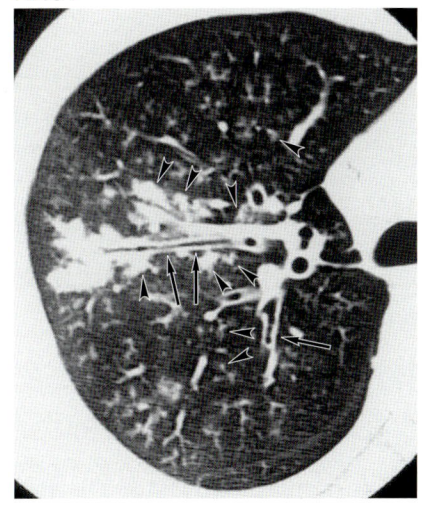

図2 30歳台，男性 マイコプラズマ肺炎
気管支壁の肥厚（→）およびそれに沿った結節や斑状影（▶）が著明であり，娘枝周囲の細気管支炎，気管支炎を反映している．

HRCT

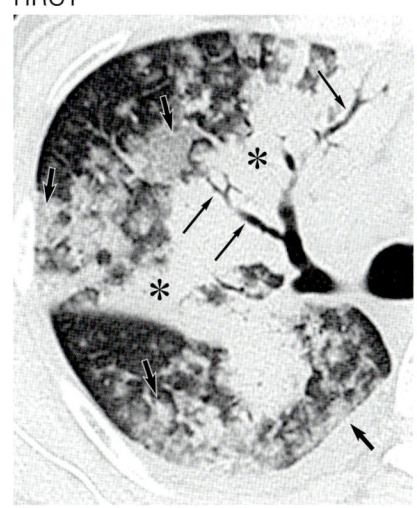

図3 40歳台，女性 マイコプラズマ肺炎（重症）
air bronchogram（→）を有するコンソリデーション（＊）やすりガラス影（➡），小葉中心性陰影が広範にみられる．やはり，中枢側優位の病変分布を示している．

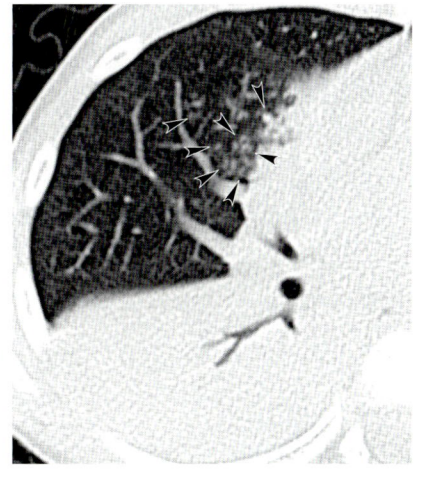

他では頻度が低く，特徴的な臨床所見とされている"頑固な咳"は，この所見に起因すると考えられる．気管支肺炎が主体であるため，病変部の容積減少も生じやすい．

細菌性肺炎との違い：小葉中心性陰影や細葉性陰影，および娘枝領域の病変を反映した内側域の病変が細菌性肺炎より有意に高頻度である．

免疫状態による病理所見の違いを反映して，成人症例では気管支肺炎パターンが高頻度である．若年症例では区域性あるいは大葉性の肺胞性肺炎パターンが高頻度であるとされる（図4）．細胞性免疫が過剰な場合には気管支・細気管支病変が広範に及び，重症になる．このような場合にはステロイド投与も考慮する．

HRCT

図4 4歳，男児 マイコプラズマ肺炎（小児例）
腹側にわずかに小葉中心性陰影（▶）がみられるが，主体となる所見はair bronchogramを有するコンソリデーションで，肺胞性肺炎といえる．

これは必読！
- Reittner P, et al: *Mycoplasma pneumoniae* pneumonia: radiographic and high-resolution CT features in 28 patients. AJR 174: 37-41, 2000.

ちょっとひとこと
気管支には末梢に向けて鋭角に同大2分岐をする主軸枝と，主軸枝からほぼ直角に不同大分岐して，主軸枝の間の肺胞を支配する娘枝（daughter bronchus）とがある．大きさや慣性力の大きい細菌は娘枝に流入しづらいが，大きさや慣性力の小さいマイコプラズマやウイルスは，ある程度娘枝に流入できる．

III. 感染症

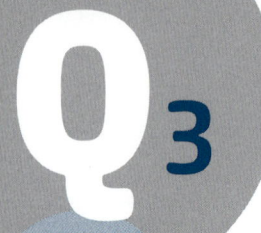

Q3 肺炎と鑑別すべき疾患には何がありますか？

Answer

1. 市中肺炎における細菌性肺炎との鑑別疾患として，特発性器質化肺炎，慢性好酸球性肺炎，浸潤性粘液性腺癌，皮膚筋炎関連間質性肺炎などが挙げられる．

2. 日和見感染症あるいは，市中肺炎におけるウイルス肺炎との鑑別疾患として，急性好酸球性肺炎，急性間質性肺炎／急性呼吸窮迫症候群，びまん性肺胞出血，多発血管炎性肉芽腫症，薬剤性肺障害などが挙げられる．

田中伸幸

● 市中肺炎における細菌性肺炎との鑑別疾患

1）特発性器質化肺炎（cryptogenic organizing pneumonia；COP．図1，2）

細菌性肺炎と第一に鑑別が必要となる疾患であり，やや亜急性の経過をとるが，症状としては肺炎と似通っている．

胸部単純X線写真では，両側あるいは片側の外側域優位のコンソリデーションがみられる．

胸部CT所見では，下肺野優位の胸膜直下あるいは気管支に沿ったコンソリデーションが大部分の症例にみられ，すりガラス影もコンソリデーションの周囲に認められる．これらの典型的所見に加え，小葉辺縁部に病変が目立つ場合に索状，曲線状の帯状影が形成され，perilobular patternと呼ばれる．また，すりガラス影の周囲をリング状に帯状の浸潤影が取り囲む，いわゆる，reversed halo signが，COPに特徴的とされたが，最近では，慢性好酸球性肺炎，薬剤性肺障害，抗酸菌感染症，真菌感染症でもみられることがあると報告されている．

再発の多いことを反映して，陰影があたかも移動したかのようにみえることがある．肺胞性肺炎でも，末梢優位に病変が生じることもあり，その際に

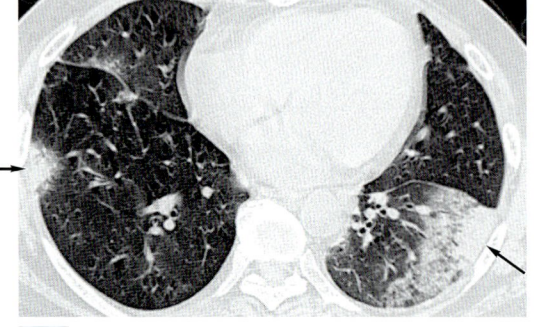

図1 60歳台，女性　特発性器質化肺炎
両肺の下葉の胸膜直下にコンソリデーションおよび周囲にすりガラス影がみられる（→）．

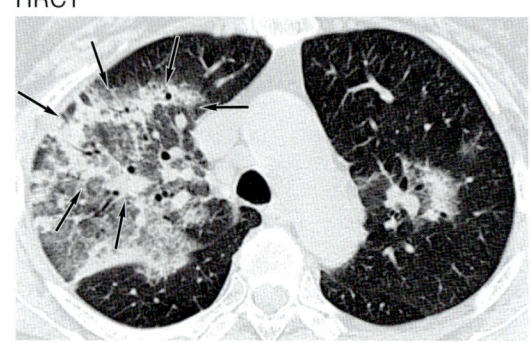

図2 60歳台，女性　特発性器質化肺炎
両肺に浸潤影およびすりガラス影がみられるが，右上葉には，辺縁部に浸潤影，中心部にすりガラス影がみられ，いわゆる，reversed halo signともいえる病変がみられる（→）．

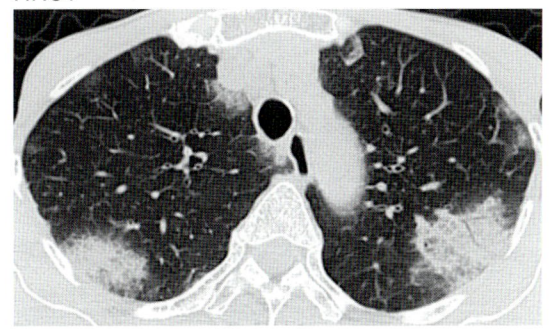

図3 60歳台，女性　慢性好酸球性肺炎
両側上葉の最外層主体にコンソリデーションおよび周囲にすりガラス影がみられる．

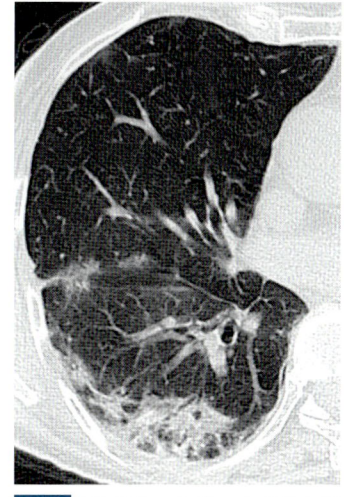

図5 70歳台，女性　皮膚筋炎関連間質性肺炎
右下葉の胸膜直下に浸潤影およびすりガラス影がみられる．気管支に沿った分布もみられ，画像上は誤嚥性肺炎との鑑別が問題になると考えられるが，小葉中心性陰影はみられない．

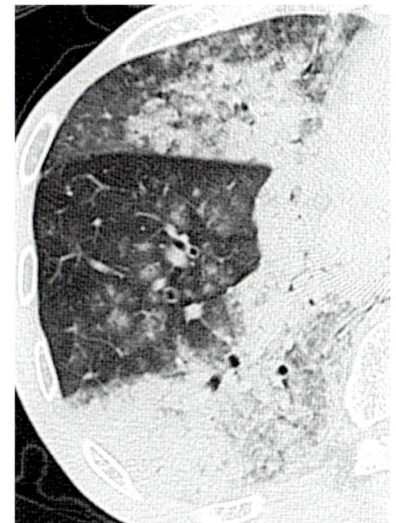

図4 50歳台，男性　浸潤性粘液性腺癌
右中下葉にair bronchogramを有するコンソリデーションおよび小葉中心性陰影の散布がみられ，肺炎様であるが，熱発などの炎症所見はみられない．

は鑑別は難しくなる．

2）慢性好酸球性肺炎（chronic eosinophilic pneumonia；CEP．図3）

本疾患もX線学的，臨床的にCOPにきわめて類似の所見を呈するので，細菌性肺炎との鑑別が必要となる．COPとは反対に上肺野優位の分布を呈することが多い．受診時には末梢血の好酸球が増多していることが多い点が鑑別に有用である．また，線状・網状影，気管支拡張所見，気管支肺動脈に沿った病変はCOPに，小葉間隔壁肥厚はCEPに高頻度であったとの報告がある．

3）浸潤性粘液性腺癌（invasive mucinous adenocarcinoma；IMA．図4）

以前，細気管支肺胞上皮癌（bronchioloalveolar carcinoma；BAC）といわれていた疾患で，発熱などの炎症症状は呈さないが，画像上は細菌性肺炎とかなり類似の所見を呈する．感染性肺胞性肺炎との鑑別については，内部の気管支の圧排・伸展，気管支分岐角の開大，葉間胸膜の膨隆などの所見はIMAに，空洞は感染性肺炎に高頻度であったとの報告がある．

4）皮膚筋炎関連間質性肺炎［dermatomyositis（DM）-related interstitial pneumonia．図5］

DMでは他の膠原病肺病変に比し，organizing pneumonia pattern（OP pattern）を呈する頻度が高く，特に，筋症状を欠くタイプ（amyopathic DM；ADM）に急速進行性の間質性肺炎が合併することが知られており，浸潤影を呈することが多い．その場合，感染性肺炎との鑑別が問題となることがある．ADMにおける間質性肺炎に対しては，早急にステロイドおよび免疫抑制薬の併用が必要となるので，感染性肺炎との鑑別は重要である．

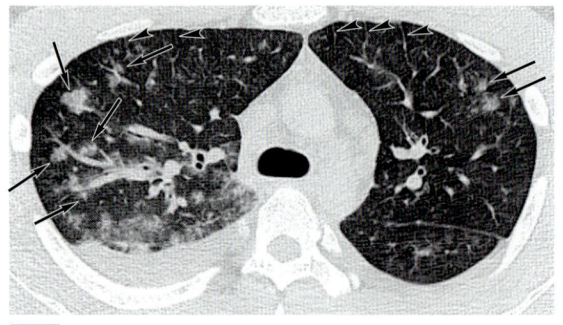

図6 20歳台，男性　急性好酸球性肺炎
小葉中心部に斑状の高吸収域（→）が多発し，一見，気管支肺炎様だが，小葉間隔壁肥厚（►）が目立つ．

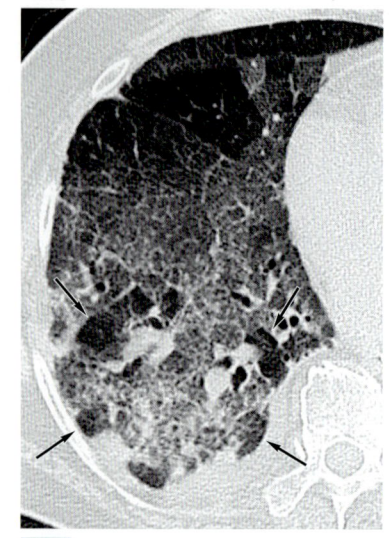

図7 70歳台，女性　急性間質性肺炎
右中下葉に背側ほど吸収値の高いすりガラス影が広範にみられる．小葉の形態をした病変の乏しい領域（spared lobule；→）がすりガラス影内に介在している．

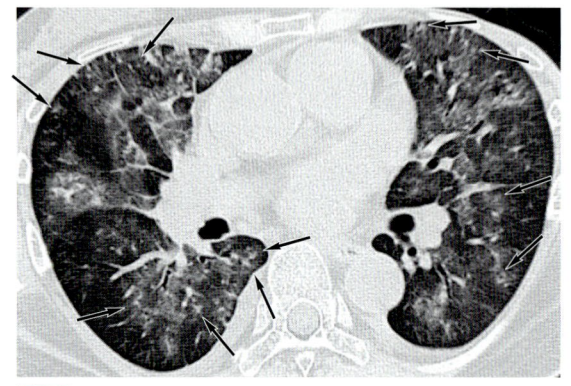

図8 50歳台，女性　びまん性肺胞出血
両肺に広範にすりガラス影がみられる．中枢側優位の分布を呈し，所々に小葉中心性の結節がみられる（→）．

日和見肺炎（ウイルス肺炎含む）と鑑別すべき疾患

1) 急性好酸球性肺炎（acute eosinophilic pneumonia；AEP．図6）

広範なすりガラス影を呈するウイルス肺炎との鑑別に挙げられる．

胸部単純X線写真では種々の程度のすりガラス影がみられ，線状網状影，いわゆる，Kerley's A，B，C lineが混在する．

HRCTでは小葉間隔壁や気管支肺動脈束などの広義間質の肥厚所見が基本的所見であるが，両側性の斑状のすりガラス影が加わり，広範な場合はウイルス肺炎との鑑別は難しい場合がある．

2) 急性間質性肺炎／急性呼吸窮迫症候群〔（acute interstitial pneumonia；AIP）／（acute respiratory distress syndrome；ARDS）．図7〕

病理学的にはびまん性肺胞損傷（diffuse alveolar damage；DAD）を示し，ウイルス肺炎や，重症のニューモシスチス肺炎やサイトメガロウイルス肺炎とは病理学的にほぼ同一であるので，画像上も鑑別が困難である．

胸部単純X線写真では両側広範なすりガラス影を呈し，心拡大はみられない．

HRCTでは両肺性に広範なすりガラス影を呈し，進行すると背側では濃度が濃くなる．病変の乏しい小葉（spared lobule）がモザイク状に混在することも多い．初期では斑状の分布を呈し，ウイルス肺炎との鑑別が困難なことがある．ARDSに関しては，肺病変によるARDSではすりガラス影と浸潤影はほぼ同程度で，浸潤影は，左右非対称性である頻度が高かったのに対し，肺外の病変によるARDSでは，すりガラス影が優位で，すりガラス影は左右対称性であることが多かったとの報告がある．

図9 60歳台，男性 多発血管炎性肉芽腫症
左肺に数cm大の結節が多発している．典型的なCT halo signは呈していないが，真菌症との鑑別が必要となる．

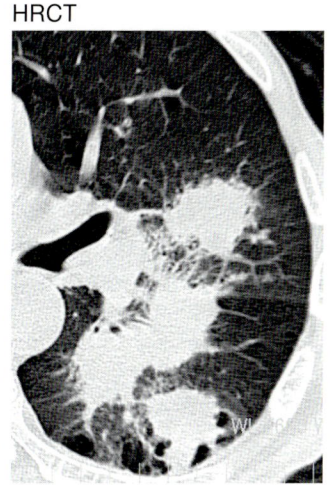

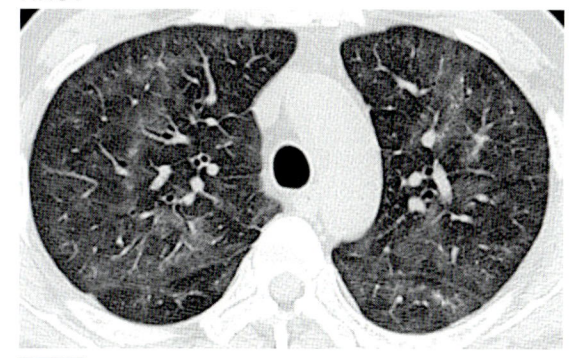

図10 50歳台，男性　薬剤性肺障害
両肺に境界不明瞭で斑状のすりガラス影が広範にみられる．HP patternと思われるが，ニューモシスチス肺炎やサイトメガロウイルス肺炎との鑑別は困難である．

3）びまん性肺胞出血（diffuse alveolar hemorrhage；DAH．図8）

原因として，膠原病によるもの［特に全身性エリテマトーデス（SLE）］，血管炎症候群，血小板減少症，移植合併症が重要である．

胸部単純X線写真上，両側の肺門側優位の広範な浸潤影を呈し，ARDSとの鑑別は困難である．CT上，両側性に広範なすりガラス影と浸潤影の混在がみられ，経過とともに，すりガラス影内部に網状影が出現し，crazy-paving patternを呈する．小葉中心性の結節が認識されることもある．

4）多発血管炎性肉芽腫症［granulomatosis with polyangiitis；GPA．旧：Wegener肉芽腫（Wegener's granulomatosis）．図9］

中年の男女に発症し，発熱などの全身症状，血痰などの呼吸器症状，糸球体腎炎を呈する．肺病変は90％の患者にみられる．ANCA関連疾患であり，PR3-ANCAが70〜80％に陽性となる．胸部単純X線写真およびCT所見上，多発結節あるいは浸潤影が高頻度であり，結節周囲のすりガラス影（CT halo sign）や空洞も高頻度である．その点から，アスペルギルス症などの真菌症との鑑別が問題となる．

5）薬剤性肺障害（drug-induced lung injury．図10）

確定診断が困難なことが多く，診断は臨床的な除外診断でなされる．画像上，DAD, NSIP, OP, eosinophilic pneumonia（EP），hypersensitivity pneumonia（HP）patternに分類されることが多い．予後の面から，DAD patternを検出することは重要であり，ウイルス肺炎などの異型肺炎，ニューモシスチス肺炎・サイトメガロウイルス肺炎との鑑別が問題となる．

🔍 これは必読！
● 高橋正洋・他：呼吸器感染症画像診断の基礎．感染症と非感染症の鑑別．画像診断 30: 435-443, 2010.

💬 ちょっとひとこと
2013年に発行された「画像診断ガイドライン」でも検討されたが，非感染症との鑑別に最も重要なHRCT所見は，小葉中心性陰影および気道内粘液栓による分岐状影であると考えられる．その他，区域性分布，区域気管支を中心とした楔形のコンソリデーションも感染症に特徴的な所見であったとされている．

III. 感染症

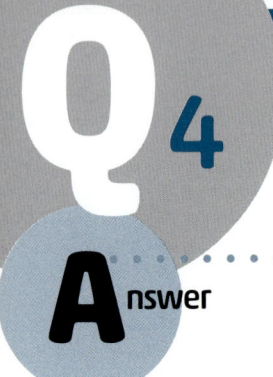

Q4 ニューモシスチス肺炎（PCP），サイトメガロウイルス肺炎（CMV肺炎）の基本的画像所見を教えてください．

Answer

1. PCPでは上肺野主体の広範なすりガラス影を呈することが多く，結節やコンソリデーションの頻度は高くない．
2. CMV肺炎では，すりガラス影，コンソリデーション，結節の混在の所見の頻度が高く，病変は下肺野に多い．

田中伸幸

背景

両者とも癌化学療法施行後などの免疫不全状態で発症する．ニューモシスチス肺炎（*Pneumocystis jirovecii* pneumonia；PCP）はAIDS患者で高頻度であるが，サイトメガロウイルス肺炎（cytomegalovirus pneumonia；CMV肺炎）はそれほど頻度は高くない．逆に，造血幹細胞移植後では，CMV肺炎は高頻度であるが，PCPは抗PCP薬剤の予防投与により頻度はかなり低くなっている．

胸部単純X線所見（図1, 2）

胸部単純X線所見では，両者とも両肺性に広範なすりガラス影を呈する頻度が高く，鑑別は困難と考えられている．あえていえば，PCP（図1）は上肺野優位なのに対し，CMV肺炎（図2）では下肺野優位とされているが，絶対的なものではない．

HRCT所見

1) PCP（図3, 4）

広範で，上肺野主体のすりガラス影が主たる所見．すりガラス影は境界が比較的明瞭で，モザイクパターン（小葉単位で病変部と非病変部とが混在）がみられた場合にはかなり典型的所見であるが，頻度は50％程度である．すりガラス影内部の網状影（crazy-paving pattern）も時にみられる．気管支壁肥厚や小葉中心性陰影などの経気道性進

単純X線写真

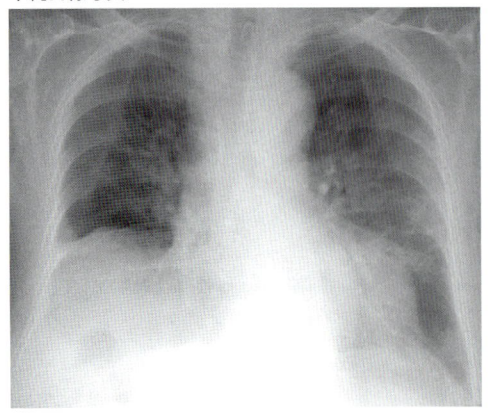

図1 80歳台，女性　ニューモシスチス肺炎（PCP）
両側肺にすりガラス影があり，中枢側，および上中肺野主体の分布を呈している．

単純X線写真

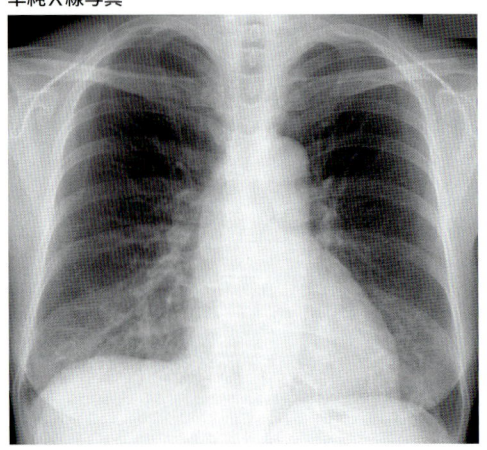

図2 50歳台，女性　サイトメガロウイルス肺炎（CMV肺炎）
両側下肺にわずかにすりガラス影がみられる．

Ⅲ. 感染症

図3 80歳台，女性 PCP（図1と同一症例）
両側上葉に広範にすりガラス影がみられる．小葉大の病変の乏しい領域（→）がすりガラス影内に介在し，モザイクパターンを呈している．

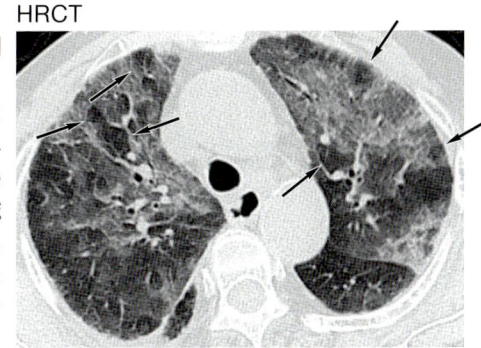

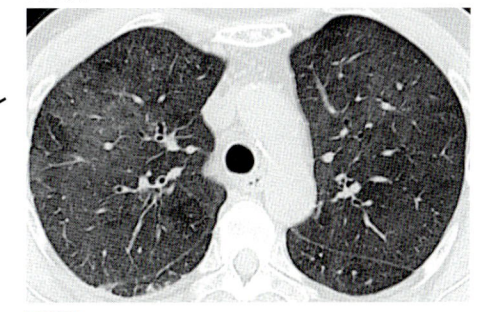

図4 50歳台，女性 PCP
両側上葉に広範にすりガラス影がみられ，やはり，斑状の病変に乏しい領域が散在している．

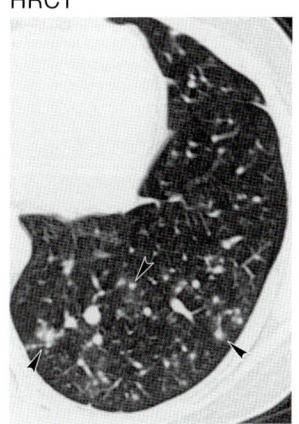

図5 50歳台，女性 CMV肺炎（図2と同一症例）
両側中下葉にすりガラス影が広範にみられるが，小結節（▶）および胸膜直下にコンソリデーション（→）も混在している．

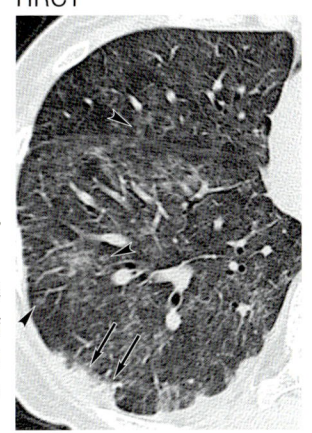

図6 10歳台，女性 CMV肺炎
両側肺に粒状影が広範にみられる．所々に周囲にすりガラス影を有し，CT halo signを有する結節（▶）もみられる．

展を示唆する所見は，通常みられない．AIDS患者では上肺野に薄壁囊胞を生じることがあり，気胸発生率も高いが，非AIDS患者では非常に稀である．

2）CMV肺炎（図5，6）

すりガラス影やコンソリデーションに結節が合併する頻度が高いことが特徴的で，これら3所見の混在は2/3程度にみられる．結節は病理学的には出血性結節であり，CT halo signを呈することも比較的高頻度である．結節は小葉中心性分布，ランダム分布，どちらもみられる．病変分布は下肺野に多く，PCPとは反対の分布であることが多い．すりガラス影主体の場合はPCPとの鑑別が困難であるが，結節がみられることが多いので，むしろカンジダ症，侵襲性肺アスペルギルス症との鑑別が問題になることが多い．

🔍 これは必読！

- Vogel MN, et al: Differences and similarities of cytomegalovirus and pneumocystis pneumonia in HIV-negative immunocompromised patients thin section CT morphology in the early phase of the disease. Br J Radiol 80: 516-523, 2007.

💬 ちょっとひとこと

　PCPとCMV肺炎の鑑別については，31例のCMV肺炎と27例のPCPのHRCT所見を比較したVogelらの検討（**これは必読！**参照）があるが，それによると，PCPでは上肺優位分布，モザイクパターン，均一なすりガラス影所見が有意に高頻度であり，一方CMV肺炎では，小結節の存在，境界不明瞭なすりガラス影やコンソリデーションが有意に高頻度であった．

III. 感染症

Q5 肺のアスペルギルス症にはどのような病型がありますか？

Answer

1. 1）侵襲性肺アスペルギルス症，2）慢性壊死性肺アスペルギルス症，3）菌球型肺アスペルギルス症，4）アレルギー性気管支肺アスペルギルス症に大別される．
2. 個体の全身性免疫能，基礎疾患や既存肺の状態により発症する病型が異なる．
3. 各々の病態は相互に移行し，オーバーラップすることも多い．

氏田万寿夫

　アスペルギルス属は，空気中など生活環境に常在する毒性のきわめて低い300以上の多数の真菌の集合体である．その中でヒトに病原性を有する代表的な菌種は，*Aspergillus fumigatus*である．我々は日常的に真菌を吸入しているにもかかわらず，健常人が感染症を発症することは稀であるが，気道や肺の排除機能損傷や宿主の免疫低下の際に，肺に定着・増殖し，さらに肺組織へ浸潤して様々な病変をもたらす．なお，アレルギー反応を機序とするアレルギー性気管支肺アスペルギルス症（ABPA）については，別項［IV-Q16（p.172-173）］を参照されたい．

● 侵襲性肺アスペルギルス症（invasive pulmonary aspergillosis；IPA）

　急性骨髄性白血病などの血液疾患や，造血幹細胞あるいは固形臓器移植後，大量ステロイド投与後などの，著明な好中球減少（＜500/mm^3）や高度の細胞性免疫低下で発症リスクが増加する．臨床症状として発熱，胸膜痛，血痰や呼吸困難などが挙げられるが，非特異的であり，また高度の好中球減少では症状が出現しにくいことも多い．IPAは致死的になりうるため，早期の診断，治療が求められる．胸部単純X線所見は非特異的であり異常所見の検出や評価が困難なことも多いため，ハイリスク患者でIPAが疑われる場合には，躊躇せずCTを施行することが臨床上重要である．

［画像所見］
　IPAは血管侵襲性と気道侵襲性肺アスペルギルス症に分けて考えるとわかりやすい．病理組織学的に，前者では菌糸の血管への浸潤による凝固壊死や出血を特徴とし，後者では菌糸による気管支粘膜への浸潤，壊死がみられる．同一患者に血管侵襲性と気道侵襲性が混在することも少なくない．気道を侵入門戸とする病態を考えれば当然ともいえる．

> 1）血管侵襲性肺アスペルギルス症の画像所見（図1, 2）
> ・末梢肺の充実性結節（＞10mm）（空洞化することもある）
> ・区域性コンソリデーション（辺縁にすりガラス影を伴うことが多い）
> ・CT halo sign
> ・結節内部のスリット状の空気（air crescent sign）（好中球回復期）

　CT halo sign（図1）とは，充実性結節の周囲をすりガラス影が取り囲むCT所見であり，凝固壊死や菌体を含む病巣と周囲の出血を反映しているとされる．このCT所見自体は様々な疾患で認められるが，IPAのハイリスク患者におけるCT halo signはIPAを示唆し，早期治療によって予後を改善しうる有用な所見である．2〜3週間後に好中球数が回復

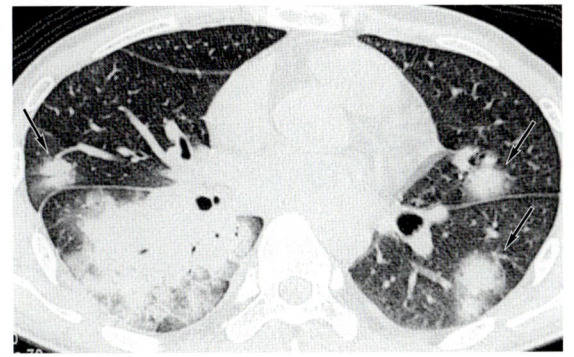

図1 70歳台，女性　血管侵襲性肺アスペルギルス症
右下葉にすりガラス影を伴うコンソリデーションがみられ，両肺末梢には周囲にすりガラス影を有する結節（CT halo sign．→）が多発している．

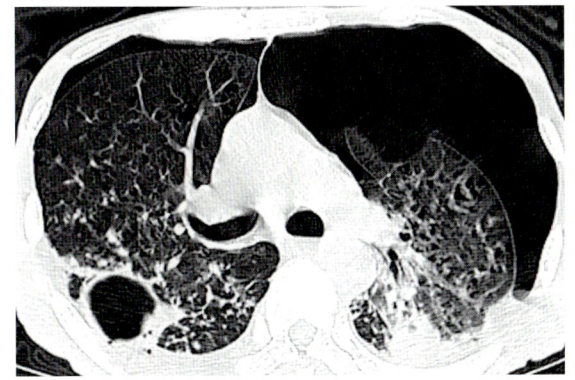

図3 60歳台，男性　気道侵襲性肺アスペルギルス症
両肺に小葉中心性粒状影やコンソリデーションを認める．

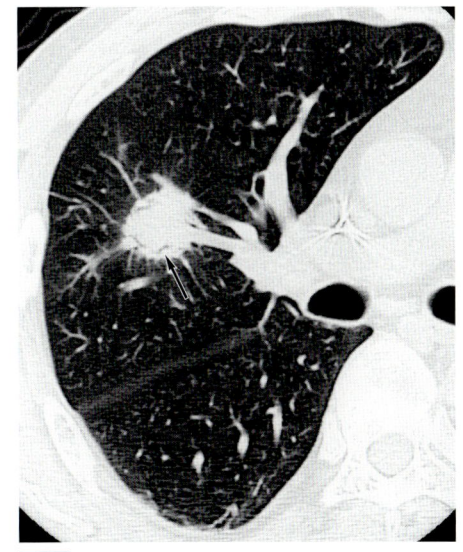

図2 40歳台，男性　血管侵襲性肺アスペルギルス症　air crescent sign
右上葉の充実性結節内部にスリット状の空気（air crescent sign．→）を認める．

し，結節の辺縁から壊死組織が分解・吸収されると，air crescent signを呈する（図2）．

2）気道侵襲性肺アスペルギルス症の画像所見（図3）
・気道周囲のコンソリデーション
・小葉中心性病変（結節，粒状影）

　他の病原体による気管支肺炎と類似の画像所見を呈し非特異的である．重要なのは，気管支肺炎パターンの画像であっても，ハイリスク患者ではIPAを否定できない点である．

慢性壊死性肺アスペルギルス症（chronic necrotizing pulmonary aspergillosis）

　急性発症のIPAと異なり，慢性に経過する肺感染症であるが，進行性で予後不良のことも少なくない．病理学的には壊死を含む肉芽腫性炎症が主体で，組織破壊が数か月かけて生じる．低栄養，糖尿病，アルコール依存，ステロイド治療などの軽度〜中等度の免疫低下状態や，肺切除後，放射線治療後，陳旧性肺結核や肺気腫などがリスク因子である．発熱，全身倦怠感，体重減少や血痰を認めることが多い．

［画像所見］（図4, 5）
・肺尖優位のコンソリデーション
・進行性の肺の破壊と容積減少
・空洞（内部に菌球を認めることもある）
・胸膜肥厚

　画像所見は二次肺結核に類似する．上葉のコンソリデーションで始まり，空洞や囊胞，さらにその内部のアスペルギローマ形成がみられ，胸膜肥厚を伴う．肺実質の破壊とともに局所の容積減少を来す．これらが月単位で進行する．菌球型アスペルギルス型からの移行もみられる．非結核性抗酸菌の合併感染も時に認められる．

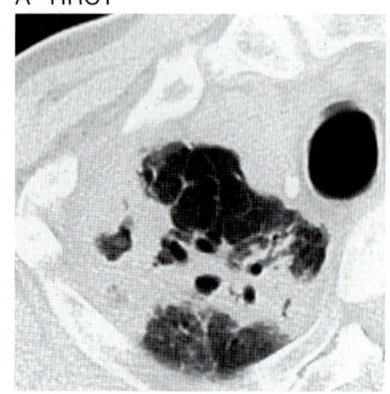

A　HRCT　　　　　　B　3か月後のHRCT

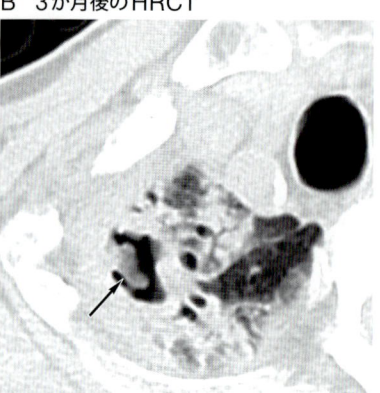

図4 70歳台，男性　慢性壊死性肺アスペルギルス症
A：右肺尖にコンソリデーションや胸膜肥厚を認める．
B：胸膜肥厚の増悪と空洞の拡大がみられ，空洞内にアスペルギローマと考えられる軟部組織（→）が明瞭である．

CT冠状断再構成像

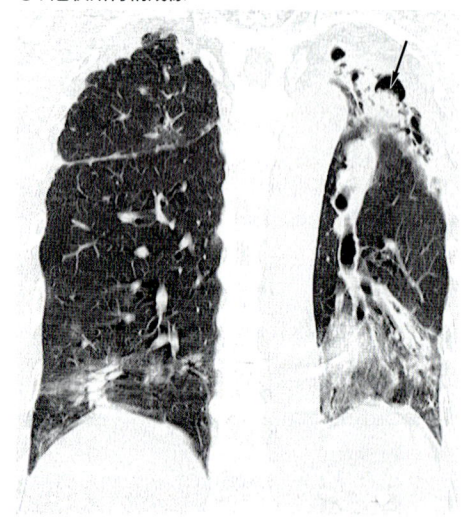

図5 60歳台，男性　慢性壊死性肺アスペルギルス症
慢性肝炎，気管支喘息で通院中．進行性の体重減少と活動性低下あり．
左上葉にコンソリデーションや囊胞化，胸膜肥厚がみられ，肺容積は減少している．囊胞内にアスペルギローマと考えられる含気を有する軟部組織病変を認める（→）．

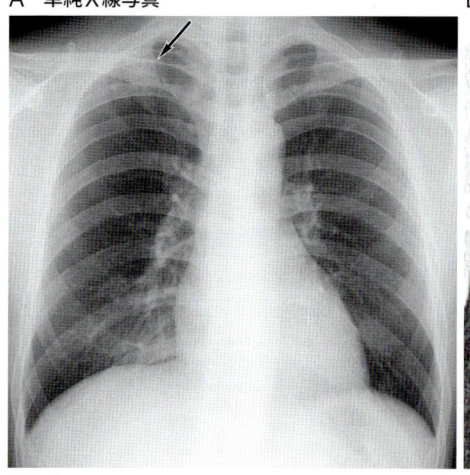

A　単純X線写真　　　　　B　CT冠状断再構成像（拡大）

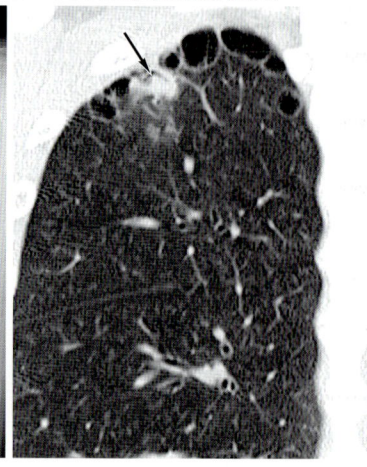

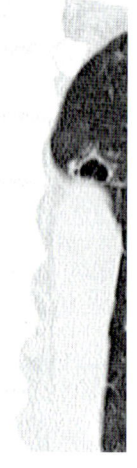

図6 30歳台，男性　アスペルギローマ
血痰．
A：右肺尖に結節状陰影を認める（→）．そのほかに異常を認めない．
B：肺尖にはブラが多発し，その1つに軟部組織と壁肥厚がみられる（→）．
右上葉部分切除が施行され，病理組織学的に胸膜下囊胞内のアスペルギルス菌塊が認められた．

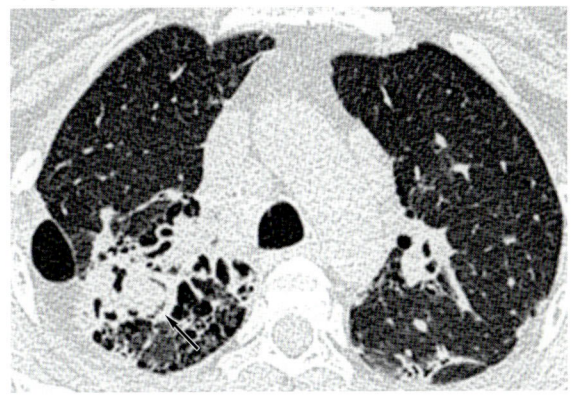

図7 40歳台，女性　アスペルギローマ，サルコイドーシス
右上葉の線維性気腔内の円形構造と辺縁の弧状の空気（air crescent sign；→）がみられる．

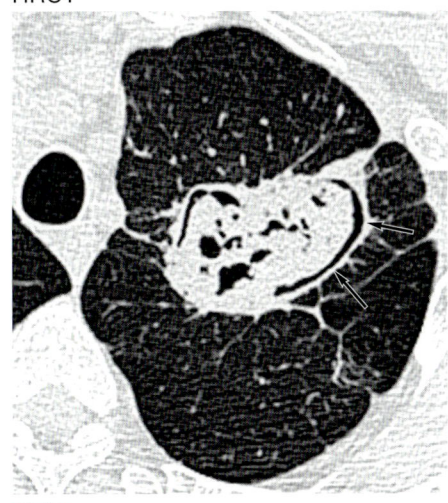

図8 60歳台，男性　アスペルギローマ
左上葉の薄壁空洞内にスポンジ状の軟部組織腫瘤がみられ，空洞壁との間にスリット状の空気（air crescent sign；→）を認める．
（氏田万寿夫：知っておきたいsign．画像診断 26：471, 2006より転載）

菌球型肺アスペルギルス症（アスペルギローマ）（aspergilloma, fungus ball）

アスペルギローマは，既存のブラ，空洞や肺の破壊性病巣内にアスペルギルスの定着によって形成される菌糸の塊（mycetoma）のことである．先行する疾患として結核治癒後の硬化性空洞の頻度が高いが，肺切除後や線維囊胞性病巣を形成する様々な疾患がある．免疫機能は正常なことが多い．無症状で偶然発見されることも多いが，血痰の頻度が高く，時に大量喀血の原因となる．

[画像所見]（図6〜8）
- ブラや空洞内の軟部組織腫瘤
- 腫瘤は内部に含気を有しスポンジ状で，体位変換で移動する
- 空洞壁と腫瘤の間に介在する空気（air crescent sign）

air crescent signは，空洞内の出血，硬化性血管腫や肺癌でもみられ，アスペルギローマに特異的所見ではないが，空気を含みスポンジ状の軟部組織腫瘤は特徴的であり，診断は比較的容易である．

これは必読！
- Franquet T, et al: Spectrum of pulmonary aspergillosis: histologic, clinical, and radiologic findings. RadioGraphics 21: 825-837, 2001.

ちょっとひとこと
化学療法や免疫抑制療法の発達や移植医療の進歩により，肺アスペルギルス症などの深在性真菌症は増加傾向であり，ハイリスク患者では常に念頭に置くことが肝要である．

III. 感染症

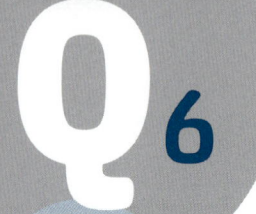

Q6 結核を疑うのはどのような所見があったときですか？

Answer

1. 胸部単純X線写真では，肺尖部や肺門周囲の小結節影や斑状影，索状影と空洞性陰影．
2. CTでは，肺尖区，上葉後区や下葉上区末梢の高コントラストの小結節や粒状影の集簇，小葉中心性病変や分岐状影，空洞．
3. 高度な免疫低下患者では，しばしば上記の典型像を示さないことに留意すべきである．

氏田万寿夫

結核の発症機序・病理組織変化

1) 発症機序

成人にみられる結核（二次結核症）の基本的な画像所見を学ぶ上で，結核の発症機序や病理組織変化を理解しておく必要がある．

結核菌が吸入されると，末梢肺に初感染巣が形成され（感染の成立），さらに肺門リンパ節に病巣が形成される（この2つを初期変化群という）．一部の菌は静脈角から血行性に全身へ運ばれる．しかし，結核に感染しても大多数は個体の免疫機構により発病しない．年余を経て，何らかの誘因でマクロファージや肉芽腫内部に封じ込まれていた結核菌の増殖により発病するのが，二次結核である（内因性再燃）．誘因と考えられるリスク因子には表のようなものがある．

血行性またはリンパ行性に肺内に散布された，活動休止菌が再活動しやすい領域は肺尖部や上肺野背側であり，肺区域ではS^1, S^2 (S^{1+2}) やS^6が好発部位となる（図1, 2）．その理由は以下のように説明される．肺の換気血流比は肺尖で最も高く，肺底部で最も低い（図3）．そのため肺胞内酸素分圧は肺尖部が高く，偏性好気性菌（増殖に酸素が必要な

表 二次結核のリスク因子

- 高齢化
- 慢性腎不全／透析
- 糖尿病
- 珪肺
- 胃切除後
- ステロイド
- 免疫抑制薬
- TNFα阻害薬
- 低栄養（低アルブミン血症，アルコール依存）
- HIV

単純X線写真

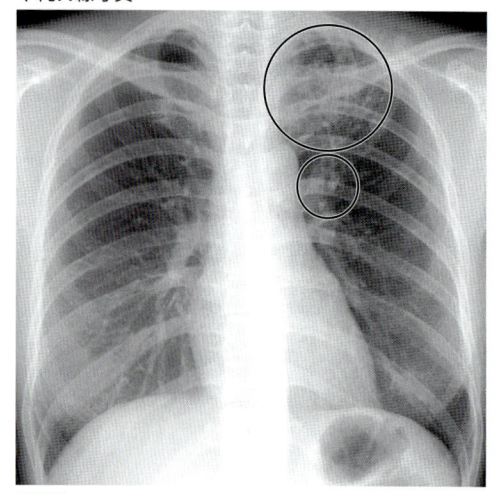

図1 30歳台，女性　肺結核
左肺尖部〜肺門近傍に，小結節影の集簇や索状影，線状影がみられる（○印）．

Ⅲ. 感染症

A 単純X線写真　　　　　　　B HRCT

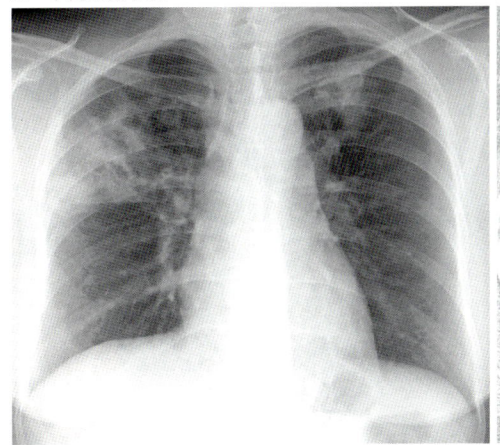

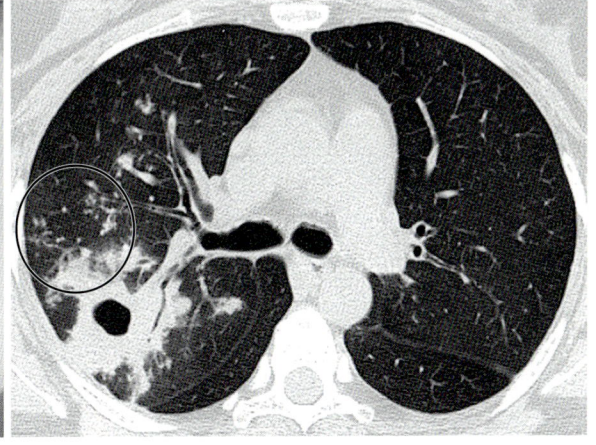

図2 30歳台，女性　肺結核
A：両側上肺野に結節状の融合影や索状影，気管支壁肥厚を認める．下肺野に明らかな異常を認めない．
B：右S²に，中心に空洞を有する塊状の病変と周囲の粒状影や分岐状影（○印）を認める．

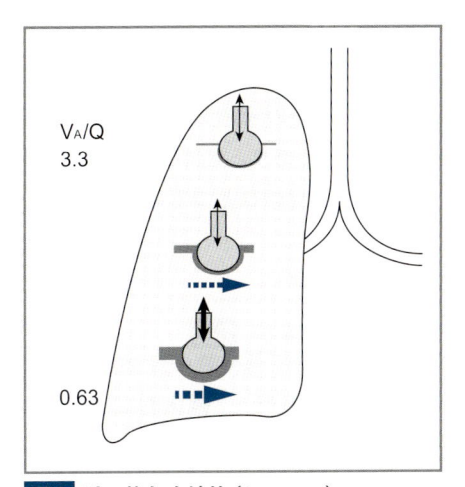

V_A/Q
3.3

0.63

図3 肺の換気血流比（シェーマ）
単位面積あたりの換気量（V_A）に比べ，血流量（Q．．．▶）は肺尖部で著しく低いため，換気血流比（V_A/Q）は肺尖部で最も高い．

単純X線写真

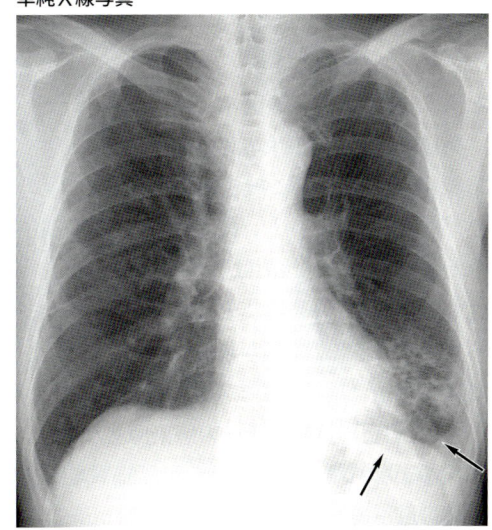

図4 70歳台，男性　肺結核，重度糖尿病
左肺底に境界不明瞭な肺炎様陰影と内部の大きな空洞（→）がみられる．肺尖に異常影はみられない．

菌）である結核菌が増殖しやすい環境にあること，さらに，肺尖や上肺背側は呼吸による肺の可動性が乏しく，リンパによるドレナージ機能が劣ることである．

2）病理組織変化

結核菌に感染すると，はじめに好中球やフィブリン析出などの非特異的滲出性変化が起こるが，引き続いて，獲得（細胞性）免疫による乾酪変性と肉芽腫の形成がみられる．乾酪変性とは凝固壊死の一様式で，菌や炎症細胞がそのままの形で壊死に陥った状態であり，灰黄色のチーズ様の外観を呈する．類上皮細胞やLanghans型巨細胞などの増殖による肉芽腫性反応が，壊死部を取り囲んで結核菌を封じ込め，殺菌する．この過程で重要な働きを担うのは，マクロファージとTリンパ球，インターフェロンγやTNFαといったサイトカインであり，表に挙げた結核発症のリスク因子は，概してこれらの細胞やサイトカインの減少や機能低下と関連している．このような患者では乾酪壊死や肉芽腫形成が妨げられ，病変は下葉優位分布や肺外結核

123

CT冠状断再構成像

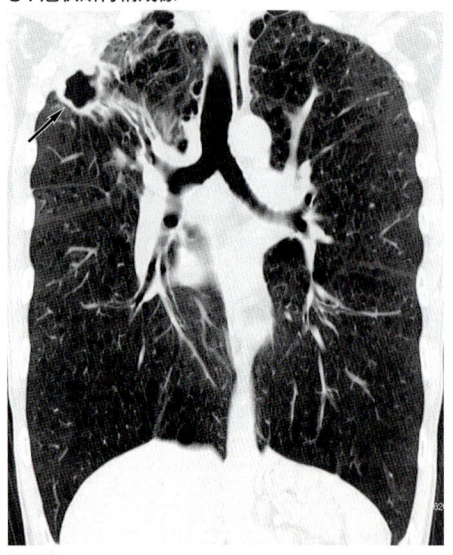

図3 50歳台，男性　MAC症
上葉優位に肺気腫がみられ，右S¹胸膜直下に壁の薄い空洞（→）を認める．周囲肺野の気道散布性病変は乏しい．

単純X線写真

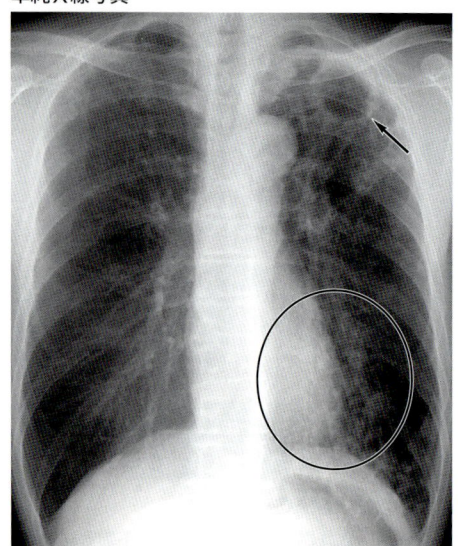

図4 50歳台，男性　MAC症
左肺尖に壁の比較的薄い空洞（→）がみられる．左中下肺野では気管支拡張や小結節が認められる（○印）．

単純X線写真

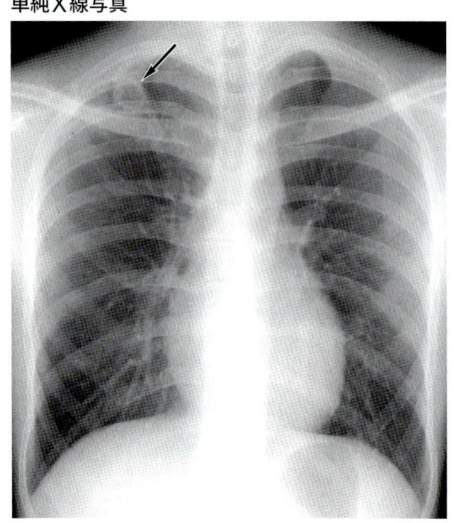

図5 10歳台後半，男性　*M. kansasii*症
右肺尖に壁薄の空洞（→）がみられ，周囲肺野ではわずかに線状影をみるのみである．

表　種々のNTMの主な画像パターン

気管支炎型	空洞型
M. abscessus	M. kansasii
M. chelonae	M. szulgai
M. fortuitum	M. xenopi
M. gordonae	M. scrofulaceum

これは必読！
- 倉島篤行・他（編）；肺MAC症診療 Up to Date －非結核性抗酸菌症のすべて．南江堂，2013．

ちょっとひとこと
肺MAC症は今後も増加が予想されており，画像検査が発見の端緒となることも少なくないため，基本的な画像所見をマスターしておきたい．

IV

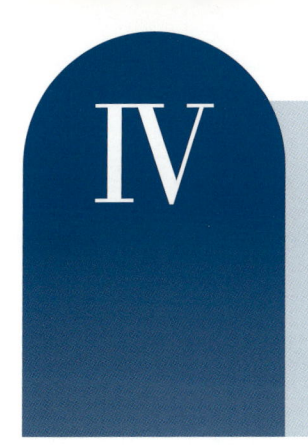

びまん性肺病変

IV. びまん性肺病変　1. 間質性肺炎

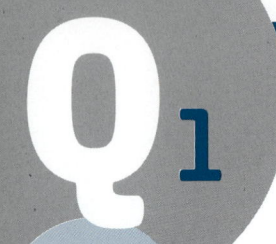

Q1 肺の間質って何ですか？ 間質性肺炎って何ですか？

Answer

1. 肺の間質の基本は肺胞隔壁で，HRCT診断ではリンパ路性間質として胸膜，小葉間隔壁，血管気管支束が重要．
2. 間質性肺炎とは基本的に肺胞隔壁を病変の場とするびまん性炎症（胞隔炎）で，しばしば線維化のプロセスをとる．
3. 原因不明の特発性間質性肺炎と原因のある二次性間質性肺炎に分けられる．
4. 特発性間質性肺炎は，米国胸部学会/欧州呼吸器学会による集学的国際分類（2013年）によって主要3カテゴリー6疾患に大きく分けられている．

藤本公則

● 肺の間質とは？

肺を大きく実質（臓器特有の機能を行う領域）と間質（構造を保つ支持部）とに分けると，前者はガス交換の場として空気に触れる部分，すなわち肺胞腔と肺胞上皮を指し，後者はガス交換の場を形成している骨格的な部分で，基本的には肺胞上皮下基底膜と毛細血管内皮細胞または毛細血管基底膜との間（**肺胞隔壁**）をいう．この間質には**細胞外マトリックス**（主要成分はコラーゲン）と**線維芽細胞**（コラーゲンを産生する代表的な細胞）が含まれている（図1）．

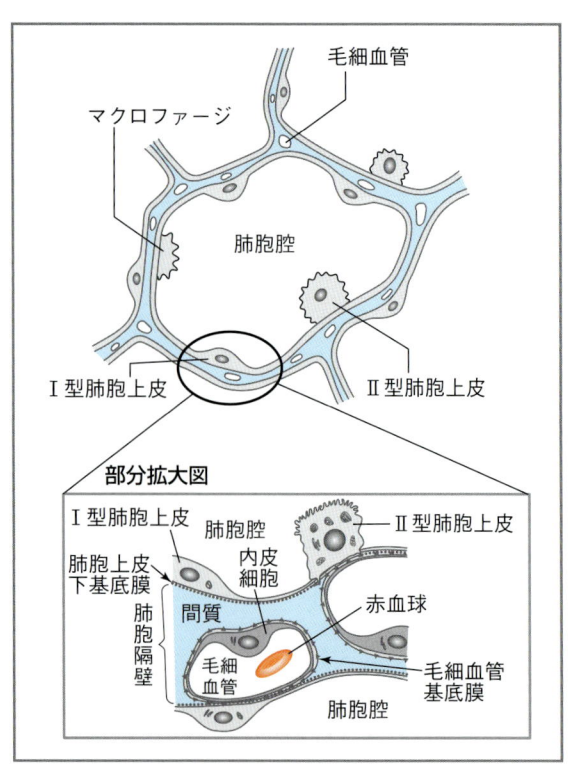

一方，Weibelによれば，肺を構築し支持する線維系（fiber system）として中枢軸（axial），末梢（peripheral），肺胞隔壁（septal）の3つがあり，こ

図1 肺胞壁（間質）
上図：肺胞上皮下基底膜と毛細血管基底膜との間（青色の部分）の肺胞隔壁が基本的な間質である．
部分拡大図：肺胞隔壁には，細胞外マトリックスと線維芽細胞様細胞が含まれる．
［上図：髙橋雅士：II-03 胸部CT：読影に必要な解剖学－サブマクロレベル．髙橋雅士（編）；新胸部画像診断の勘ドコロ．メジカルビュー社，p.125-138, 2014より改変して転載］
（部分拡大図：石井恵子：実験的急性肺水腫における肺胞壁基底膜陰荷電部位の電顕組織化学的検討．信州医誌 36: 35-54, 1988より改変して転載）

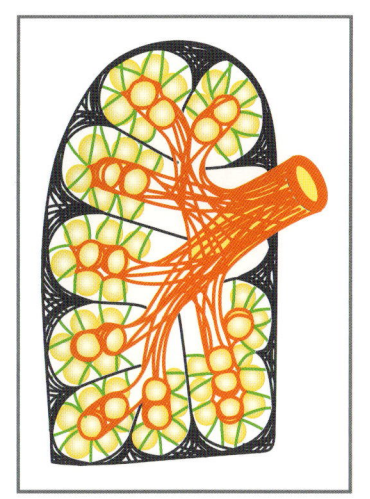

Ⅳ. びまん性肺病変　1. 間質性肺炎

図2　肺を構築し支持するファイバーシステム（fiber system）
肺門を固定する中枢軸（axial）ファイバーシステム（■）は末梢気道に連続し，細葉内の肺胞道や肺胞嚢の壁を形成する．末梢（peripheral）ファイバーシステム（■）は臓側胸膜結合織から生じ，小葉間隔壁へ連続する．肺胞隔壁（septal）ファイバーシステム（■）は毛細血管網に密接する肺胞隔壁内に生じ，中枢軸と末梢ファイバーシステムの間にあって，細葉間の橋渡し的役割をする．
（Weibel ER: What makes a good lung？ Swiss Med Wkly 139: 375-386, 2009より転載）

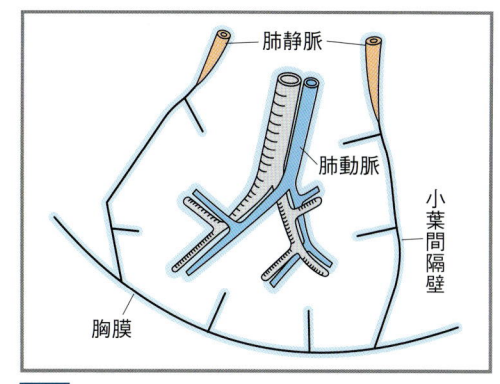

図3　リンパ路性間質のHRCT模式図
胸膜，小葉間隔壁，肺静脈，小葉内気管支・肺動脈周囲など肺のフレームワークに存在する間質である．
［髙橋雅士：Ⅱ-03 胸部CT：読影に必要な解剖学－サブマクロレベル．髙橋雅士（編）；新胸部画像診断の勘ドコロ．メジカルビュー社，p.125-138, 2014より改変して転載］

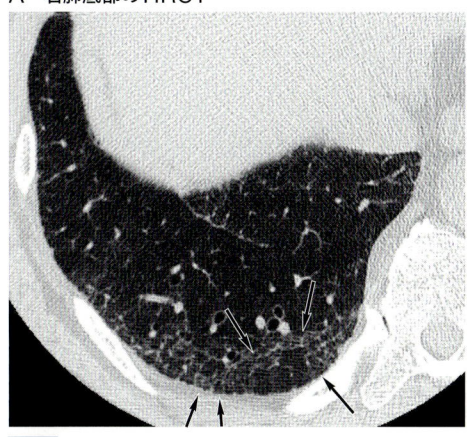

A　右肺底部のHRCT　　　　B　右肺底部のHRCT

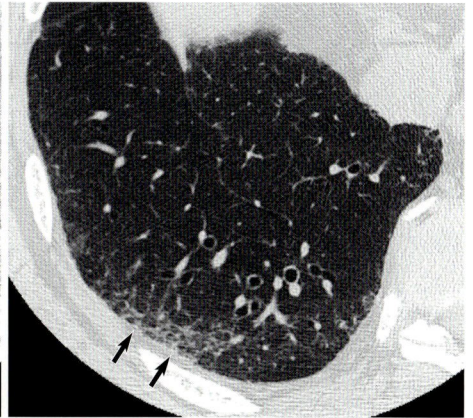

図4　60歳台，男性　IPF/UIP（胸膜下小葉内網状影とすりガラス影）
A, B：右肺底部末梢～胸膜下に小葉内網状影（A；→）とそれに気腔内病変と考えられるすりガラス影が重なってみられる（B；→）．

れらは胸膜から肺門に至る中枢気道まで連続しており（図2），これらを支持間質としてとらえることもある．

　画像診断，特に高分解能CT（HRCT）診断においては，肺胞隔壁を間質の基本（いわゆる"狭義間質"）とし，その他の胸膜，小葉間隔壁，気管支肺動脈束といったフレームワークをいわゆる"広義間質"と呼称することがある．後者にはリンパ管，リンパ網が豊富に存在しており，リンパ路性間質と呼ばれることもある（図3）．

下肺野のHRCT

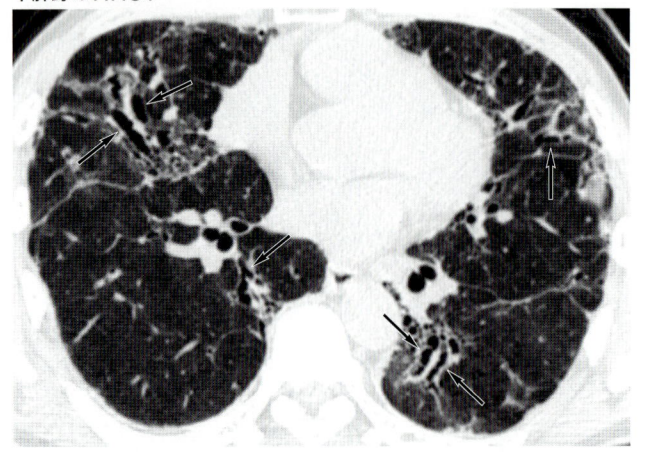

図5 60歳台，男性　IPF/UIP
慢性の線維化巣（周辺の収縮性変化とすりガラス影を伴う網状影）を背景として，壁がギザギザとし末梢側まで拡張した気道（牽引性気管支拡張．→）がみられる．

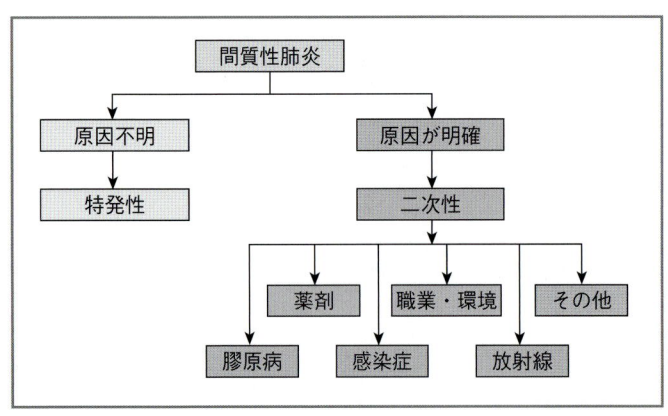

右中肺野のHRCT（腹臥位）

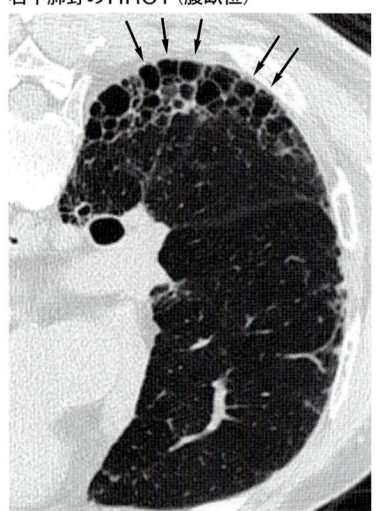

図6 60歳台，男性　IPF/UIP
背側胸膜下に壁を共有する囊胞の集簇がみられる（蜂巣肺．→）．

図7 間質性肺炎の原因

間質性肺炎とは？

肺実質に起こる病気としては細菌感染によって発症する肺胞性肺炎が代表的であり，通常，単に"肺炎"と呼称することが多い．

一方，"間質性肺炎"とは，支持組織である肺間質優位になんらかの障害が起こり，それに対して修復が行われる過程でできあがる病変をいう．基本的には肺胞隔壁を病変の場とするびまん性炎症（＝胞隔炎）で，その後，間質や肺胞気腔への膠原線維の異常な沈着が起こり，炎症が周辺に及ぶにつれ傷害と修復機転で修飾され，肺構造の改変・改築が生じ，肺の柔軟性が失われ，容積の減少を伴う．

このように間質性変化には何らかの気腔内病変を伴うので，HRCTでは，胞隔の肥厚像±腔内病変を反映して，小葉内網状影と肺野高吸収病変として背景の血管影が透見されるような淡いすりガラス様高吸収（ground-glass attenuation；GGA．以下，すりガラス影）が基本所見となる（図4）．さらに線維化が進行し，胞隔の畳み込み，気腔の拡張とその領域での線維化による収縮などが起こると濃厚均等影（consolidation）が出現し，構造改変が起こり，気管支，肺動静脈など正常構築が偏位し，肺容積は減少する．さらに高度線維化による牽引性気管支拡張・細気管支拡張（図5），終末像である蜂巣肺（honeycombing）形成（図6）に至る．

間質性肺炎の原因には，自己免疫性疾患・膠原病，薬剤性有害反応，職業・環境要因など様々な病態が挙げられるが，原因不明のものをまとめて特発

Ⅳ. びまん性肺病変　1. 間質性肺炎

表 2013年改訂米国胸部学会/欧州呼吸器学会（ATS/ERS）特発性間質性肺炎分類：集学的診断

(1) major IIPs（主要な特発性間質性肺炎）		
カテゴリー	臨床・画像・病理学的総合診断	画像・病理組織形態学パターン
chronic fibrosing IP	IPF（特発性肺線維症）	UIP（通常型間質性肺炎）
（慢性線維化性間質性肺炎）	NSIP（非特異性間質性肺炎）	NSIP（非特異性間質性肺炎）
smoking-related IP	RB-ILD（呼吸細気管支炎を伴う間質性肺疾患）	RB（呼吸細気管支炎）
（喫煙関連間質性肺炎）	DIP*（剥離性間質性肺炎）	DIP（剥離性間質性肺炎）
acute/subacute IP	AIP（急性間質性肺炎）	DAD（びまん性肺胞傷害）
（急性・亜急性間質性肺炎）	COP（特発性器質化肺炎）	OP（器質化肺炎）

(2) rare IIPs（稀な特発性間質性肺炎）
idiopathic LIP（特発性リンパ球性間質性肺炎）
idiopathic PPFE（特発性肺胸膜弾性線維症）

(3) unclassifiable IIPs（分類不能特発性間質性肺炎）
（補足）rare histologic pattern（稀な組織学的パターン）
acute fibrinous and organizing pneumonia（急性線維素性器質化肺炎）
bronchiolocentric patterns of IP（細気管支中心性分布を示す間質性肺炎）

IP：interstitial pneumonia
＊DIPは非喫煙者にも起こる．
(Travis WD, et al: An official American Thoracic Society/European Respiratory Society statement: update of the international multidisciplinary classification of the idiopathic interstitial pneumonias. Am J Respir Crit Care Med 188: 733-748, 2013より改変して転載)

性間質性肺炎（idiopathic interstitial pneumonia；IIP）という（図7）．
　特発性間質性肺炎の米国・欧州合意分類（表）では，主病型として慢性線維化性間質性肺炎（特発性肺線維症および非特異性間質性肺炎），喫煙関連間質性肺炎（呼吸細気管支炎を伴う間質性肺疾患および剥離性間質性肺炎），急性・亜急性間質性肺炎（急性間質性肺炎および特発性器質化肺炎）の3カテゴリー6タイプに分けられている．

これは必読！
- 髙橋雅士：Ⅱ-03 胸部CT：読影に必要な解剖学－サブマクロレベル．髙橋雅士（編）；新胸部画像診断の勘ドコロ．メジカルビュー社，p.125-138，2014．
- Weibel ER: What makes a good lung? Swiss Med Wkly 139: 375-386, 2009.

ちょっとひとこと
　いわゆる"狭義，広義の間質"は，正式な名称ではなく，また，肺胞隔壁やリンパ路性間質とは違う意味で用いられることもある．あくまで便宜上の言葉であり，何を指しているのかを明らかにして使う必要がある．

IV. びまん性肺病変　1. 間質性肺炎

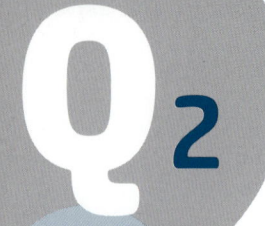

Q2 IPF/UIP, NSIP の基本的 CT 所見について教えてください.

Answer

1. CT IPF/UIP パターン：肺底・胸膜下優位の網状影, 蜂巣肺, 辺縁性分布, 空間的・時間的不均一性.
2. CT NSIP パターン：肺底, 末梢優位, 血管気管支周囲分布, すりガラス影, 胸膜下が保たれる, 空間的・時間的均一性.

藤本公則

特発性肺線維症（idiopathic pulmonary fibrosis；IPF）は病理組織学的に通常型間質性肺炎（usual interstitial pneumonia；UIP）パターンを呈し, 慢性かつ進行性の経過をたどり, 肺の高度線維化が進行して不可逆性の蜂巣肺形成を来す予後不良の疾患である. 2011年のIPFの診断ガイドラインの高分解能CT（HRCT）診断基準（表）で, いわゆる"UIPパターン"という名称が用いられるようになったが, これはCTによるIPF/UIPパターンのことであり, 病理組織診断とは異なる.

● CT IPF/UIP パターン

肺野末梢（胸膜下）, 肺底部優位に分布する網状影と蜂巣肺であり, 病変は正常肺領域を含めて, 空間的, 時間的に不均一性を示すのが特徴である（図1）. すりガラス様高吸収域（ground-glass attenuation；GGA. 以下, すりガラス影）もみられるが, 通常は網状影の範囲より狭い領域に留まる. 肺の線維化を反映して牽引性気管支拡張や肺構築の偏位/ゆがみもしばしばみられる. 典型的な蜂巣肺がみられないがIPFが疑われる場合は, possible IPF/UIPパターンとして（図2）, 病理像との整合性から診断することになる. また, 病変の主座が上/中肺野優位, 気管支血管束に沿った病変の分布, 広範囲のすりガラス影や均等影, 両側性に多数の小粒状影の存在, 広範囲のair trappingなどinconsistent with IPF/UIPパターンの7項目の1つでも認めると, 病理学的にUIPパターンを証明しないとIPFとは診

表　HRCTにおけるIPF/UIPパターンの診断基準

IPF/UIP パターン（4項目を満たす）	possible IPF/UIP パターン（3項目を満たす）	inconsistent with IPF/UIPパターン（7項目のうち1つ）
・胸膜下, 肺底優位 ・網状病変 ・蜂巣肺（牽引性気管支拡張を伴う/伴わない） ・inconsistent with UIPパターン（3列目参照）に挙げた項目を1つも含まない	・胸膜下, 肺底優位 ・網状病変 ・inconsistent with UIPパターン（3列目参照）に挙げた項目を1つも含まない	・上肺野/中肺野優位 ・気道周囲性優位 ・広範なすりガラス病変（網状病変の範囲より広い） ・多数の微小結節病変（両側性, 上肺野優位） ・離散した囊胞（複数, 両側性, 蜂巣肺から離れて存在） ・びまん性モザイク吸収値/air trapping（両側性, 3肺葉以上にみられる） ・区域/肺葉性の均等影

(Raghu G, et al: An official ATS/ERS/JRS/ALAT statement: idiopathic pulmonary fibrosis: evidence-based guidelines for diagnosis and management. Am J Respir Crit Care Med 183: 788-824, 2011より改変して転載)

Ⅳ. びまん性肺病変　1. 間質性肺炎

図1 60歳台後半，男性　IPF/UIP
A 中肺野のHRCT　　B 下肺野のHRCT
A, B：中肺野では両肺の胸膜下主体に網状影と気腔の拡張様所見がみられる（A；○印）．下肺野では，左肺底にギザギザした気道拡張（牽引性気管支拡張．B；→）と胸膜下に典型的な蜂巣肺所見（B；▶）を認める．主要4項目を満たし，IPF/UIPパターンである．病変の分布は肺底，胸膜下に優位で，網状影と蜂巣肺が主体であり，高度線維化病変に隣接して正常肺が存在する（時相の不均一性）．

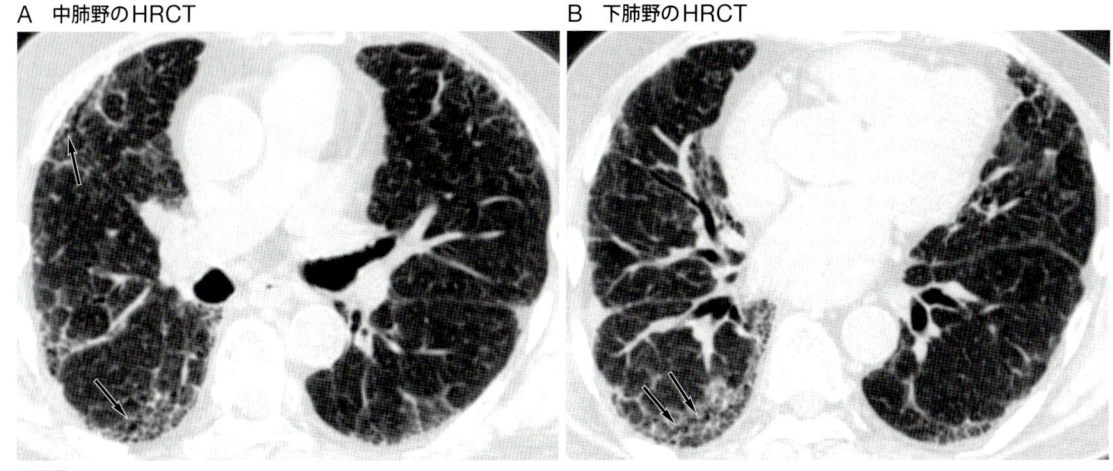

図2 60歳台，男性　IPF/UIP
A 中肺野のHRCT　　B 下肺野のHRCT
A, B：中下肺野の胸膜下に網状影とすりガラス影がみられ，その内部に牽引性細気管支拡張（→）と考えられる所見がある．病変は斑状に分布し，広がりには左右差がある．明らかな蜂巣肺はみられず，possible IPF/UIPパターンである．病理組織学的にもUIPパターンであった．

断できず，他の疾患を鑑別に挙げる必要がある．

● **CTによる非特異性間質性肺炎（nonspecific interstitial pneumonia；NSIP）パターン**

　IPFの重要な鑑別疾患群としてNSIPが挙げられるが，その特徴的画像所見はCT IPF/UIPパターンに対して，CT NSIPパターンと称されることがある．
　典型的なCT NSIPパターンは，肺底部の肺野末梢優位であるが，しばしば血管気管支周囲分布を示し，網状影よりもすりガラス影が目立ち，約半数は胸膜下が保たれる（subpleural spared area）．病変は左右対称性の印象が強く，時相は均一性を示す．
　特発性NSIPではIPF/UIPに比べて，末梢優位分布を示すことが少なく，気管支血管に沿った分布を示すことが多く，すりガラス影が広範に広がり，網目の大きさは細かく，蜂巣肺の広がりは狭い（図3，4）．

● **蜂巣肺**
　蜂巣肺は不可逆性の肺線維化の終末像を意味する．蜂巣肺のHRCT診断は，IPFの診断基準である

A 下肺野のHRCT　　　　　B 肺底部のHRCT

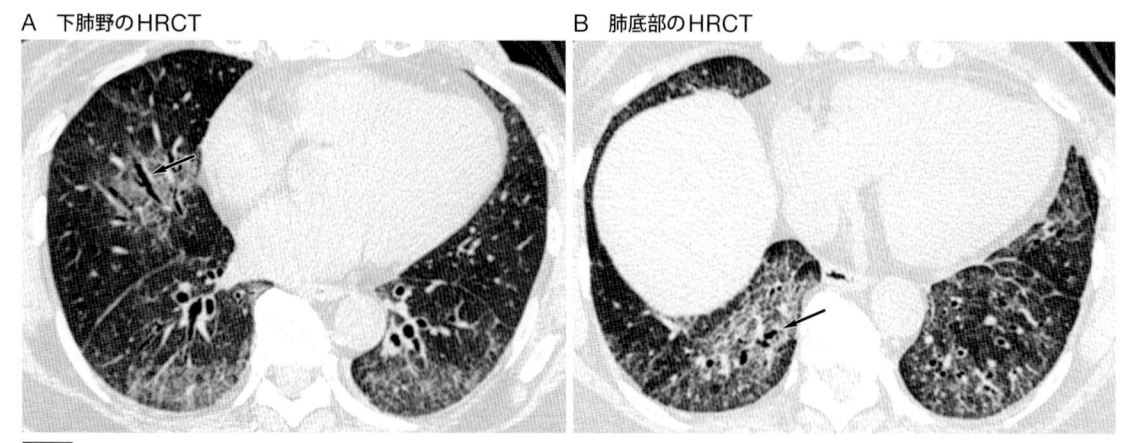

図3 60歳台後半，女性　特発性NSIP
A，B：下肺野から肺底にかけて末梢から血管気管支周囲にすりガラス影主体に広がり，内部に牽引性気管支拡張像がみられる（→）．部分的には胸膜下にも病変は及ぶが，網状影はわずかにみられる程度である．

A 右中肺野のHRCT　　　B 右肺底のHRCT

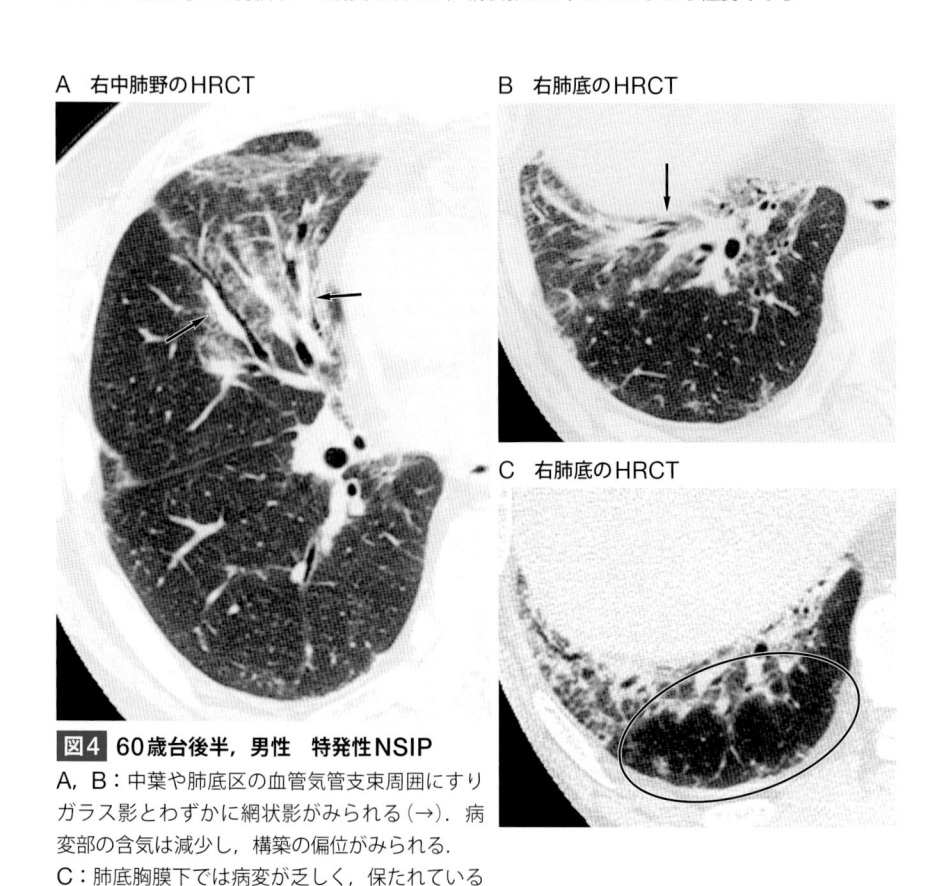

C 右肺底のHRCT

図4 60歳台後半，男性　特発性NSIP
A，B：中葉や肺底区の血管気管支束周囲にすりガラス影とわずかに網状影がみられる（→）．病変部の含気は減少し，構築の偏位がみられる．
C：肺底胸膜下では病変が乏しく，保たれている（subpleural spared area．○印）．

にもかかわらず，読影者間一致度がそれほど高くなく，診断の定義に関してさらなる検討が必要である．最近の研究では次のように記載されている．
　肺気腫でみられるような壁の薄い囊胞ではなく，比較的壁厚（1～3mm）の径3～10mmの囊胞状気腔の集簇で，囊胞同士はその壁を共有するようにみえる．通常，胸膜下優位に分布するように描出されるが，囊胞の集簇が一層の場合は肺末梢にみられるべきで，その際は気腫と区別が必要である．また，牽引性気管支拡張の正接像を除外する目的で，胸膜

下より内層で壁を共有しない離散的な囊胞の集簇は除外する．多断面再構成のような多方向からの観察が区別に有用である．

画像診断の立場からは肉眼的な蜂巣肺のみ扱い，IPF/UIPパターンを診断する際の重要な所見のひとつとしてとらえられるべきである．

なお，牽引性気管支拡張像は，もともと肺の終末線維化内にみられた不可逆性の気管支拡張像に対して命名されており，筆者は，急性/亜急性の線維化病変内にみられるもの（可逆性のことがある）に同じ呼称をしてよいかは問題と思っている．実際，読影実験では慢性線維化病変の場合に比して，急性/亜急性病変では牽引性気管支拡張の読影者間一致率は低くなるという結果を得ている（未発表）．急性/亜急性の場合には，例えば静脈瘤様気道拡張像（または単に気道拡張）のような別の表現をすべきと考えている（図5）．

下肺野のHRCT

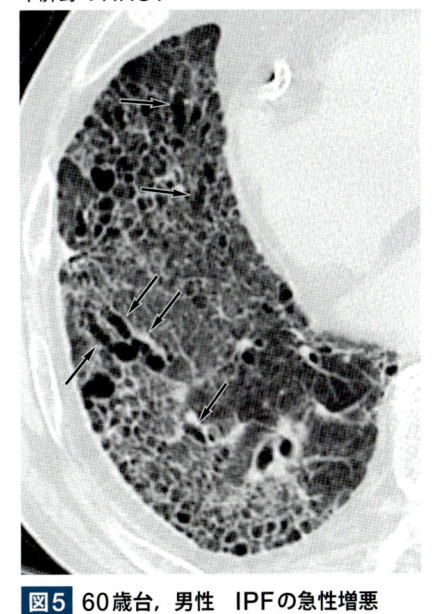

図5 60歳台，男性　IPFの急性増悪
胸膜下網状影と気腔の拡張像を背景として，全体的にすりガラス影が広がっている．壁がギザギザとし末梢側まで拡張した気道（静脈瘤様拡張ないし牽引性気管支拡張．→）がみられる（新たに出現した）．

🔍 これは必読！

- Travis WD, et al: An official American Thoracic Society/European Respiratory Society statement: update of the international multidisciplinary classification of the idiopathic interstitial pneumonias. Am J Respir Crit Care Med 188: 733-748, 2013.
- Sumikawa H, et al: Pathologically proved nonspecific interstitial pneumonia: CT pattern analysis as compared with usual interstitial pneumonia CT pattern. Radiology 272: 549-556, 2014.

💬 ちょっとひとこと

最近の研究では，病理学的UIPはHRCT上UIPパターンが約2/3（典型的UIPは約1/3），非典型例が約1/3であるが，病理学的NSIPのほとんどがCT上典型的なNSIPパターンを示すことが報告されている．一方，CT UIPパターンの80～90％以上は病理学的UIPで，CTによるIPF診断の特異度は高いが，CT NSIPパターンのうち30～40％は病理学的UIPを含んでいる．しかし，CT NSIPパターンはCT UIPパターンに比して有意に予後良好であり，画像診断の重要性が再認識される．

Ⅳ. びまん性肺病変　1. 間質性肺炎

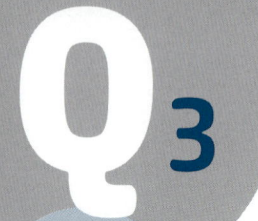

Q3 COPの基本的CT所見について教えてください．

Answer

1. 基本は斑状の濃厚均等影（consolidation）で周囲にすりガラス影を伴う．
2. 気管支血管周囲分布，末梢，胸膜下の非区域性分布．
3. 基本的には線維化所見に乏しく，網状影，構築改変，蜂巣肺は伴わない．

藤本公則

OPパターンの病理組織学的特徴

　OP（organizing pneumonia）パターンとは，肺胞，肺胞道から遠位細気管支のいわゆる末梢気腔内への器質化した線維化であり，細気管支内腔へのポリープ状器質化の存在の有無は問わない．間質への細胞浸潤を伴っても間質性肺炎といえるほどの線維化はない．病変の分布は斑状で時相は均一であり，肺構築の偏位・改変，蜂巣肺など高度線維化所見は伴わない．病理所見としてのOPパターンは，誤嚥性肺炎，過敏性肺臓炎，好酸球性肺炎，薬剤性障害，膠原病（特に関節リウマチや多発性筋炎），炎症性腸疾患関連肺疾患などの様々な病態でみられる．原因不明なものを特発性器質化肺炎（cryptogenic organizing pneumonia；COP）と称する．

COPの臨床像

　咳嗽と比較的軽度の呼吸困難で発症し，胸部単純X線写真で浸潤影がみられるため，最初は肺炎と診断されることが多いが，抗菌薬治療に反応しないことで疑われる．ほとんどの患者はステロイド療法に良く反応し，予後は良好であるが，再発も時にみられる．

COPのCT所見

　基本的なCT所見は，COP患者の90％にみられる斑状の濃厚均等影（air space consolidation）で，内部に空気・気管支透亮像（air bronchogram）や軽度の気管支拡張を伴うことが多い（図1）．すりガラス影は60％以上の頻度で，主に濃厚均等影の周辺部にみられる．結節病変（focal consolidationが多い）は約30％で，線状，帯状高吸収もみられる．病変分布は下肺野優位で，血管気管支束に沿った領域や末梢性ないし胸膜直下に非区域性に進展することが多い．病変部と正常領域の境界は明瞭であることが多く，時に小葉間隔壁で境界され，汎小葉の融合，多小葉性病変を示すこともある．治癒過程が加わって，収縮性変化が主体となった病変（胸膜直下に連続する索状，帯状高吸収や胸膜に平行な線状，帯状高吸収）や小葉の辺縁を主体とした病変分布が小葉間隔壁の肥厚様にみえることで，線状・索状構造が主な所見となることがある．そのほか，不整な辺縁，spicula，pleural tagなどを伴う多発性結節病変を呈することもある．線維化病変を示唆する網状影は稀で通常みられない．また，高度線維化を示唆する肺構築改変・蜂巣肺もみられない．胸水は認めることはあるが比較的稀である．

　病変の自然消退・治癒と多部位への再燃によって陰影が短期間で移動したようにみえる**遊走肺炎（wandering pneumonia）**と呼ばれる特徴的な経過を示すことがある．またすりガラス影が濃い帯状高吸収で囲まれる**reversed halo sign**がみられることがあるが，これは他疾患でも多くの報告があり，現在ではCOPに特異的ではないと考えられている．

Ⅳ．びまん性肺病変　1．間質性肺炎

A　単純X線写真
B　上肺野のHRCT
C　右肺底のHRCT
D　CT冠状断再構成像

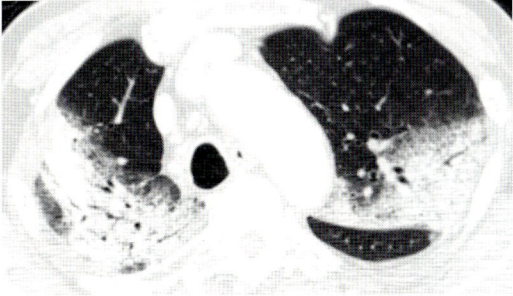

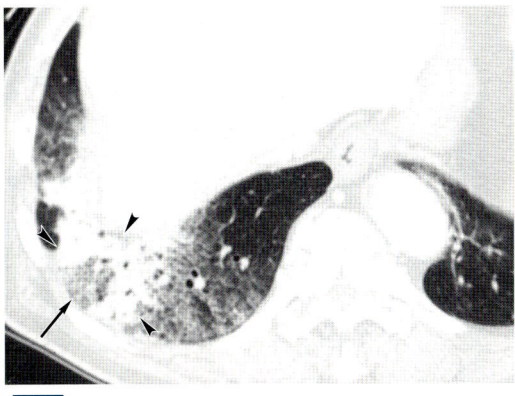

図1 70歳台後半，男性　COP

A：右上肺野にair bronchogramを伴うコンソリデーションを認める．上葉の含気減少に伴い気管の右側偏位がみられる．右下肺野，左上肺野にもコンソリデーションがみられ，多発性気管支肺炎様所見を呈している．
B：上肺野では，両上葉にair bronchogramを伴うコンソリデーションがあり，辺縁にわずかにすりガラス影がみられるが，病変の境界は比較的明瞭である．
C：右肺底では，中心部のすりガラス影（→）が濃厚な帯状高吸収（►）で囲まれるreversed halo signがみられる．
D：CT冠状断再構成像では，病変が両上葉を主体に右下葉にもみられ，病変の性状と上下方向の分布がわかりやすい．

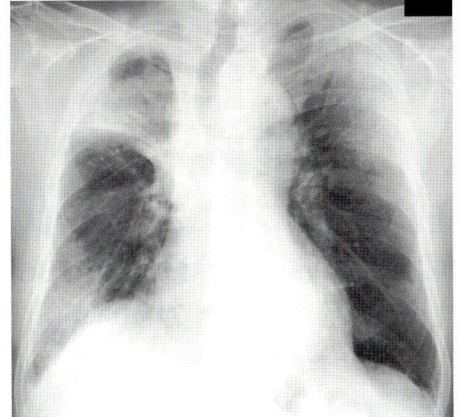

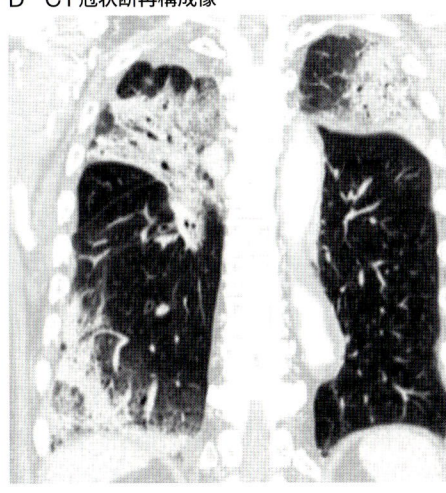

● **CT上のOPパターンの鑑別**

通常の肺炎では説明のつかない経過をたどる，多発性のair space consolidationやすりガラス影をみた場合は本疾患を疑う必要がある．

OPパターンは前述のように様々な病態に認められるが，IPFやNSIPのような慢性間質性肺炎においては，亜急性期の併発や急性増悪時の急性肺障害の一所見となることがあり注意が必要である．OP様画像所見を呈する場合，鑑別疾患として粘液産生性腺癌や消化器癌からの転移，悪性リンパ腫，血管炎，慢性好酸球性肺炎，感染症などが挙げられる．

● **これは必読！**
● 藤本公則・他：Ⅲ-06 特発性間質性肺炎のABC－ATS/ERS特発性間質性肺炎の高分解能CT所見と病理組織所見．髙橋雅士（編）；新胸部画像診断の勘ドコロ．メジカルビュー社，p.201-236，2014．

● **ちょっとひとこと**
reversed halo signは，他疾患でも病理組織学的に二次性OPパターンを有するものではこの所見を呈することが知られており，すべてではないにしても，部分的OPパターンの併発を推測する意味では有益なサインと考えられる．

PEEP≧10cmH₂O）
③ **肺水腫**：心不全のみでは説明できない肺野の陰影や呼吸障害と定義し，心不全の合併を容認し，より複雑な病態に対応している．
④ **胸部単純X線写真**：両側肺浸潤影があり，胸水，無気肺，結節などで説明がつかないもの，としている．

画像所見

　画像所見（図1〜4）は，浸出期，器質化期，線維化期により異なる．浸出期では，**画像所見は非心原性肺水腫の像を示す**（図1）．胸部単純X線写真で両肺野に広がる肺門側優位の広範なすりガラス影ないしコンソリデーションで，心不全の合併のない限りは心拡大などの所見は認めない．CTでも同様に，両肺の肺門側および背側優位のすりガラス影やコンソリデーションで小葉間隔壁の肥厚などを伴う．もちろん，肺野の陰影の程度は浸出病変の程度に依存し，肺胞腔内の空気と浸出物の割合により決まるので，様々な透過性を示す陰影を生じる可能性があり，浸出病変が軽ければ正常ということもありうる．浸出期では，DAD以外の肺胞腔内浸出病変との画像的な鑑別は時に難しいが，**陰影が両側性に急激に広がる場合は，DADの発生を疑う根拠のひとつになる**（図1〜4）．

　肺胞腔内の浸出物の器質化の過程で，画像上では，徐々に異常陰影の容積の減少と陰影のゆがみがみられるようになり，器質化期後期では**牽引性気管支拡張**などの**構造改変所見（structural distortion）**が認められるようになる．牽引性気管支拡張は器質化期後期から線維化期にわたって，病変部の線維化による容積減少が起きるために，陰影内部で気管支の縦軸方向の収縮と軟骨を欠く部分が牽引されて，蛇腹状に気管支が拡張する所見である（図2）．牽引性気管支拡張を含む構造改変がみられるようになると，CT画像からDADの診断が可能になる．さらに線維化期が進行すると肺の容積減少が進行し，網状影などの線維化を表す所見が明瞭となる．

　病変の進行に伴って，種々の治療介入が行われ，感染症の合併や人工呼吸器関連の肺障害［高濃度酸

CT

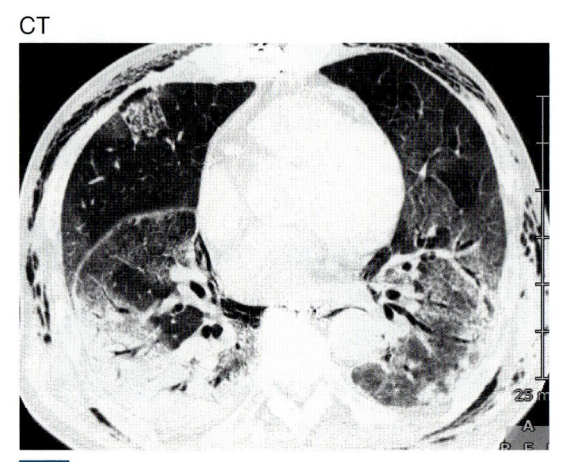

図2　牽引性気管支拡張
皮下気腫と両側下葉優位の広範なすりガラス影やコンソリデーションを認める．内部には牽引性気管支拡張を認める．

A　単純X線写真　　　B　HRCT

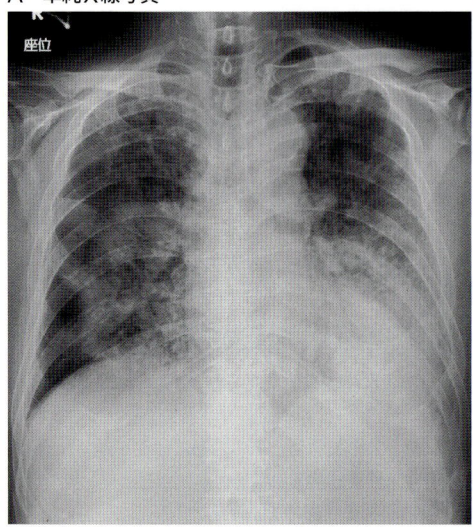

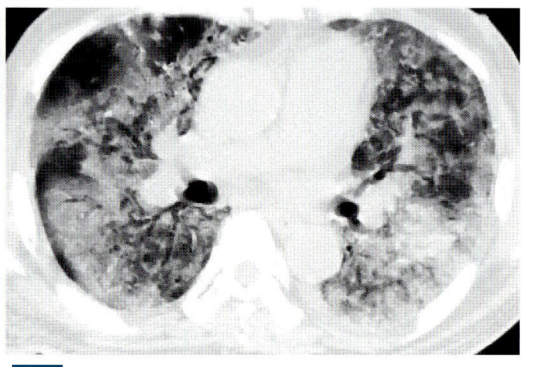

図3　重症感染症によるARDS
A：1週間前からの発熱がある．左下肺野に濃厚なコンソリデーションを認めるとともに，両肺に広範なすりガラス影が広がっている．
B：HRCTでは上記所見が明瞭に認められる．陰影内部での気管支の拡張を認める．左肺の重症肺炎に続発するARDS（DAD）と考えられた．

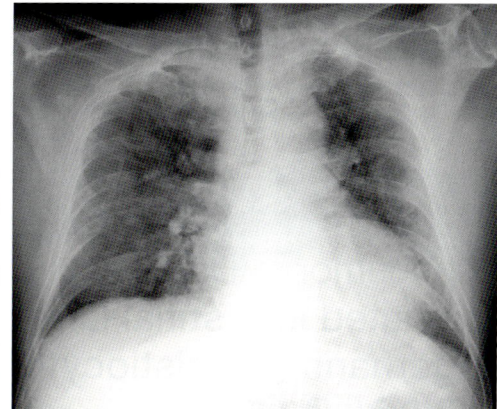

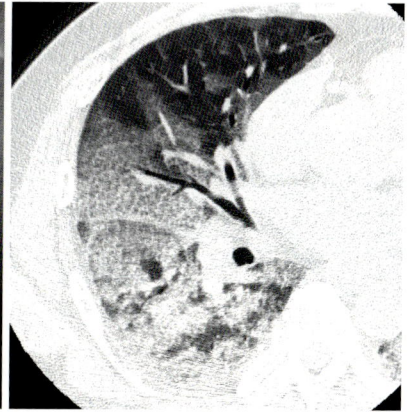

図4 脂肪塞栓によるARDS（大腿骨骨折後3日目）
A：両肺に広範な異常陰影がみられる．
B：背側・肺門側優位にコンソリデーション，網状影がみられる．

素，人工換気で肺を過伸展させることによる肺障害（volutrauma）など］，さらに，輸液過多，輸血関連肺障害，心不全の合併など複雑な要素が加わり，画像も修飾を受けるために解析が難しくなる．ARDSの死亡率は約50％とされるが，生存例ではしばしば腹側寄りに囊胞を認めるが，これは人工呼吸器関連の肺障害の後遺症であるという報告もみられる．

鑑別診断

ADRSは一種の臨床症候群であり，ARDSか非ARDSかの鑑別で画像診断が役立つのは，両側性の陰影かどうかということと心不全の除外にある．心不全か否かの判断は心陰影の拡大，胸水，上大静脈の拡張など心不全を示唆する所見によるが，心不全にARDSを合併することもあるので，時に判断が難しい．また，ARDSと診断した場合は，DADが実際に存在するかどうか，あるいは肺炎などの他疾患が背景にあるかの鑑別が次のステップになる．

DADの早期浸出期では，牽引性気管支拡張などの構造改変がないので，単なる肺水腫やDAD以外の疾患との鑑別が難しいことがある．

急性肺障害を来す多くの疾患が鑑別診断の対象になるが，特に，心不全やその他の原因による非心原性肺水腫，各種感染症（特に免疫不全者におけるニューモシスチス肺炎），非感染性肺炎（器質化肺炎，好酸球性肺炎），薬剤性肺炎，急性過敏性肺炎などである．ARDSの初期には，画像では異常を指摘できないこともあり，この場合の鑑別として肺血栓塞栓症が挙げられる．器質化期以降で牽引性気管支拡張がみられるようになると，DADの診断が可能になる．この時期では鑑別に迷うことは少ないが，肺気腫に合併した急性のプロセスで，牽引性気管支拡張類似の所見をみることがあるので，注意を要する．肺気腫により気道内腔の保持性が失われ，気管支が蛇腹状にみえることがあるからである．

これは必読！

- ARDS Definition Task Force, et al: Acute respiratory distress syndrome: the Berlin definition. JAMA 307: 2526-2533, 2012.
- Ichikado K, et al: Prediction of prognosis for acute respiratory distress syndrome with thin-section CT: validation in 44 cases. Radiology 238: 321-329, 2006.

ちょっとひとこと

ARDSはあくまで臨床症候群であり，ARDSであるか否かの判断に画像診断が大きな役割を果たすことはない（あえていえば心不全の除外にある）．画像診断の主な役割は，DADの有無，DAD以外の病態があるか否か，合併症の診断などにある．

Ⅳ. びまん性肺病変　3. リンパ路病変

Q6 リンパ路性間質って何ですか？

Answer

1. リンパ路性間質とは，肺のフレームワーク（骨組み）を形成する気管支肺動脈束，小葉間隔壁，胸膜を指す．これらは豊富なリンパ管ネットワークを含んでいる．
2. 基本的な画像所見は，胸膜や小葉間隔壁の肥厚，気管支肺動脈束や肺静脈の腫大である．

西本優子

● 肺の間質は，大きく2種類に分類される

1）本来の意味の間質（狭義間質）．
2）肺のフレームワーク（骨組み）を形成する広い意味での間質（広義間質）．

1）の狭義間質とは，肺胞隔壁のⅠ型，Ⅱ型の肺胞上皮の基底膜と肺胞毛細血管内皮細胞の基底膜に挟まれた領域．ガス交換に関与する．

2）の広義間質とは，狭義間質以外の，肺のフレームワークを形成する広い意味での間質構造である．広義間質には，肺門部から呼吸細気管支のレベルまで連続して気管支肺動脈束の周囲に存在する axial connective tissue と，小葉間隔壁や胸膜などの peripheral connective tissue がある（図1）．これらの結合織は，気管支や血管を支持する役割を担うとともに，その内部に存在する豊富なリンパ管ネットワークが病変の進展の場として，重要な役割を果たしている［Ⅰ-Q3（p.18-21），Ⅳ-Q1（p.130-133）参照］．

● リンパ路性間質を侵す病態の基本的画像所見

リンパ路性間質を侵す病態の基本的な画像所見は，広義間質に一致する異常所見である．言い換えると，小葉中心部（気管支肺動脈束）と小葉辺縁（肺静脈，小葉間隔壁，胸膜）の両者の肥厚や腫大である（図2〜4）．

代表的な疾患には，間質性肺水腫，癌性リンパ管症，サルコイドーシス，悪性リンパ腫を含むリンパ増殖性疾患，塵肺症などがある．病理学的には，浮腫，細胞浸潤や肉芽腫形成などを反映する．

図1　広義間質のシェーマ

肺門部から二次小葉内の呼吸細気管支レベルまで，気管支・肺動脈の周囲に連続する気管支肺動脈束（axial connective tissue．■）と二次小葉の辺縁を構成する小葉間隔壁や胸膜（peripheral connective tissue．■）がある．
(Webb WR, et al: Chapter 2: Normal lung anatomy. In High-resolution CT of the lung. 4th ed, Wolters Kluwer, Philadelphia, p.43, 2008より改変して転載)

CT冠状断像

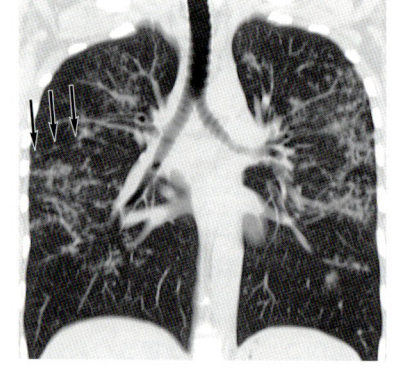

図2　40歳台，女性　サルコイドーシス
両側上中肺野優位に，広義間質に一致する境界明瞭な粒状影を認める．葉間胸膜に粒状影が確認できる（→）．

Ⅳ．びまん性肺病変　3．リンパ路病変

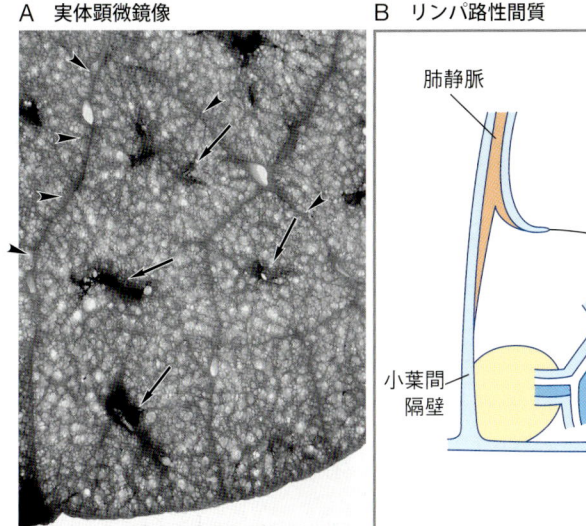

A　実体顕微鏡像　　　　B　リンパ路性間質

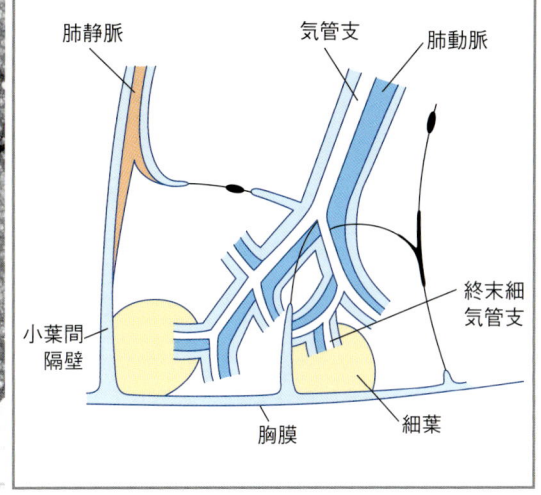

図3 二次小葉
A：小葉間隔壁（►）で境される領域が二次小葉である．小葉中心には気管支と肺動脈（→）がある．スケール1メモリは1mm．
B：二次小葉を模式的に示す．リンパ路性間質を侵す病態では，気管支肺動脈束周囲と小葉辺縁（小葉間隔壁，胸膜）の両者の肥厚や腫大として認められる（　）．
（A：髙橋雅士・他：肺野末梢構造とHRCT．日本画像医学会雑誌 21: 84-93, 2002より転載）
（B：Webb WR, et al: High-resolution CT of the lung. 4th ed, Wolters Kluwer, Philadelphia, p.47-48, 2008を元に作成）

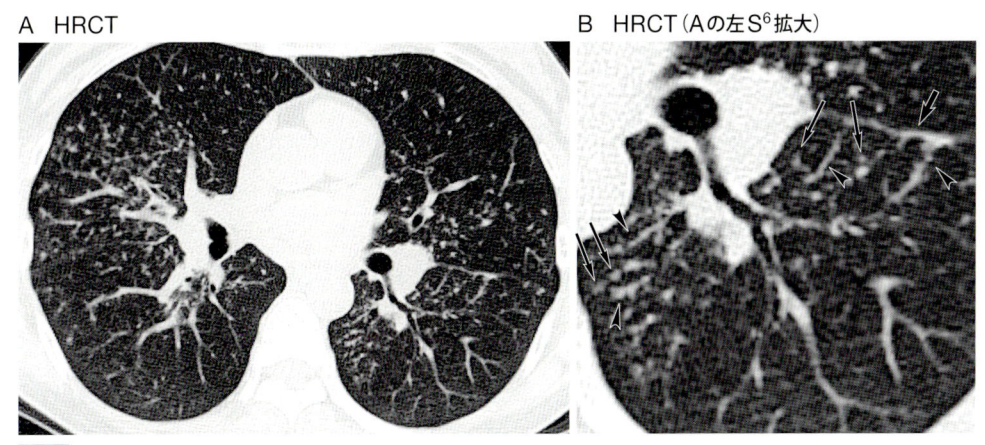

A　HRCT　　　　B　HRCT（Aの左S^{6}拡大）

図4 40歳台，女性　サルコイドーシス
A，B：両側肺野の小葉中心部（B；→）と小葉辺縁部［小葉間隔壁（B；►），葉間胸膜（B；➤）］に境界明瞭な粒状影を認める．

🔍 これは必読！
- Webb WR: Thin-section CT of the secondary pulmonary lobule: anatomy and the image--the 2004 Fleischner lecture. Radiology 239: 322-338, 2006.

💬 ちょっとひとこと
リンパ路性間質に一致する病変分布かどうかを判断するには，小葉辺縁構造である葉間胸膜に着目するとよい．また，びまん性肺疾患の診断において，病変と広義間質との関係を読み取るためには，所見の派手な部位ではなく，軽微な部位で評価することが大切である．

IV. びまん性肺病変　3. リンパ路病変

Q7 よくあるリンパ路病変の種類と画像所見について教えてください．

Answer

1. 基本的な所見は，広義間質の肥厚や広義間質に沿った結節性病変である．
2. 病変の分布，肺構造のゆがみの有無，リンパ節腫大や胸水の有無などの所見も鑑別診断に寄与する．
3. 臨床症状と画像所見の乖離の有無や，臨床経過も重要である．

西本優子

● サルコイドーシス（sarcoidosis）

非乾酪性肉芽腫形成を主徴とする原因不明の全身性疾患で，全身のリンパ節や肺，皮膚，眼，肝などに類上皮細胞肉芽腫が形成される．肉芽腫は0.4mm以下のものが多く，しばしば融合して結節を形成する．

サルコイドーシスの肺野病変は，HRCTでは広義間質に一致する小結節として認められ，肺門側の気管支肺動脈周囲間質の平滑あるいは結節状の肥厚がみられることが多い．小葉間隔壁や胸膜下間質に肉芽腫が形成されると，HRCTで小葉間隔壁や胸膜が数珠状に肥厚したようにみえる．肉芽腫が融合するとHRCTで径1cm以上の辺縁不整な結節や濃い浸潤影を呈するが，結節や浸潤影の辺縁に微細な粒状影がみられることが特徴的である（sarcoid galaxy sign）．肉芽腫の融合や線維化が進行すると，HRCTで肺野構造のゆがみが認められる．肺サルコイドーシスは画像所見が派手であるにもかかわらず，臨床的に重篤感に乏しく，画像所見と症状に乖離があることも特徴的である．

● 癌性リンパ管症（lymphangitis carcinomatosa）

肺癌，胃癌，乳癌などで認められる病態で，肺内のリンパ管への癌浸潤により生じる．病理学的にはリンパ管内における腫瘍増殖が本態で，周囲結合織への腫瘍進展に伴う二次的な線維増殖，リンパ管閉塞に伴う肺水腫，肺胞壁や肺胞内への腫瘍進展，腫瘍の血管浸潤に伴う出血などが認められる．

HRCTでは亀甲状の小葉間隔壁肥厚や，気管支肺動脈束間質肥厚による粒状影・分岐状影がみられる．小葉間隔壁は平滑な場合が多いが，結節状・数珠状に肥厚することもある（図1, 2）．肺胞出血やリンパ管閉塞はすりガラス影として認識される．肺野構造のゆがみはほとんどみられない．胸水とリンパ節腫大を伴うことが多い．

● 悪性リンパ腫（malignant lymphoma）

肺原発悪性リンパ腫の大部分は気管支粘膜付属リンパ組織（mucosa-associated lymphoid tissue；MALT）から発生し，MALTリンパ腫と呼ばれる．HRCTで頻度の高い所見は，air bronchogramやCT angiogram signを伴う浸潤影である．その他，すりガラス影，小葉間隔壁，気管支肺動脈周囲間質や胸膜の肥厚など，多彩な所見を呈する（図3）．

● 肺水腫（pulmonary edema）

HRCTでは，広義間質の浮腫を反映して小葉間隔壁や気管支肺動脈周囲間質の肥厚が認められる（図4）．肺胞性浮腫を伴えばすりガラス影や浸潤影がみられる．これらの肺野吸収値上昇はびまん性や斑状を呈し，重力効果のため背側に優位な傾向がある．胸膜直下の二次小葉領域は，小葉間隔壁の発達

Ⅳ．びまん性肺病変　3．リンパ路病変

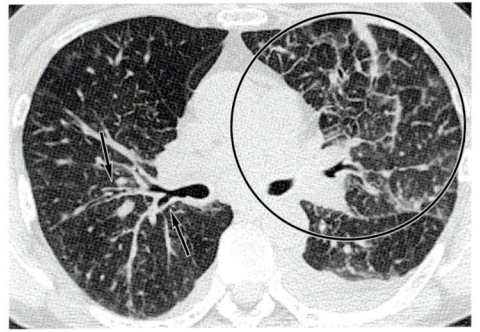

図1 60歳台，女性　肺癌による癌性リンパ管症
左上葉に亀甲状に肥厚した小葉間隔壁がみられる（○印）．右上葉の気管支肺動脈束の肥厚もある（→）．

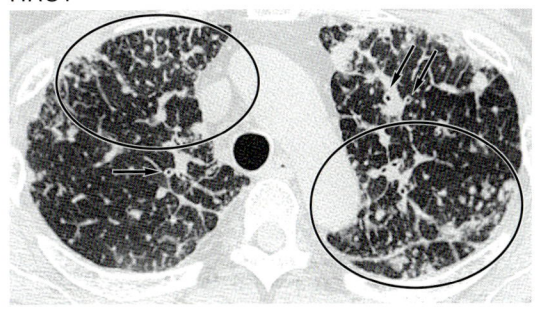

図2 50歳台，女性　結腸癌による癌性リンパ管症
小葉間隔壁の不整な肥厚や小葉中心性結節がみられる（○印）．気管支肺動脈束肥厚もある（→）．図1の症例より変化が強いが，肺野構造のゆがみはみられない．

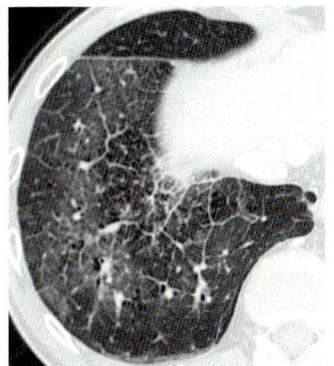

図3 60歳台，男性　MALTリンパ腫
右下葉の境界不明瞭なすりガラス影と小葉間隔壁の肥厚が認められる．

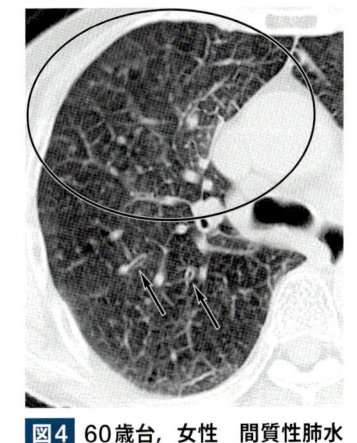

図4 60歳台，女性　間質性肺水腫
気管支肺動脈束（→）と小葉間隔壁（○印）の肥厚を認める．

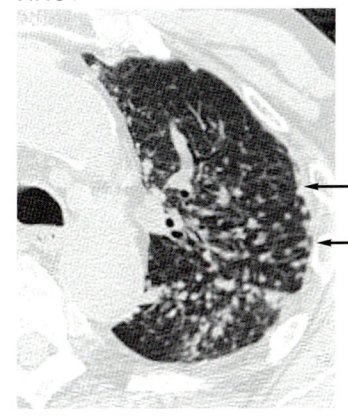

図5 70歳台，男性　珪肺
境界明瞭で高吸収値の小葉中心性結節を認める．胸膜や葉間胸膜上にも確認できる（→）．

やリンパ流によるドレナージ機能の発達によりスペアされることが多い．縦隔のリンパ流増加により縦隔リンパ節腫大を認めることがある．

珪肺（silicosis）

HRCTでは小葉中心性結節が主体だが，胸膜下や小葉間隔壁にも結節が認められる．**左右対称性，上中肺野の背側優位で，胸膜側より肺門側優位に分布する**（図5）．病変が進行すると結節が融合して**大陰影（塊状線維化巣）**を形成する．縦隔肺門リンパ節の石灰化がみられ，典型例では**卵殻状石灰化**と呼ばれる．

🔍 これは必読！

- Webb WR, et al: High-resolution computed tomography findings of the lung disease. *In* High-resolution CT of the lung. 4th ed, Wolters Kluwer/Lippincott Williams & Wilkins, Philadelphia, p.66-176, 2008.

💬 ちょっとひとこと

サルコイドーシスの肉芽腫は，CTで個々の粒状影が"つぶ"として明瞭に認識できるのが特徴である．これは病理学的に肉芽腫周囲の組織反応が乏しいことを反映している．

IV. びまん性肺病変　4. 気道疾患・COPD

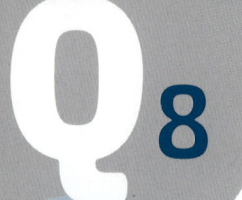

Q8 気管支拡張の定義は何ですか？どのような種類がありますか？

Answer

1. 気管支内腔径と併走する肺動脈の外径の比（B/A）は，正常では0.7前後である．
2. B/Aが1.0以上，先細りの欠如，壁肥厚などが気管支拡張の所見である．
3. 円柱状，静脈瘤状，囊胞状の3種類に分けられる．

髙橋雅士

気管支拡張症の概念

気管支拡張症とは，気管支軟骨を有する中等度以上の大きさの気管支（2〜3mm以上）に，永続的，不可逆的な拡張が生じた病態を指し，形態学的に，円柱状（cylindrical），静脈瘤状（varicose），囊胞状（cystic）に分けられる．病理学的にも臨床的にも，後者になるほど重症である（図1）．

気管支拡張症の病理所見

気管支の炎症性，線維性肥厚，気管支壁周囲の線維化と炎症所見がみられる．しばしば膿性の液体を内腔に含有する．また，気管支動脈の拡張を伴うことが多い．

気管支拡張症の臨床所見

多くは無症状．有症状の場合には，血痰，喀血，咳嗽，喀痰，発熱，呼吸困難，体重減少などがある．大量の喀血の場合には，気管支動脈の塞栓療法が有用である．しばしば，感染を合併し，肺炎球菌，緑膿菌，インフルエンザ桿菌が分離される（表）．

気管支拡張症の画像所見

1）胸部単純X線写真
- 円柱状：気管支壁の肥厚を表す"tram line"．
- 静脈瘤状，囊胞状：壁の薄い囊胞性陰影，液体貯留を伴う．

2）CT
- 基本的に，気管支は伴走する肺動脈の径よりも拡張しない．気管支の内腔径（B）/肺動脈の外径（A）は，正常では0.7前後であり，これが1.0を超えた場合には，気管支拡張の可能性が高くなる（図2）．
- 拡張した気管支に相対的に径の小さな肺動脈が

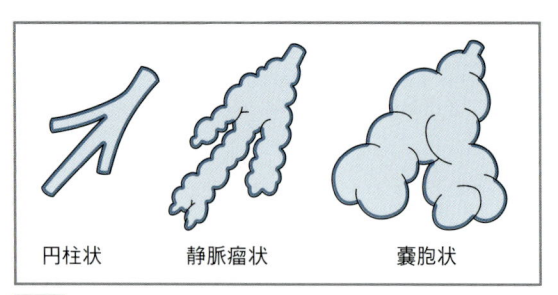

図1 気管支拡張症の形態分類

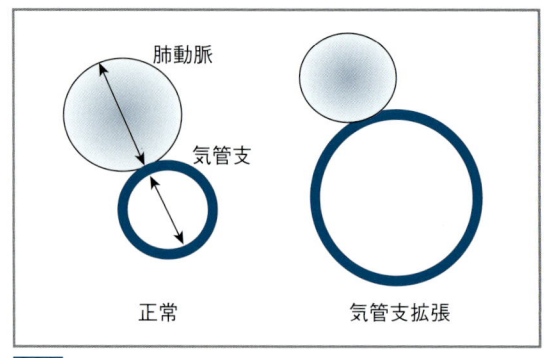

図2 気管支内腔径と肺動脈外径比（B/A）

正常では，B/Aは0.7〜1.0であるが，気管支拡張では1.0以上になる．これには，罹患領域の低酸素化による肺動脈の攣縮も関与している．気管支拡張の気道と肺動脈の形態をsignet ring signと呼ぶ．

接する[signet ring sign（図2）].
- 正常の気管支の先細り（tapering）の異常（図3）.
  円柱状："線路状".
  静脈瘤状："真珠の首飾り様".
  囊胞状："ぶどうの房様".
  いずれも気管支壁は肥厚.
- 液体貯留：末梢細気管支の顕在化.
- モザイク血流/air trap：気管支動脈拡張.

特殊な病態による気管支拡張のCT所見

- アレルギー性気管支肺アスペルギルス症（allergic bronchopulmonary aspergillosis；ABPA）：上葉優位の中心性気管支拡張，粘液栓（CT値が高いことが多い），浸潤影，細気管支影，形状は静脈瘤状，囊胞状が多い．好酸球増多や喘息様症状.
- *Mycobacterium avium* complex（MAC）：中葉，舌区の気管支が円柱状に拡張，結節を伴う．中高年の女性に多く，症状は軽い.
- 関節リウマチ（rheumatoid arthritis；RA）：細気管支病変を伴うことが多い.
- びまん性汎細気管支炎（diffuse panbronchiolitis；DPB）：小葉中心性の粒状影，細気管支拡張を伴う．中葉，舌区の含気減少を伴った気管支拡張の合併.

表 気管支拡張症の原因と関連疾患

原因	関連疾患
感染	ウイルス，細菌，結核，非結核性抗酸菌症，マイコプラズマ
遺伝的疾患	Kartagener症候群，囊胞性線維症，Williams-Campbell症候群，Young症候群
気管支の閉塞機転	気管支閉鎖症，癌，結核，気管支腺腫
免疫異常	先天性無γグロブリン血症，AIDS，HTLV-1関連肺疾患
免疫反応	ABPA
その他	DPB，膠原病（RA，Sjögren症候群），炎症性腸疾患

図3 気管支拡張の各種形態
A：80歳台，女性　円柱状気管支拡張
B：50歳台，男性　静脈瘤状気管支拡張
C：50歳台，男性　囊胞状気管支拡張
A：右中葉に線路状の気管支拡張を認める（→）.
B：左下葉に数珠状の気管支拡張を認める（→）.
C：左上葉に囊胞性に拡張した壁厚の気腔の集簇を認める.

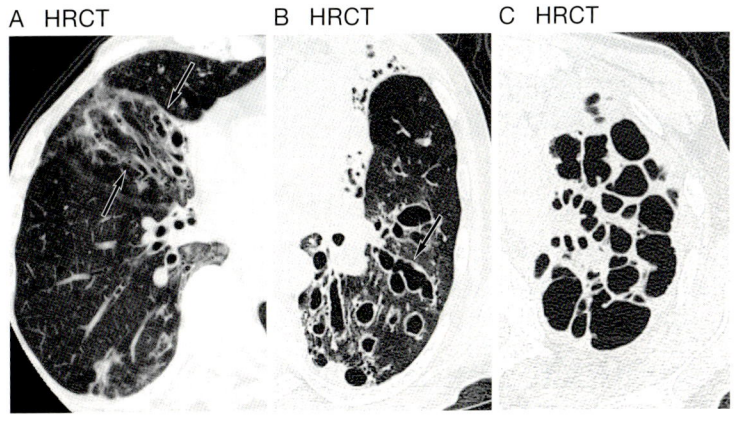

これは必読！

- Cartier Y, et al: Bronchiectasis: accuracy of high-resolution CT in the differentiation of specific diseases. AJR 173: 47-52, 1999.

ちょっとひとこと

B/Aは正常では0.7程度であるが，この比は年齢とともに高くなることが知られており，高齢者では1.0に近い患者も多い．また，この比は，高地に居住する患者では正常よりも高くなることが知られている．これは，高地の低酸素血症が血管の攣縮を生じているためと考えられている．

IV. びまん性肺病変　5. 膠原病肺

Q10 関節リウマチ（RA）患者の肺病変の特徴は何ですか？

Answer

1. 慢性間質性肺炎（UIP, NSIP, OP, LIPなど）が最も多い．
2. 気管支拡張症，細気管支炎（濾胞性細気管支炎，閉塞性細気管支炎，びまん性汎細気管支炎）などが次に多い．
3. 薬剤性肺障害．
4. 感染症，特に薬剤による日和見感染．

荒川浩明

慢性間質性肺炎（図1〜3）

診断する方法などにより頻度に大きな開きがある（4〜68％）．合併する慢性間質性肺炎としては以下のものがある．

1) 通常型間質性肺炎（usual interstitial pneumonia；UIP．図1）
2) 非特異性間質性肺炎（nonspecific interstitial pneumonia；NSIP．図2）
3) 器質化肺炎（organizing pneumonia；OP．図3）
4) リンパ球性間質性肺炎（lymphocytic interstitial pneumonia；LIP）

特に前3者が多い．特発性間質性肺炎の同じ組織型と比較して，UIPの予後には報告により様々なものがあり一定していない．NSIP, OPなどの予後は良好である．

HRCTではこれらの病変は比較的容易に鑑別が可能であり，病態の把握に有効である．

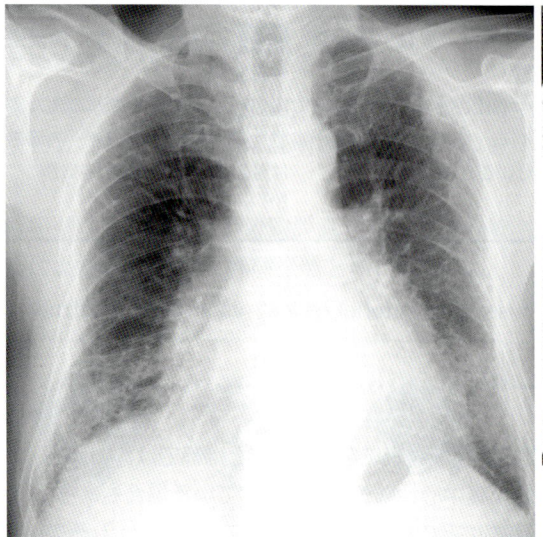

A　単純X線写真　　　　　　　　B　HRCT（下肺静脈レベル）

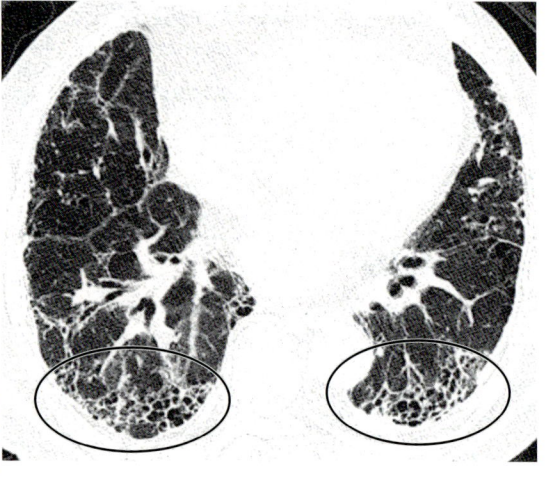

図1 70歳台，男性　関節リウマチ，UIP
A：下肺野・末梢優位に網状影が認められ，下葉の容積減少を認める．
B：下葉背側に蜂巣肺が認められる（○印）．

Ⅳ. びまん性肺病変　5. 膠原病肺

A　単純X線写真

B　HRCT（肺底部レベル）

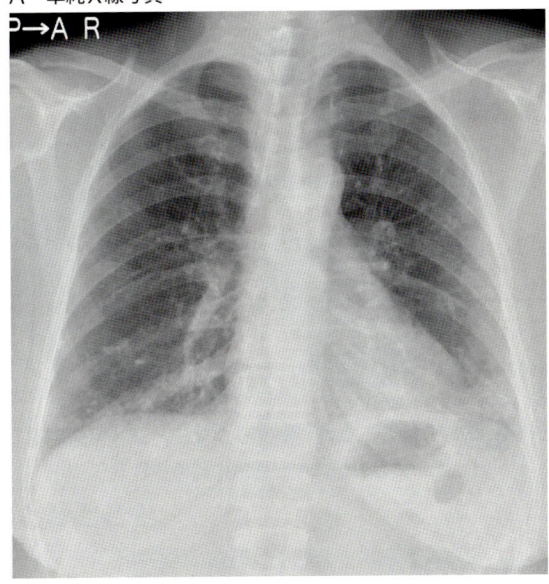

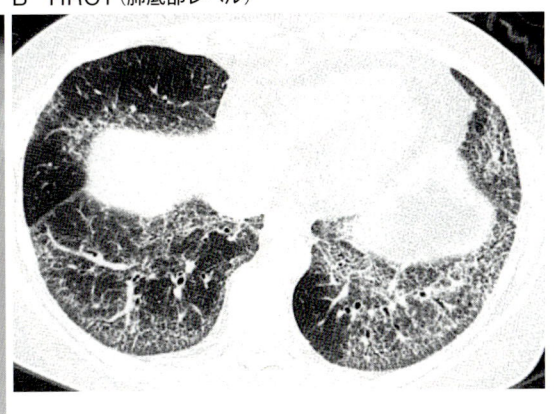

図2 50歳台，女性　関節リウマチ，NSIP
A：下肺野優位に透過性の低下が認められ，網状影の混在が認められる．下葉の容積が減少している．
B：びまん性のすりガラス影と網状影が認められるが，蜂巣肺は認められない．

A　単純X線写真

B　HRCT（気管分岐部上レベル）

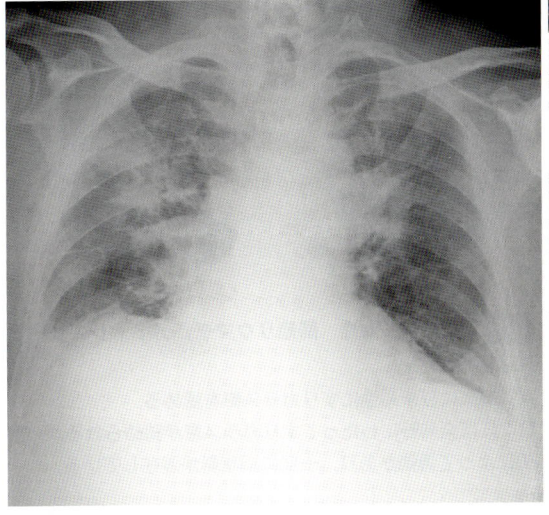

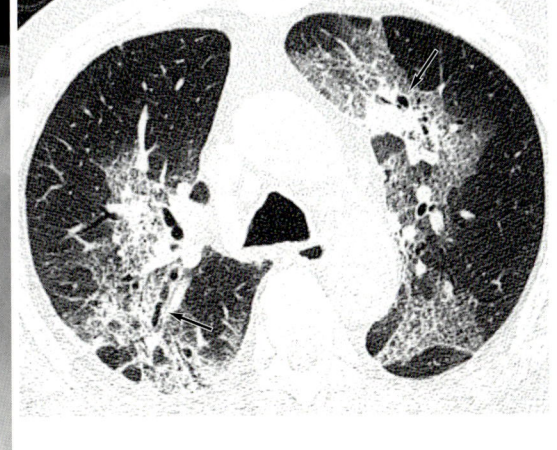

図3 60歳台，男性　関節リウマチ，OP
A：両側上葉に気管支血管束に沿ってコンソリデーションが認められる．肺野容積の減少が認められる．
B：気管支血管束に沿ってすりガラス影，一部コンソリデーションを認める．内部には牽引性気管支拡張も認められる（→）．

Ⅳ. びまん性肺病変　5. 膠原病肺

Q11 多発性筋炎 / 皮膚筋炎（PM/DM），強皮症，Sjögren 症候群の肺病変の特徴は何ですか？

Answer

1. いずれも慢性間質性肺炎，特にNSIPの合併が多い．
2. PM/DMでは急速進行性で予後不良の間質性肺炎がよく知られている．
3. 強皮症では肺高血圧や食道拡張など肺外病変，悪性腫瘍の合併も重要．
4. Sjögren症候群では肺囊胞やリンパ増殖性疾患の合併がよく知られている．

荒川浩明

● 多発性筋炎/皮膚筋炎（polymyositis/dermatomyositis；PM/DM）

　PM/DMの肺病変は非特異性間質性肺炎（NSIP），次いで器質化肺炎（OP）の頻度が高い．治療に良好に反応するものが多く，予後は良い．NSIPのCT所見は，すりガラス影と網状影が主体で，次いでコンソリデーション，牽引性気管支拡張を伴う．下葉優位だが，必ずしも末梢優位ではない（図1）．

　時に，急性に発症し死亡に至る急性間質性肺炎があり，amyopathic DMに多い（図2）．病理所見はびまん性肺胞傷害であり，コンソリデーションが主体ですりガラス影も広くみられる傾向がある．

● 強皮症

　強皮症の肺病変はNSIPが多く，次いで通常型間質性肺炎（UIP）である（図3）．CTでは，下葉背側優位のすりガラス影と網状影に種々の程度の牽引性気管支拡張がみられるが，コンソリデーションは少ない．蜂巣肺が多く報告されているが，牽引性気管支拡張症との区別が必要である．また，肺癌や血液悪性腫瘍の合併が有意に上昇する．さらに，食道の拡張，腸管気腫症，偽性腸閉塞などがみられることがある．肺高血圧の合併は予後不良因子である．

● Sjögren症候群

　Sjögren症候群の肺病変は多彩で，関節リウマチ（RA）と同様に，慢性気道病変（細胞性細気管支炎，濾胞性細気管支炎，気管支拡張症など）を合併することがある．HRCT所見は気管支壁肥厚，気管支拡張，小葉中心性結節，mosaic perfusionが特徴的である．

　慢性間質性肺炎ではNSIPが多く，次いでOP，UIPなどを発症する．

　リンパ増殖性疾患として，リンパ球性間質性肺炎（LIP）やMALTリンパ腫がみられることがある．LIPでは，びまん性のすりガラス影，広義間質の肥厚，小葉中心性すりガラス状結節などがみられる．MALTリンパ腫は単発・多発性のコンソリデー

HRCT

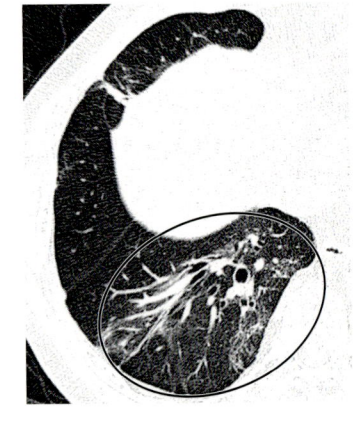

図1 60歳台，男性　皮膚筋炎，fibrotic NSIP
右中下葉に気管支血管束に沿ってすりガラス影と網状影が認められ，牽引性気管支拡張を伴う（○印）．

Ⅳ. びまん性肺病変　5. 膠原病肺

A 単純X線写真　　　　B HRCT

図2 70歳台，女性　皮膚筋炎，急速に進行する間質性肺炎，死亡例
A：右肺優位にびまん性に斑状の浸潤影を認める．肺野容積が軽度減少している．
B：斑状のすりガラス影がびまん性に広がって認められる．小葉間隔壁が顕在化し（→），すりガラス影を仕切るような所見が認められる．

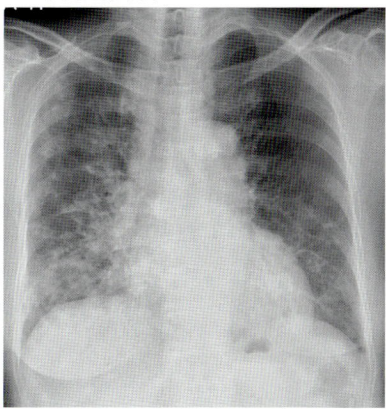

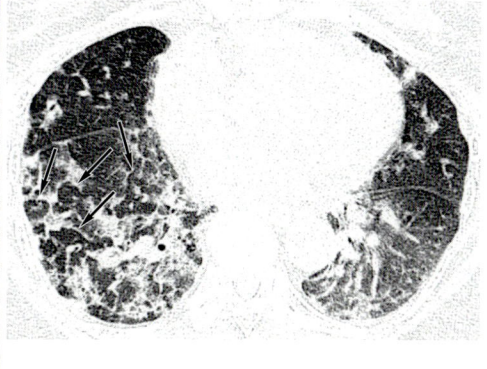

HRCT（下葉肺底部レベル）　　　　HRCT（気管分岐部上レベル）

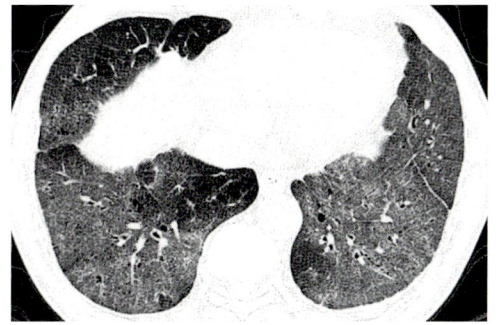

図3 50歳台，男性　全身性進行性硬化症，fibrotic NSIP
下葉全体にわたる均一なすりガラス影が認められる．内部に細かな網状影が認められるが，牽引性気管支拡張は明らかではない．嚢胞や蜂巣肺は認めない．

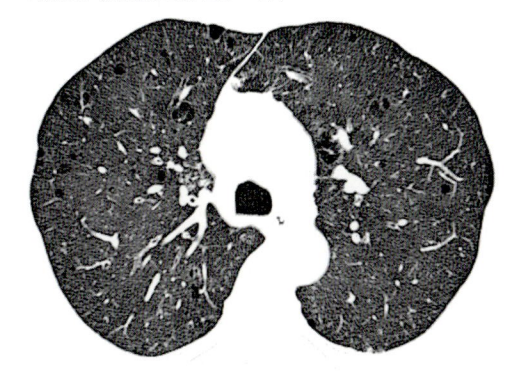

図4 50歳台，女性　Sjögren症候群
多発性に肺嚢胞が認められる．気管支壁の肥厚も認められるが，これも病変のひとつ．

ション状の結節・腫瘤や，区域性のコンソリデーション・すりガラス影を呈する．
　Sjögren症候群では種々の疾患に合併して壁の薄い嚢胞を形成することがあるが，この肺嚢胞は全肺野に比較的均等に分布し，密集することはない（図4）．

これは必読！

- Mayes MD, et al: Prevalence, incidence, survival, and disease characteristics of systemic sclerosis in a large US population. Arthritis Rheum 48: 2246-2255, 2003.
- Egashira R, et al: CT findings of thoracic manifestations of primary Sjögren syndrome: radiologic-pathologic correlation. RadioGraphics 33: 1933-1949, 2013.
- Capobianco J, et al: Thoracic manifestations of collagen vascular diseases. RadioGraphics 32: 33-50, 2012.

ちょっとひとこと

　肺高血圧は，肺動脈圧が25mmHg以上，肺動脈wedge pressureが15mmHg以下をいう．CTでは，肺動脈本幹直径が25mmあるいは29mm以上などで肺高血圧ありと診断すると比較的正診率が高いが，慢性間質性肺炎がある場合には偽陽性が多くなるといわれている．

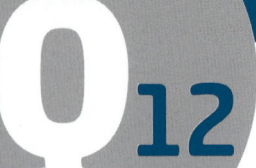

IV. びまん性肺病変　6. 職業性肺胸膜病変

Q12 珪肺症の診断の基本を教えてください．

Answer

1. 塵肺職歴が必須で，胸部単純X線写真の標準フィルムで粒状影の第1型以上の陰影を有する．
2. CTでは上肺野中間層やや背側優位に分布する比較的境界明瞭な粒状影を呈し，小葉中心性分布に加えて，小葉間隔壁や胸膜など広義間質にも病変を認める．
3. 合併症には，肺癌，結核，続発性気胸，続発性気管支炎，続発性気管支拡張症があり，これらの診断も重要である．

加藤勝也

珪肺症の概念

珪肺症とは職業性塵肺のひとつで，これまでわが国で最も頻度が多い塵肺であったが，近年その頻度は減ってきている．塵肺とは粉塵吸入により肺に生じた線維増殖性変化を主体とする疾病である．わが国ではじん肺法に基づいて，**塵肺標準フィルムを基準として，第1型以上の所見がある場合に塵肺と診断される**．珪肺症では粒状影（珪肺）の標準フィルム（図1）を用い，第1型以上の陰影を認める場合，さらに肺機能検査，合併症の有無を踏まえて塵肺管理区分が決定され，この区分に従って健康管理が行われている．

珪肺症の病理所見

小葉内でも吸入粉塵が沈着しやすい細気管支部で線維化病巣を形成し，結節を形成する．その結節は境界明瞭な円形結節で，膠原線維が渦巻き状になり同心円状の層状構造を呈する（図2）．**隣接する結節が癒合し塊状化すると大陰影を形成する**．

珪肺症の臨床所見

進行すると労作時呼吸困難を生じるが，陰影のわりに症状に乏しく，無症状であることも多い．喀痰や咳嗽が増強した場合は，結核，続発性気管支拡張症，続発性気管支炎などの合併症によることが多い．

珪肺症の合併症

以下の6疾病が合併症として認められており，これらを合併すると労災補償の対象となる．
肺結核，結核性胸膜炎，続発性気胸，続発性気管支炎，続発性気管支拡張症，原発性肺癌．

珪肺症の画像所見

1）胸部単純X線写真

上肺野優位に比較的境界明瞭な粒状影を多数認める．塵肺の進行とともに第1型から第3型と粒状影の密度が増していき，病変の範囲が中下肺にも広がる．さらに進行すると粒状影が癒合していき，

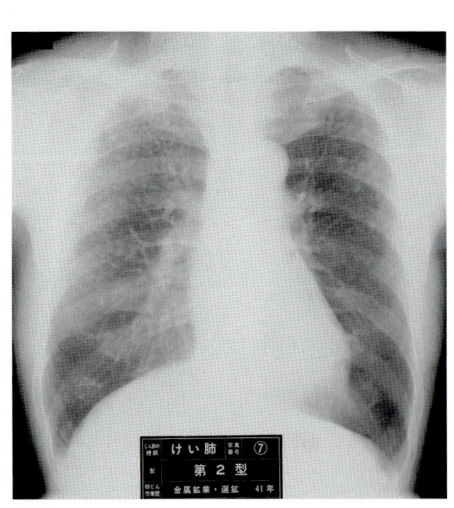

図1 塵肺標準フィルム
じん肺法では胸部単純X線写真を用い，この塵肺標準フィルムを基準として型分類する．第1型から第3型と進行するにつれ粒状影の密度が高くなり，腫瘤を形成すると第4型となる．
（厚生労働省：じん肺標準エックス線写真集フィルム版より転載）

Ⅳ. びまん性肺病変　6. 職業性肺胸膜病変

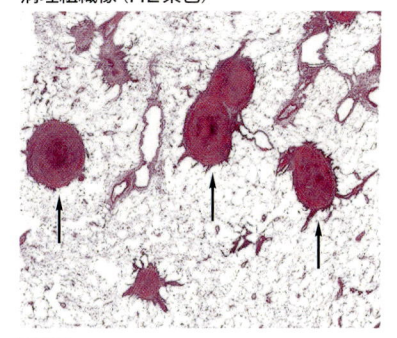

図2　70歳台，男性　珪肺症
珪肺結節（→）は，境界明瞭で好酸性が強く，内部には黒色調変化を伴う．一部結節は癒合傾向を有する．胸膜直下にも病変を認める．

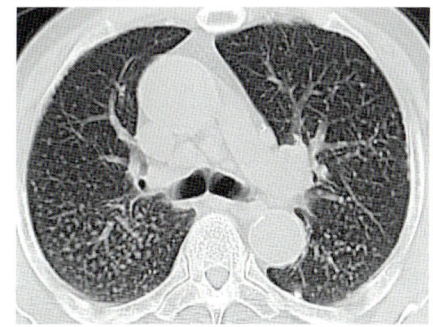

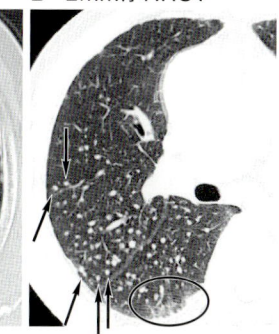

図3　70歳台，男性　珪肺症
A：両側性に境界明瞭な粒状影を中間層背側優位に認める．
B：胸膜と少し離れて分岐状影と連続するような小葉中心性の境界明瞭な粒状影（→）と，胸膜に接する"pseudo-plaque"と呼ばれる粒状影を認める（○印）．

図4　70歳台，男性　珪肺症（大陰影あり）
A：両側対称性に比較的境界明瞭な腫瘤を認め（→），内部には点状から結節状の石灰化を伴っている．縦隔，肺門にも同様の石灰化を伴うリンパ節腫大を認める．
B：両側大陰影のFDGの強い集積を認める．

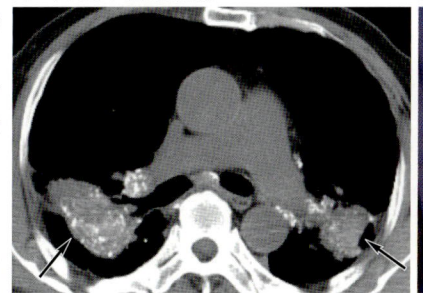

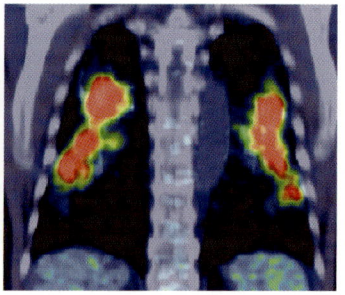

大陰影を形成すると第4型となる．第1～3型については標準フィルムとの対比で決定される．大陰影は上肺野優位に存在する．縦隔リンパ節は腫大し石灰化を伴うことが多い．進行した典型例では"卵殻状"と呼ばれる特徴的な石灰化を呈する．

2) CT

珪肺症に伴う粒状影は上肺野やや背側優位に分布し，吸入粉塵が沈着しやすい細気管支領域で線維化病巣を形成するため，小葉中心性分布を示す（図3）．さらに，吸入粉塵は小葉中心部からリンパ流によるクリアランスに伴い胸膜直下に移動し，そこでも線維化巣を形成し，いわゆる"pseudo-plaque"という病変を形成することもある（図3）．

個々の粒状影は比較的境界明瞭で，内部に石灰化を伴う場合もある．典型的な大陰影は上葉中間層やや背側に位置し，両側対称性で高吸収を呈し，一部石灰化を伴う（図4）．石灰化まではいかない程度の軽度高吸収を呈するリンパ節腫大を両側肺門から縦隔に認め，通常は両側対称性の腫大で，進行すると"卵殻状"と呼ばれる石灰化を伴う．

🔍 **これは必読！**
● 産業保健ハンドブックⅣ　じん肺－臨床・予防管理・補償のすべて．第2版，産業医学振興財団，2008．

💬 **ちょっとひとこと**
大陰影は珪肺結節が集簇することで塊状影を形成することによって生じ，進行性塊状線維化（progressive massive fibrosis；PMF）とも呼ばれる．離職後，粉塵曝露から隔離されても徐々に増大し，FDGが集積することから，肺癌との鑑別が問題となる．進行性塊状線維化は上肺野中間層に両側対称性に存在し，通常比較的高吸収で，内部に石灰化を伴うことも多い（図4）．さらに留意しておくべきなのが，時に内部が壊死し，自壊して空洞形成することがあることで，結核や壊死傾向が強い肺癌の鑑別対象となる．

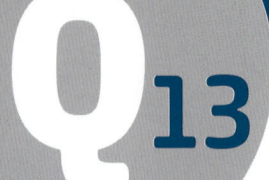

Ⅳ. びまん性肺病変　6. 職業性肺胸膜病変

Q13 石綿関連疾患にはどのようなものがありますか？

Answer

1. 胸膜病変として，1) アスベスト曝露の指標となる胸膜プラーク，2) 悪性で予後不良の胸膜中皮腫，3) 良性であるが，早期胸膜中皮腫との鑑別が問題となり経過は必ずしも良性とはいえない良性石綿胸水，4) 高度の呼吸障害を呈するびまん性胸膜肥厚がある．

2. 肺病変として，1) 職業性高濃度曝露で生じる職業性塵肺である石綿肺，2) 悪性病変として石綿肺癌，3) 良性石綿胸水でよく認められ肺癌との鑑別が問題となる円形無気肺がある．

3. 労災または石綿救済法による公的補償の対象疾病として，胸膜中皮腫，石綿肺癌，高度の呼吸障害を伴う石綿肺，びまん性胸膜肥厚がある．

加藤勝也

石綿関連疾患の曝露量と発症までの期間（図1）

職業性高濃度曝露によって生じる疾病として，石綿肺，石綿肺癌がある．胸膜中皮腫，胸膜プラークは近隣曝露など低濃度曝露でも生じる．良性石綿胸水とそれに合併して生じる頻度が高い円形無気肺，さらに良性石綿胸水後に続いて生じやすいびまん性胸膜肥厚は中等度の曝露で生じるとされている．

石綿曝露の医学的指標

画像的には胸膜プラーク，病理学的には石綿小体，石綿繊維の本数で石綿曝露の有無とその程度を評価する．胸膜プラークは低濃度曝露でも生じ，時間の経過とともに厚さを増し，石灰化を伴ってくるが，単純X線写真のみでも診断できるような高度の胸膜プラークや，CTにて広い範囲を占める胸膜プラークは，広範囲胸膜プラークとされ，比較的曝露量が多い所見として扱われる．

石綿関連疾患の画像所見

1) 胸膜プラーク

限局性板状の胸膜肥厚で両側性のことが多いが，稀に片側性の場合もある．曝露からの時間経過とともに厚さを増し，石灰化を伴う頻度が増す．好発部位は，中肺野腹側，下肺野背側，傍椎体部，横隔膜上などであり，単純X線写真での側胸部や横隔膜上，心膜沿いの限局的な板状石灰化所見は胸膜プラークに特徴的とされる（図2）．CTでは限局性板状の胸膜肥厚で筋肉と同程度の吸収値を呈し，石灰化を伴う場合，石灰化は壁側胸膜よりに偏在することがある（図3）．最近の労災や石綿救済法の認定要件には，広範囲プラークという用語が用いられる．これは単純X線写真のみでプラークと診断可能なもの（図2），またはCT上で半胸郭を縦隔部を除いて4分割し，この1/4以上の範囲にプラークが及ぶものを指す（図3）．

2) 胸膜中皮腫

石綿曝露との因果関係が強く，環境曝露など職業性曝露以外の低濃度曝露でも生じる．胸膜原発

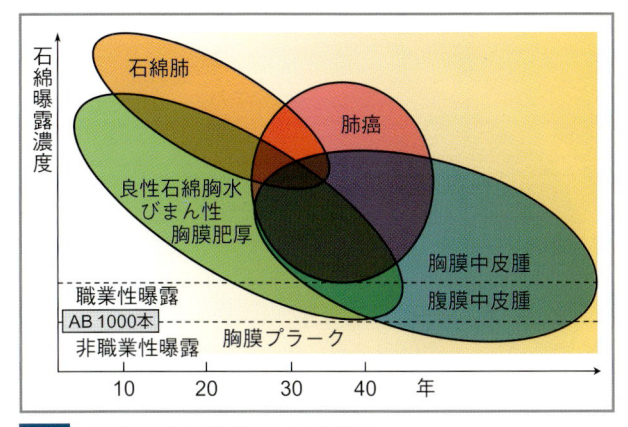

図1 疾患別石綿曝露濃度と潜伏期間
AB：石綿小体
(Bohlig H, et al, 1975を参考に作図)

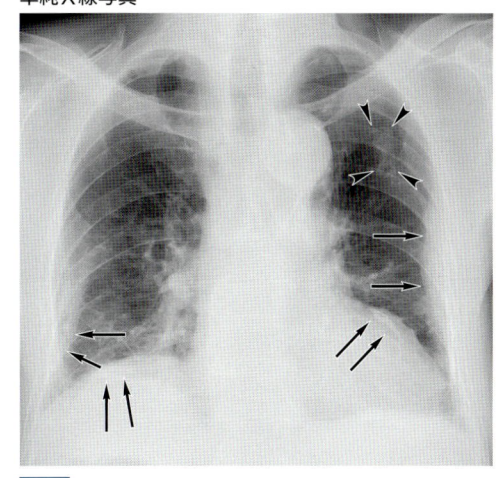

図2 80歳台，男性　胸膜プラーク
両側側胸膜部，右横隔膜上，心左縁に斑状〜板状の石灰化を伴う胸膜肥厚を認め，典型的な石灰化を伴う胸膜プラークの所見である(→)．前胸部や背側胸部の胸膜プラークは，斑状，腫瘤状，結節状の形態を呈することもある(▶)．

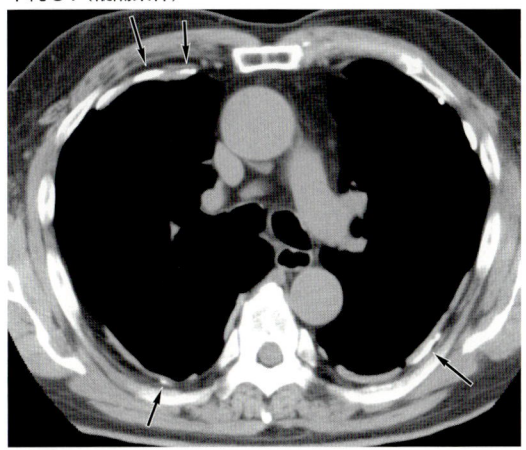

図3 60歳台，男性　胸膜プラーク
前胸壁側の板状胸膜肥厚も胸膜プラークに特徴的である．石灰化を伴う場合，陳旧性結核との鑑別が問題となるが，部分的に石灰化を認める場合，壁側胸膜側（外側寄り）の石灰化(→)が鑑別点である．

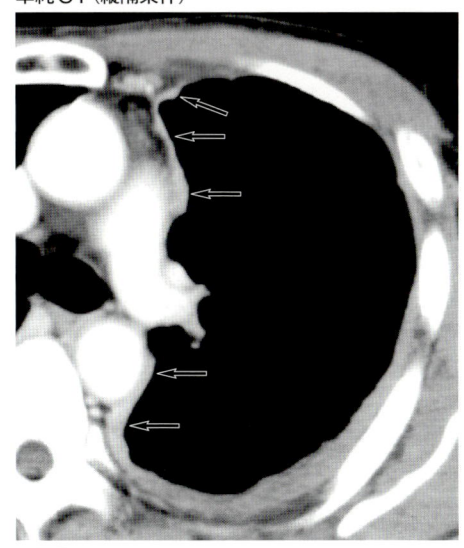

図4 70歳台，男性　胸膜中皮腫
左胸水と縦隔側を主体とした胸膜不整肥厚所見(→)を認める．

が最も多いが，腹膜，心膜，精巣漿膜にも生じる．胸膜中皮腫は，進行すると画像上は不整胸膜肥厚を認めるが，初期例では不整所見を伴わない場合もある．早期診断には縦隔側胸膜や葉間胸膜の不整肥厚所見に留意する必要がある(図4)．

3）良性石綿胸水
画像のみでは，不整所見を認めない早期胸膜中皮腫との鑑別は困難なため，胸水細胞診や胸腔鏡下胸膜生検にて中皮腫の除外が必要である．その他様々な原因でも胸水は生じるため，診断が困難であり，労災認定の場合は全例で厚生労働省での協議が必要となる．

4）びまん性胸膜肥厚
良性石綿胸水に引き続き生じることが多く，肋骨横隔膜角の鈍化を伴う．石綿曝露職歴3年以上と著しい呼吸機能障害［パーセント肺活量(％VC)60％未満など］に加えて，胸部単純X線写真にて片側の場合は側胸壁の1/2以上，両側の場合は左右そ

165

A 単純X線写真
B 単純CT（縦隔条件）
C HRCT

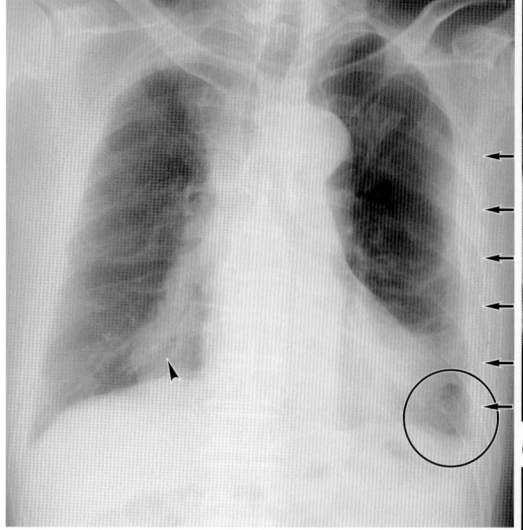

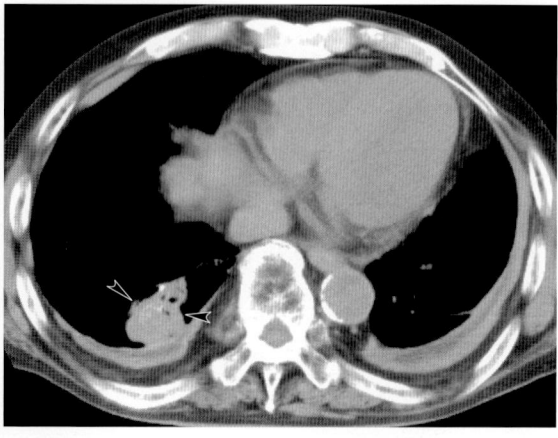

図5 70歳台，男性　びまん性胸膜肥厚
A：左肋骨横隔膜角の鈍化を認め（○印），左胸膜は片側胸郭の1/2を超える範囲で肥厚している（→）．びまん性胸膜肥厚の認定基準を満たす肥厚である．右下肺には円形無気肺も伴っている（▶）．
B：両側に被包化胸水と胸膜肥厚所見を認め，右下葉には円形無気肺（▶）も伴っている．右前胸部には胸膜プラークも認められる．
C：左胸膜と交差するように帯状の陰影を認める（→）．"crow's feet（おんどりの足）"と呼ばれ，胸膜との癒着により肺の可動性が失われることにより生じる部分的無気肺による所見である．

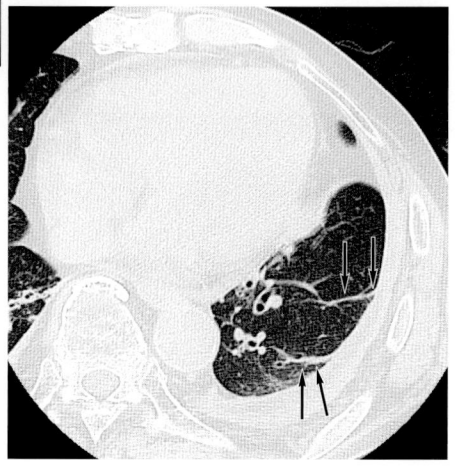

HRCT

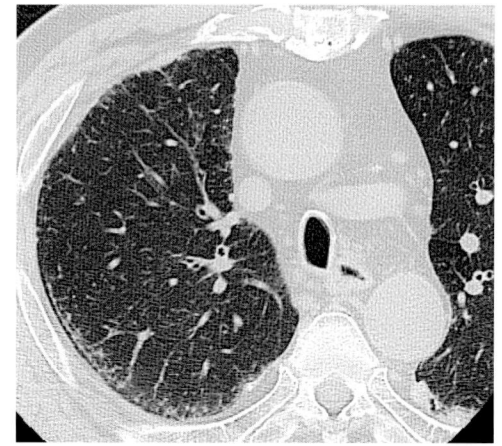

図6 70歳台，男性　石綿肺　断熱作業に40年間従事
胸膜からわずかに離れて，胸膜に沿った粒状影や線状影の所見を認める．石綿肺に特徴的とされる胸膜下粒状影や胸膜下曲線状陰影の所見である．

れぞれ1/4以上の肥厚の広がりがあることが必要である（図5-A）．臓側胸膜から肺に炎症が波及することで癒着を生じ，胸部CTにて"crow's feet（おんどりの足）"と呼ばれる胸膜と直行する索状影を広範囲に認める（図5-B，C）．

5）石綿肺

職業性塵肺のうちのひとつで，下肺野優位に不整形影を呈する．珪肺症と同様にじん肺法では標準フィルムとの対比で1型以上の所見を有する場合，石綿肺と診断される．特発性肺線維症をはじめとする特発性間質性肺炎との鑑別が問題となるが，石綿肺は職業性塵肺であり塵肺職歴が必須となる．さらに，石綿自体を扱うような石綿加工業や断熱作業のようなかなりの高濃度曝露により発症することに留意しておく必要がある．画像上の鑑別点として，HRCTでの胸膜下粒状影，胸膜下曲線状陰影が有名である（図6）．

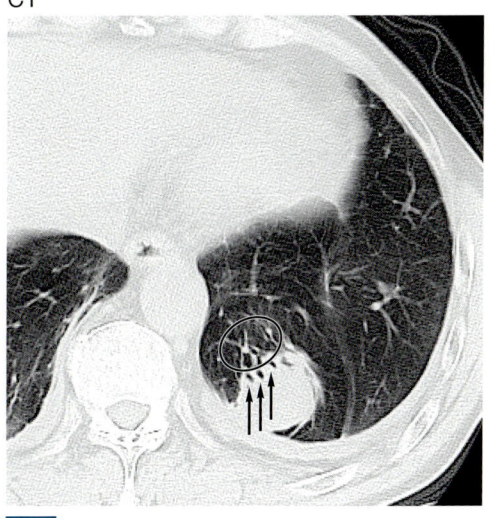

Ⅳ. びまん性肺病変　6. 職業性肺胸膜病変

図7 60歳台，男性　円形無気肺
左下葉に容量低下を伴う円形の無気肺所見を認める．中枢側基部にはair bronchogramを認め（→），comet-tail sign（○印）を伴っている．

図8 現時点（2016年1月）での石綿肺癌認定要件（一部省略）
＊石綿小体は乾燥重量1g当たり5000本以上，石綿繊維は5μm超が200万本以上または1μm超が500万本．

6）石綿肺癌

　画像所見としては，通常の肺癌と大差ないが，胸膜プラークや肺線維化の所見，石綿小体・繊維所見などの認定要件を満たすことで公的補償の対象となる（**ちょっとひとこと**参照）．

7）円形無気肺

　良性石綿胸水に合併して存在することが多く，comet-tail signが有名である（図7）．円形無気肺の中枢側基部にはair bronchogramを認める（図5，7）．造影CTやMRIでは胸膜の折れ込み像を確認できることが多い．

これは必読！

- Roach HD, et al: Asbestos: when the dust settles an imaging review of asbestos-related disease. RadioGraphics 22: S167-S184, 2002.

ちょっとひとこと

　労災・救済補償の対象となる疾病は，石綿肺癌，胸膜中皮腫，著しい呼吸障害を伴う石綿肺とびまん性胸膜肥厚となっている．これらの認定対象疾病に罹患し，一定期間以上の職歴を有する場合，労災となる．石綿肺癌と胸膜中皮腫については，職歴が全くない場合も含めて，石綿肺とびまん性胸膜肥厚については，職歴は有するが労災保険未加入など労災補償対象とならない場合に，認定要件を満たせば，石綿救済法の補償対象となる．図8に石綿肺癌の認定要件を示すが，全く職歴がなくても広範囲プラークなど一定の認定要件さえ満たせば，石綿肺癌として補償を受けることができるので，肺癌診療にかかわる放射線科医は，労災・救済の最新の認定要件の知識をもっておく必要がある．

IV. びまん性肺病変　7. アレルギー性肺病変

Q14 過敏性肺炎の特徴は何ですか？

Answer
1. 過敏性肺炎には急性，亜急性，慢性の3型がある．
2. 亜急性過敏性肺炎では淡い小葉中心性粒状影，すりガラス影が基本．
3. 慢性過敏性肺炎では肺の線維化，蜂巣肺が重要．

本多 修

過敏性肺炎とは

抗原を経気道性に反復して吸引することにより感作が成立し，抗原に対して免疫系が過剰に反応するようになり，アレルギー性肺炎を生じる．

真菌・細菌・抗酸菌のような微生物，動物などの異種蛋白，イソシアネートのような化学化合物など様々な物質が抗原となりうる．

職業歴（農夫肺，塗装工肺，きのこ栽培者肺，温室栽培者肺，さとうきび肺）や**ペット**（鳥飼病），**居住環境**（夏型過敏性肺炎，空調肺，加湿器肺，羽毛布団肺）など様々な原因が報告されている．

過敏性肺炎の病型

急性：大量の抗原に短期間曝露することで起こる．抗原曝露後4〜6時間後に発熱，咳嗽，呼吸困難を来す．

亜急性：少量の抗原に断続的・長期間曝露することで起こる．咳嗽，発熱，労作時の息切れなどが出現する．

慢性：急性発症反復型と潜在性発症型（急性過敏性肺炎のエピソードをもたない）がある．

慢性過敏性肺炎の診断基準
1）環境，抗原吸入誘発試験が陽性
2）当該抗原に対する抗体あるいはリンパ球増殖試験が陽性
3）拘束性肺機能障害が**1年以上**にわたって進行
4）咳嗽，喀痰，呼吸困難，発熱などが**6か月以上**持続
5）高分解能CT（HRCT）で線維化と蜂巣肺

6）組織学的に線維化の存在

1）か2），3）か4），5）か6）の3項目以上を満たせば慢性過敏性肺炎と診断される．

日常臨床においては亜急性型に遭遇することが多く，急性型は少ない．

過敏性肺炎の病理所見

急性：肺胞や呼吸細気管支に好中球浸潤，びまん性肺胞傷害（diffuse alveolar damage；DAD），cellular NSIP（nonspecific interstitial pneumonia），肺胞壁の毛細血管炎など

亜急性：①リンパ球性胞隔炎，②細気管支壁・肺胞管・肺胞腔に類上皮性肉芽腫・巨細胞，③肺胞腔内器質化，④細胞性細気管支炎

慢性：①細気管支中心性の間質性肺炎像，②小葉中心性の線維化，小葉辺縁の線維化，両者をつなぐ架橋線維化，③疎な肉芽腫や巨細胞，④慢性の細気管支炎と線維化

過敏性肺炎の画像所見

1）胸部単純X線写真

多くの場合正常．5mm以下の多数の淡い粒状影，すりガラス影，コンソリデーション．線維化が進行すれば網状影や蜂巣肺，肺野の容積減少．

2）CT

急性：びまん性の**すりガラス影，コンソリデーション**．小葉中心性粒状影を伴うこともある．

亜急性：境界不明瞭な**淡い小葉中心性粒状影**（細胞性細気管支炎，非乾酪性肉芽腫，細気管支周囲間

Ⅳ. びまん性肺病変　7. アレルギー性肺病変

HRCT

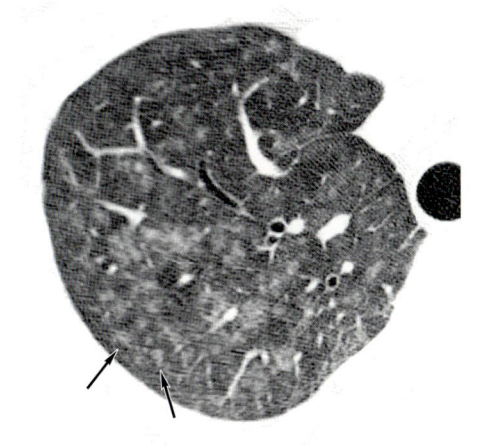

図1 50歳台，女性　亜急性過敏性肺炎
小葉中心性の淡い粒状影（→）が主体で，すりガラス影を伴っている．

HRCT

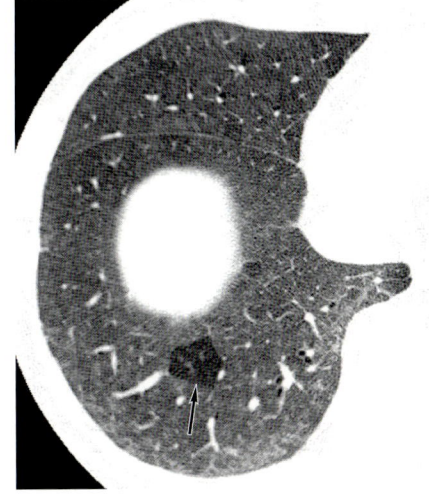

図2 50歳台，女性　亜急性過敏性肺炎
すりガラス影がびまん性に存在し，二次小葉単位のair trappingのため多角形状に肺野吸収値が低下した部分（→）を伴っている．

A　HRCT

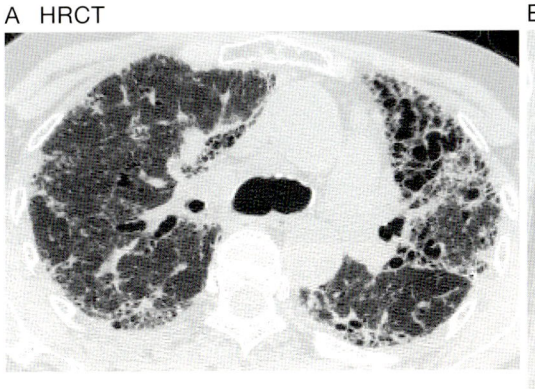

B　MPR冠状断像

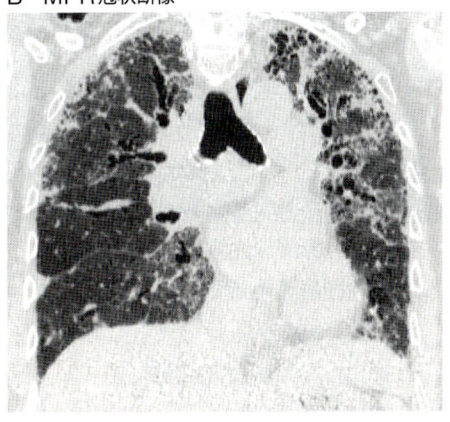

図3 60歳台，女性　慢性過敏性肺炎
A：両側肺にすりガラス影や不整な線状影，網状影，牽引性気管支拡張，小葉中心性粒状影が認められる．
B：病変の分布は上肺野の末梢側に強く，肺底部の病変は少ない．

質の肺炎に相当．図1），両側びまん性のすりガラス影，二次小葉単位の肺野吸収値低下，air trapping（図2），head cheese sign（様々な肺野吸収値の上昇・低下がモザイク状に存在）．

慢性：不整な線状影，網状影，牽引性気管支・細気管支拡張（図3），**蜂巣肺**．急性・亜急性の画像所見を伴うこともよくある．

🔍 これは必読！
- Hirschmann JV, et al: Hypersensitivity pneumonitis: a historical, clinical, and radiologic review. RadioGraphics 29: 1921-1938, 2009.

💬 ちょっとひとこと
慢性過敏性肺炎の診断基準のひとつはHRCTにおける肺の線維化，蜂巣肺であるが，特発性間質性肺炎や膠原病肺，薬剤性肺炎などとの画像上の鑑別が困難であることが多い．両側上肺野末梢の気道周囲に所見があれば，慢性過敏性肺炎を疑うとの意見もある．

Ⅳ. びまん性肺病変　8. 血管炎

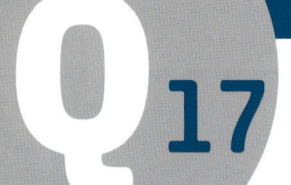

Q17 代表的な血管炎の特徴を教えてください．

Answer

1. 多発血管炎性肉芽腫症：多発性，両側性の結節や腫瘤が多く，時に空洞形成を伴う．気道病変を伴うこともある．
2. 好酸球性多発血管炎性肉芽腫症：好酸球性肺炎と喘息に伴う気道の異常が主な所見であり，末梢優位のコンソリデーションやすりガラス影が多い．
3. 顕微鏡的多発血管炎：肺胞出血あるいは間質性肺炎を合併するが，日本では肺病変の頻度が高く，特に間質性肺炎が多い．

岡島由佳，栗原泰之

　原発性全身性血管炎（血管炎症候群）は罹患血管のサイズに基づき大きく分類されるが，肺を侵す血管炎は，主に小血管を侵す血管炎と，比較的大きな血管を侵す血管炎である．前者では毛細血管炎（capillaritis）による肺胞出血が主として起こり，代表的な疾患には多発血管炎性肉芽腫症，好酸球性多発血管炎性肉芽腫症，顕微鏡的多発血管炎があり，これらは抗好中球細胞質抗体（anti-neutrophil cytoplasmic antibody；ANCA）という共通の疾患標識抗体に基づいてANCA関連血管炎と総称される．後者では肺動脈病変を起こし，高安動脈炎やBehçet病などがある．

多発血管炎性肉芽腫症（granulomatosis with polyangiitis；GPA）

　壊死性肉芽腫性血管炎で，欧米ではANCA関連血管炎の中で，最も多い．proteinase 3（PR3）-ANCAは45〜90％，myeloperoxidase（MPO）-ANCAは20〜55％で陽性となる．日本では欧米よりもPR3-ANCA陽性率が低く，MPO-ANCA陽性率が高い．

　好発年齢は40〜60歳台で，多くは上気道（鼻出血，鞍鼻など），肺（血痰，呼吸困難など），腎（急速進行性腎炎）の順に症状が出現する．3臓器すべての症状を示す例は全身型，上気道と肺の単臓器あるいは2臓器に病変が留まる例は限局型と分類される．

A　単純X線写真　　　B　CT

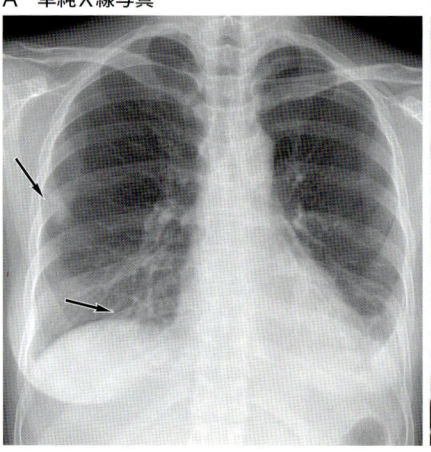

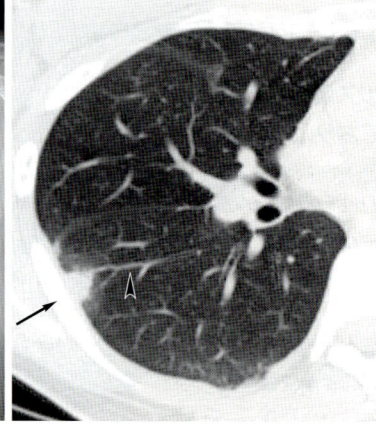

図1 30歳台，女性　多発血管炎性肉芽腫症
A：右中肺外側や下肺に結節を認める（→）．左側優位に両側胸水が貯留している．
B：右肺下葉に胸膜と接する結節を認め（→），周囲にすりガラス影を伴う（CT halo sign）．結節に入り込む肺血管を認める（feeding vessel sign．▶）.

174

[画像所見]（図1, 2）

肺胞出血や壊死性肺炎が起こり，胸部単純X線所見では単発あるいは多発の結節影や浸潤影が高頻度である．

CT所見では，1) 結節・腫瘤影が最も頻度が高く（90％），次いで，2) コンソリデーションやすりガラス影（20〜30％）がみられる．3) 気管や気管支，細気管支壁肥厚などの気道病変も比較的高頻度にみられる．胸水を伴うこともある（10％）．

結節・腫瘤影は多発性，両側性が8割以上で，胸膜下や気管支血管周囲に分布する．疾患の進行に伴って増大し，疾患活動性の指標になるともされている．15〜20％で空洞形成を伴い，空洞壁は厚く不整であることが多い．血管炎による出血を反映して周囲にすりガラス影を伴うこと（CT halo sign）や，結節や腫瘤に肺動脈が入り込む所見（feeding vessel sign）がみられることもある．

CT

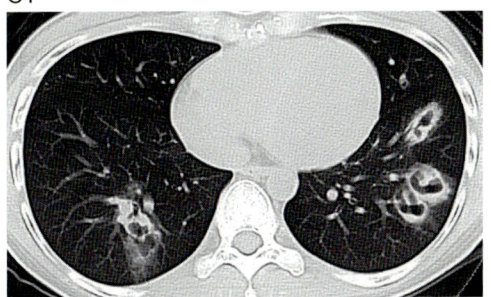

図2 20歳台，女性　多発血管炎性肉芽腫症
両肺下葉に空洞を伴う腫瘤が多発し，周囲にすりガラス影もみられる．気管支血管束に沿って分布している．空洞の壁は厚い．

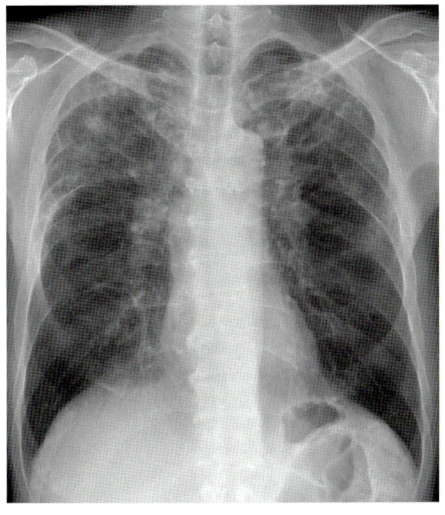

好酸球性多発血管炎性肉芽腫症（eosinophilic granulomatosis with polyangiitis；EGPA）

好酸球浸潤を伴う微小血管の壊死性肉芽腫性血管炎で，MPO-ANCAが35〜70％で陽性となる．30〜60歳台に多い．喘息やアレルギー性鼻炎，好酸球増多が先行し，発熱や体重減少などの全身症状とともに血管炎症状（多発単神経炎，筋力低下，多関節痛，筋肉痛，紫斑など）を生じる．高頻度に肺が侵される．

[画像所見]（図3, 4）

好酸球性肺炎と喘息に伴う気道の異常が主な所見である．画像上，Löffler症候群や慢性好酸球性肺炎などの他の好酸球性肺炎群との鑑別は困難である．

胸部単純X線所見は一過性，移動性の末梢優位の非区域性コンソリデーションを呈する．少量の胸水を伴うこともある（約30％）．25％で単純X線所見は正常である．

CT所見は，1) 末梢優位のコンソリデーションやすりガラス影が高頻度にみられ，2) 小葉中心性粒状影，3) 気管支壁肥厚，4) 小葉間隔壁肥厚などが主な所見である．10〜50％に胸水を認める．

顕微鏡的多発血管炎（microscopic polyangiitis；MPA）

微小血管の壊死性血管炎で，肉芽腫性炎症を伴わない．日本で最も多いANCA関連血管炎である．MPO-ANCA陽性となることが多いが，特に日本では欧米（60〜70％）よりも陽性率が高く，90％以

A　単純X線写真　　　B　CT

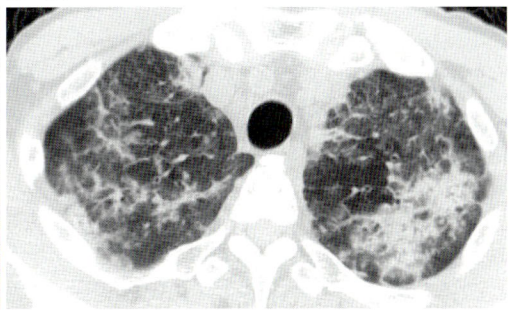

図3 50歳台，男性　好酸球性多発血管炎性肉芽腫症
A：両側上中肺に非区域性の癒合影，気管支血管周囲束の肥厚を認める．両側肺門リンパ節腫大がある．
B：両肺に非区域性に網状索状影やコンソリデーション，すりガラス影を認める．気管支壁肥厚や小葉間隔壁肥厚がある．

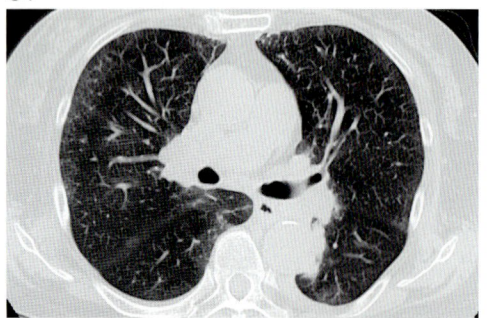

図4 70歳台，女性　好酸球性多発血管炎性肉芽腫症
両肺末梢にすりガラス影や小葉中心性粒状影を認め，気管支壁は軽度肥厚している．少量の両側胸水がある．

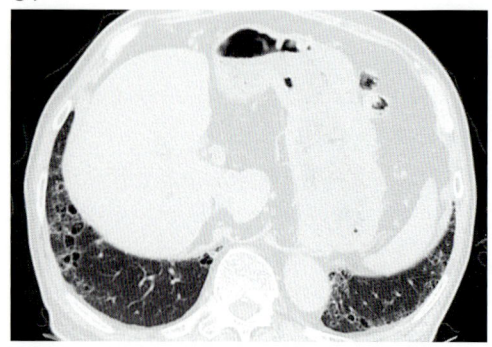

図5 70歳台，男性　顕微鏡的多発血管炎（MPO-ANCA陽性），間質性肺炎
両肺下葉の胸膜直下や胸膜下に，囊胞や網状粒状影，気管支拡張を認める．

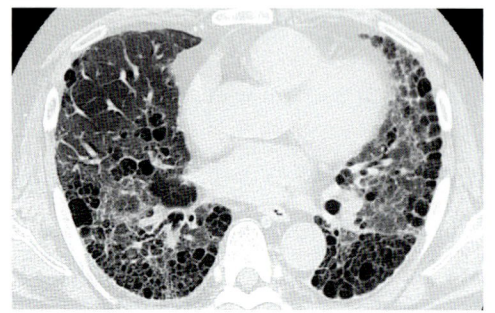

図6 70歳台，男性　顕微鏡的多発血管炎（MPO-ANCA陽性），間質性肺炎
両肺に広範囲に蜂巣肺が形成され，気管支拡張やすりガラス影を認める．

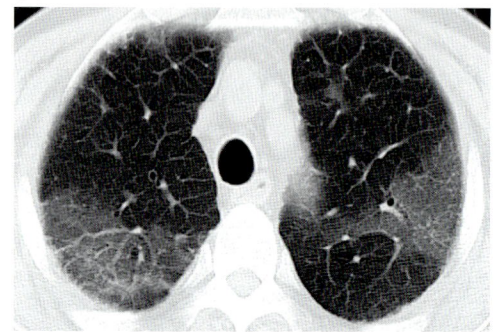

図7 70歳台，男性　顕微鏡的多発血管炎（MPO-ANCA陽性），肺胞出血
両肺に広範囲にすりガラス影を認め，小葉間隔壁肥厚を伴う．

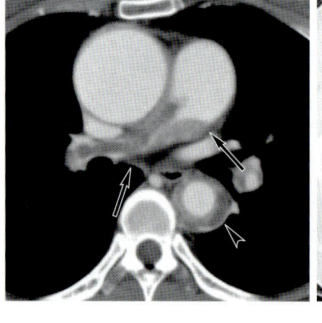

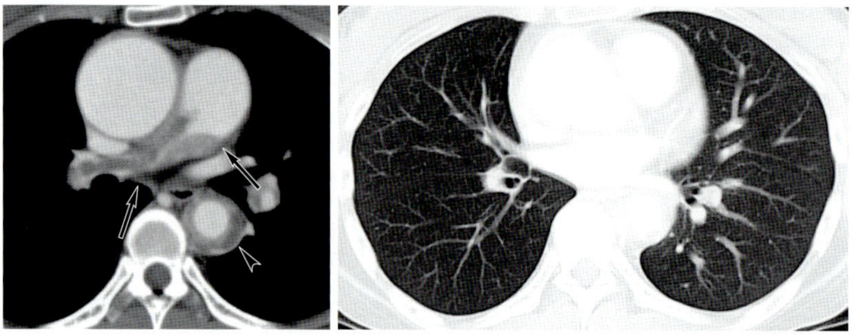

A　造影CT（縦隔条件）　B　造影CT（肺野条件）

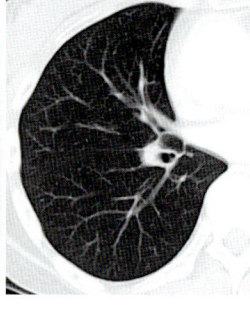

図8 20歳台，女性　高安動脈炎（急性期）
A：右肺動脈に著明な壁肥厚があり（→），内腔は狭窄している．下行大動脈にも壁肥厚があり（▶），上行大動脈は拡張している．
B：右肺の血管は左肺と比較して全体に細く，肺の透過性が亢進している．

上で陽性となる．
　発症年齢は50歳台に多い．発熱や全身倦怠感などを伴い，腎（半月体形成性急速進行性腎炎）と肺（肺胞出血あるいは間質性肺炎）の2臓器に病変を呈する．欧米では肺病変が比較的少ないのに対して，日本を含むアジアでは肺病変の頻度が高く，その多くは間質性肺炎である．間質性肺炎の経過中にMPO-ANCAが陽転し，その後，顕微鏡的多発血管炎を発症することもある．

[CT所見]（図5〜7）
- 間質性肺炎：両側非対称性，下肺・外層優位に網状影や牽引性気管支拡張，蜂巣肺（honeycombing），すりガラス影を呈する．
- 肺胞出血：すりガラス影やコンソリデーションが最も多い．約半数で気管支壁肥厚，小葉間隔壁肥厚，小葉中心性結節を呈する．

高安動脈炎 (Takayasu arteritis)

原因不明の大型血管炎で，弾性血管が侵され，大動脈や主要分枝血管，冠動脈，肺動脈などが侵される．

若年女性（15〜35歳）に多く，症状は発熱，頸部痛，全身倦怠感などのほか，狭窄や閉塞を来した動脈支配域の虚血障害，拡張病変に伴う動脈瘤や解離など多彩な局所症状を呈する．

[CT所見]（図8）

急性期には血管壁肥厚を認める．単純CTにて動脈壁は軽度高吸収，造影後期相にて中膜と外膜が造影増強され，内膜はリング状低吸収を呈する．少量の心嚢液や胸水を伴うこともある．慢性期では動脈の広狭不整や狭窄，広範囲に連続する動脈壁の石灰化がみられることが多い．肺動脈は末梢まで弾性動脈であるため，亜区域以下にも病変が生じ，局所的な血管影の減少や狭細化，肺の透過性亢進がみられることもある．

Behçet病 (Behçet's disease)

多臓器を侵す難治性疾患で，口腔粘膜アフタ性潰瘍，皮膚症状，ブドウ膜炎，外陰部潰瘍を主症状とする．特殊型として血管病変を伴う血管型Behçetがあり，肺病変を来す．血管病変は動静脈のいずれにも起こり，動脈病変は大型〜中型動脈に血栓性閉塞や動脈瘤を形成する．肺動静脈も侵され，肺動脈瘤やそれに伴う肺出血，肺梗塞が起こる．肺動脈瘤の破裂は致死的な喀血ともなりうる．

CT所見では，肺動脈瘤や瘤破裂による肺出血，末梢の肺梗塞などがみられる．

表 血管炎の分類 (CHCC 2012)

大型血管炎（大動脈と四肢や頭頸部に向かう最も大きな分枝）
高安動脈炎
巨細胞性動脈炎
中型血管炎（各臓器に向かう主要動脈とその分枝血管）
結節性多発動脈炎
川崎病
小型血管炎（細動脈，毛細血管，細静脈）
1. ANCA関連血管炎
顕微鏡的多発血管炎 (MPA)
多発血管炎性肉芽腫症 (GPA，旧名Wegener肉芽腫症)
好酸球性多発血管炎性肉芽腫症 (EGPA，旧名Churg-Strauss症候群)
2. 免疫複合体性血管炎
抗糸球体基底膜病
クリオグロブリン血症性血管炎
IgA血管炎（旧名Henoch-Schönlein紫斑病）
低補体血症性蕁麻疹様血管炎（抗C1q血管炎）
多彩な血管を侵す血管炎
Behçet病
Cogan症候群
単一臓器の血管炎
皮膚白血球破砕性血管炎
皮膚動脈炎
原発性中枢神経性血管炎
孤発性大動脈炎
その他
全身疾患に関連した血管炎
ループス血管炎
リウマチ性血管炎
サルコイド血管炎
その他
病因が判明している血管炎
C型肝炎ウイルス関連クリオグロブリン血症性血管炎
B型肝炎ウイルス関連血管炎
梅毒性大動脈炎
薬剤関連免疫複合体性血管炎
薬剤関連ANCA関連血管炎
腫瘍関連血管炎
その他

ANCA：anti-neutrophil cytoplasmic antibody
(Jennette JC, et al: 2012 revised International Chapel Hill Consensus Conference Nomenclature of Vasculitides. Arthritis Rheum 65: 1-11, 2013 より改変して転載)

これは必読！

- Chung MP, et al: Imaging of pulmonary vasculitis. Radiology 255: 322-341, 2010.

ちょっとひとこと

2012年のChapel Hill Consensus Conference (CHCC 2012) では，CHCC 1992における全身性血管炎の3つのカテゴリー（大型・中型・小型血管炎）に新たに4つのカテゴリーが加わり，26疾患となった（表）．また，小型血管炎の人名を冠する3疾患が，病態や病因に基づく疾患名に変更された．

Q18 薬剤性肺炎にはどのようなものがありますか？

Answer

1. 薬剤性肺炎は，薬剤に起因する肺障害であるが，その病理像はきわめて多彩であり，したがって画像所見も多彩である．画像所見のみによる診断は困難で，画像や臨床情報を合わせて，原疾患の進行や感染症を除外しなければならない．

2. 画像は，過敏性肺炎に類似するパターン（過敏性肺炎類似型），急性間質性肺炎に類似するパターン（DAD型），特発性器質化肺炎に類似するパターン（器質化肺炎類似型），非特異性間質性肺炎に類似するパターン（NSIP類似型）などに分類されるが，画像パターン分類の問題点と限界を十分に理解してパターン分類をする必要がある．

3. 画像診断の最も重要な役割のひとつは，既存の慢性線維化性間質性肺炎にある．

酒井文和

病態，病理

薬剤性肺炎の病理像はきわめて多彩であるが，病理像から薬剤性肺障害の診断や原因薬剤を推定することはできない．薬剤性肺障害診療で最も問題となるのは，その確定診断の難しさである．すなわち，信頼に足る非侵襲的な検査方法がないために，診断には類似する他疾患（感染症や原疾患の進行，心不全など）の除外が必要であり，主に薬剤服用歴と発症の時間的経過によって行われている．信頼に足る臨床検査であるchallenge test（少量の被疑薬を投与し，症状や画像所見の出現，悪化の有無を調べる）は，倫理的問題から施行が制限される．画像診断医にとって最も重要な点は，慢性線維化性間質性肺炎は薬剤性肺障害の大きなリスク因子である点である．

画像所見とその臨床的意義

画像所見の基本は，両側肺の非区域性分布を示すコンソリデーションあるいはすりガラス影で，小葉内網状影や小葉間隔壁の肥厚を伴うことが稀ではない．画像パターン分類は，画像所見で特発性肺疾患のどの画像に類似するかで分類されるもので，必ずしも病理や病態の背景まで担保するものではない．薬剤性肺障害では画像と病理の対比が十分ではないが，背景となる病理をある程度反映した画像パターン分類は以下のようである．特殊な薬剤を除いて画像所見から被疑薬を特定することはできない．単一の薬剤でも基礎疾患や投与量や方法，個体の反応性などに応じて種々のパターンを呈しうる．

1）DAD（AIP[†]類似）型と非DAD型

DAD型は背景病理にびまん性肺胞傷害（diffuse alveolar damage；DAD）を想定するパターンである．広範な両側非区域性コンソリデーション，すりガラス影と牽引性気管支拡張などの構造改変所見がみられる．浸出病変が高度であることを示唆する小葉内網状影もみられる（図1）．DAD型は予後が不良である．（[†]AIP：acute interstitial pneumonia．急性間質性肺炎）

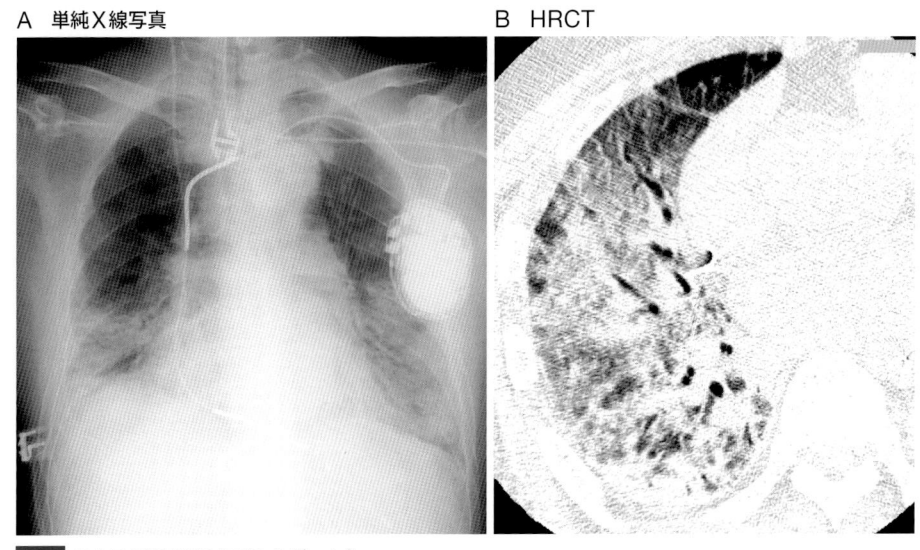

図1 DAD型肺障害（アミオダロン）
A：心拡大を認める．広範な両側性コンソリデーションを認める．
B：右肺のHRCTでは，広範なすりガラス影およびコンソリデーションを認める．牽引性気管支拡張を認めないが，広範な肺水腫様陰影であり，DAD型の肺障害を示唆する．

DAD型以外の肺障害では，画像所見の病理的背景の解明が十分でなく，また画像所見の相違が直接に生命予後の相違に結び付かないことから，非DAD型として一括される．非DAD型には，過敏性肺炎（hypersensitivity pneumonitis；HP）類似型，特発性器質化肺炎（cryptogenic organizing pneumonia；COP）類似型，非特異性間質性肺炎（nonspecific interstitial pneumonia；NSIP）ないしOP with fibrosis類似型などがある．これらの画像病型の背景病理の検討は不十分であり，本当にこのような病態が背景にあるのかどうかの確証は得られていない例が多い．

またDAD型の初期像が，非DAD型と画像上鑑別できないので注意を要する（発症初期には非DAD型の画像パターンでもDADの初期のことがある）．鑑別上，重要な疾患は，薬剤性肺障害以外の原因によるDAD，非DAD型の薬剤性肺障害，心原性肺水腫などである．

2）HP類似型

過敏性肺炎（HP）に画像所見が類似するパターンであり，構造改変のないすりガラス影や小粒状影が主体の所見である（図2）．気道吸入抗原に対する過敏性肺炎と違い，小粒状影の多くはリンパ路沿いの分布を示すが，時に小葉中心性分布を示す例

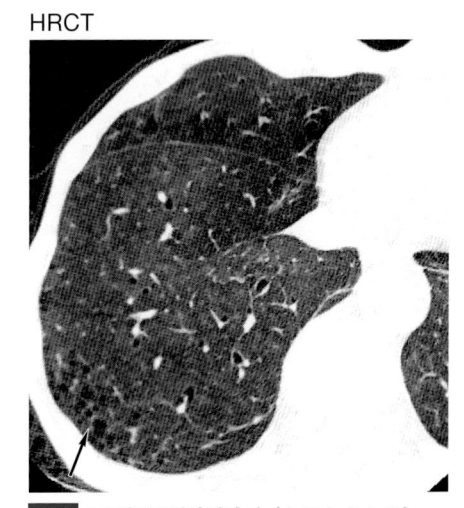

図2 HP類似型肺障害（パクリタキセル）
右肺下葉に肺気腫と考えられる所見を認めるが（→），それに加えて肺野全般にわたる淡いすりガラス影を認め，一部淡い粒状影が混在している．構造改変所見を認めない．

がある．なぜ薬剤性肺障害で小葉中心性分布を示しうるのかは十分解明されていない．病理学的には，単核球の胞隔への浸潤が主体になるが，肉芽腫形成をみることがある．画像所見は，広範なすりガラス影や広義間質分布，または小葉中心性分布を示す粒状影である．牽引性気管支拡張などの

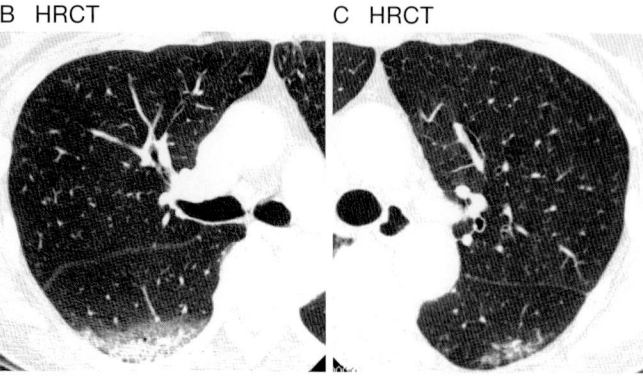

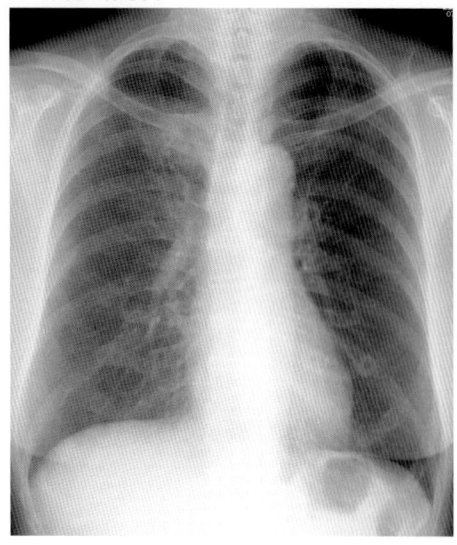

図3 COP類似型肺障害（リンパ腫に対するCHOP療法後）
A：右肺下肺野外側にコンソリデーションを認める．
B：右肺のHRCTでは背側寄りの胸膜下に非区域性コンソリデーションや，すりガラス影を認める．
C：左肺にも同様の陰影を認める．

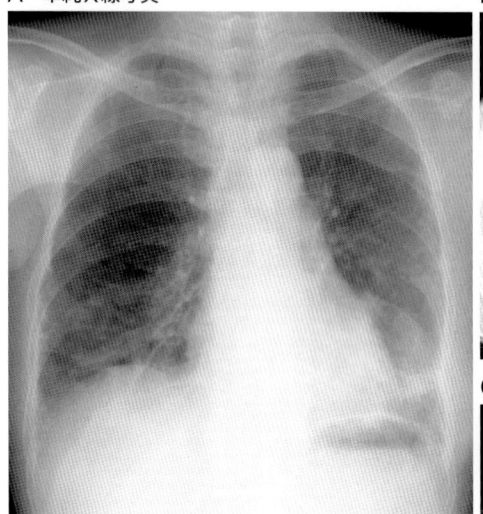

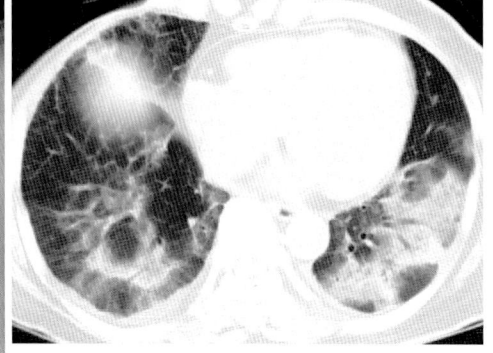

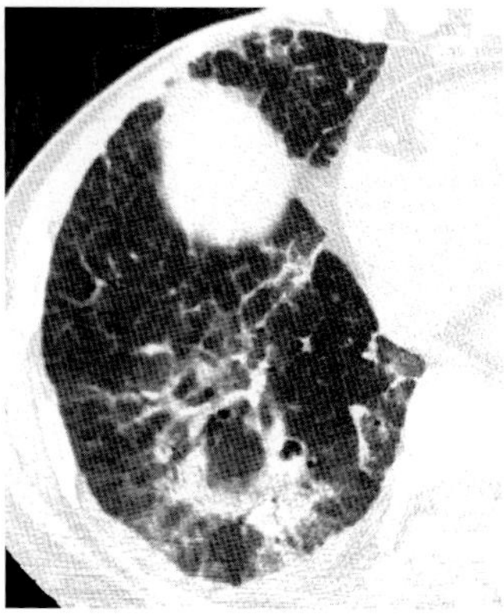

図4 NSIP類似型肺障害（乳癌に対する化学療法後）
A：両側下肺優位の気管支血管束に沿うコンソリデーションがみられる．
B：両肺のすりガラス影に加えて，気管支血管束沿いのコンソリデーションを認める．
C：HRCTでは肺野のすりガラス影，気管支血管束沿いのコンソリデーションを認め，小葉間隔壁の肥厚を認める．

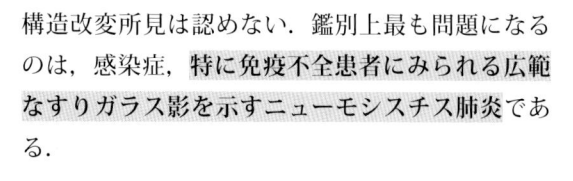

構造改変所見は認めない．鑑別上最も問題になるのは，感染症，特に免疫不全患者にみられる広範なすりガラス影を示すニューモシスチス肺炎である．

3）COP類似型
画像上，特発性器質化肺炎（COP）に類似する画像パターンを示す．慢性好酸球性肺炎型の薬剤性肺障害も同様のパターンを示すことがある．画像所見は，肺野末梢側優位（胸膜直下）または気管支

Ⅳ. びまん性肺病変　9. 薬剤性肺炎

CT

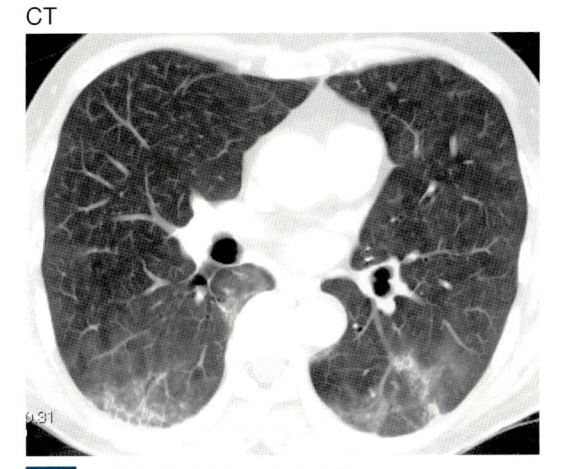

図5 mTOR阻害薬による肺障害
気管支血管束沿いのコンソリデーションや，すりガラス影を認める．臨床症状は全く認めなかった．

HRCT

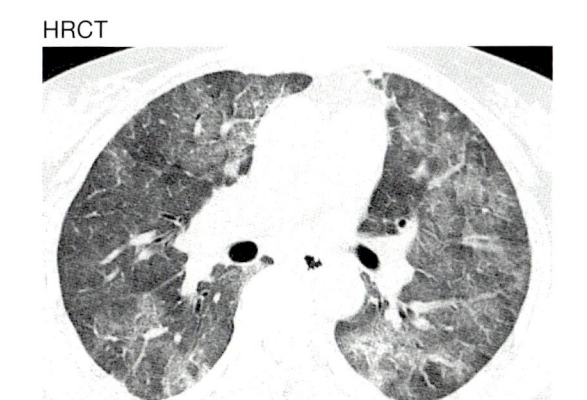

図6 関節リウマチ患者に生じたMTX肺障害
両肺の広範なすりガラス影であり，牽引性気管支拡張などの構造改変所見を認めない．HP類似型の所見であるが，画像所見のみによるニューモシスチス肺炎との鑑別は困難である．

血管束沿いの多発非区域性コンソリデーションや，すりガラス影である(図3)．鑑別診断で重要なものは，細菌感染を中心とする感染症である．

4) NSIP (OP with fibrosis) 類似型

画像所見でコンソリデーションと，すりガラス影の混在したNSIP様の所見を呈するパターンである．病理的背景は，OP with fibrosisなどと呼ばれている急性ないし亜急性の経過をとるパターンと考えられるが，その病理的背景は完全に明らかにされていない．OP with fibrosisは急性肺障害の一型で，通常のNSIPよりも強い肺障害を現し，標本の採取部位や時期次第でOPともNSIPとも，またorganizing DADを示すこともある．画像所見は，すりガラス影に加えて，気管支血管束沿いまたは胸膜下の多発コンソリデーションの混在を認めることが多い(図4)．

● **特殊な薬剤による肺障害の画像所見**

アミオダロンはヨード分子を含む抗不整脈薬で，重篤な肺障害を生じうる．画像所見は，基本的にその他の薬剤性肺障害と同様であるが(図1参照)，肺や肝にアミオダロンが沈着するので，コンソリデーションが高吸収になり，肝の吸収値が上昇する．肺癌に対するtyrosine kinase inhibitorなどの分子標的薬では，3〜8%程度で肺障害を生じ，通常の抗腫瘍薬に比べてその発生率が高いが，死亡率は通常の抗腫瘍薬に比べて変わらない．

mTOR阻害薬では，肺障害の頻度が非常に高く30〜50%程度に肺障害が生じうるとされるが，その多くは臨床症状を欠くgrade 1の症例(画像所見のみみられる)である．HP類似型パターンや気管支血管束沿いに陰影を形成することが多い(図5)．軽症例では，専門医の厳重な管理下であれば，仮に肺障害が発生しても投与による治療効果がリスクを上回れば薬剤投与の継続も容認される．

関節リウマチは薬剤性肺障害のリスクの高い疾患で，古くから多くの抗リウマチ薬による肺障害が報告されてきた．最近の標準治療は低用量メトトレキサート(MTX)と生物製剤となっているが，MTX肺障害は，HP類似型のパターン(図6)をとることが多い．MTX肺障害は，画像所見ではニューモシスチス肺炎と鑑別が難しく，血清β-D-glucanの上昇や気管支肺胞洗浄(BAL)でのPneumocystis病原体の検出が鑑別上の決め手になる．

また，生物製剤は，免疫反応をブロックするために薬剤性肺障害の頻度は低く，生物製剤使用中の患者では，急性ないし亜急性肺障害の原因として，感染症(ニューモシスチス肺炎を含む)の頻度が圧倒的に高いことを鑑別上考慮すべきである．

● **薬剤性肺障害診療における画像診断の役割**

画像所見のみによる薬剤性肺障害の診断は難し

V. 心血管性病変

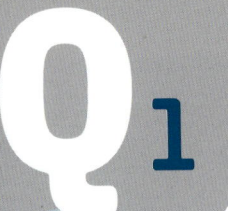

Q1 静脈血栓塞栓症の診断の基本を教えてください.

Answer

1. 肺血栓塞栓症の診断は, 造影CTが第一選択である.
2. 肺血栓塞栓症の塞栓源の90％以上が下肢静脈の血栓なので, 肺動脈とともに下肢静脈の評価も必要である.
3. 肺血栓塞栓症は急性と慢性では病態と治療法が大きく異なるので, 明確に分けて診断するべきである.

星 俊子

　肺血栓塞栓症の塞栓源の大部分は深部静脈血栓症であり, この両者は1つの病態と考えられ, 静脈血栓塞栓症と称される.

● 急性肺血栓塞栓症の胸部単純X線写真（図1-A）

　急性肺血栓塞栓症の10～20％の症例では胸部単純X線写真で異常所見を認めないが, 多くの場合はなんらかの所見を認める. 肺門部肺動脈の拡張と末梢肺動脈の急峻な狭小化（knuckle sign）や, 局所的な血管影の減少（Westermark's sign）を認めることがある. 呼吸困難や酸素飽和度の低下が明らかなのに, 胸部単純X線写真で肺野に浸潤影などを認めず所見が乏しい場合, 急性発症であれば急性肺血栓塞栓症を疑って, 造影CTの施行を検討するべきである.

● 検査方法の選択

　造影CTが第一選択である（図1-B～D）. 下肢静脈も遅延相の撮像で評価可能である. 一方, 下肢静脈血栓の診断には, 無侵襲で診断能の高い下肢静脈超音波検査の有用性が高いので, 状況に応じて超音波検査による診断を用いることが望ましい. 造影剤副作用歴例や腎機能低下例では肺血流シンチグラフィによる診断が勧められる. 肺血流シンチグラフィは, 陰性的中率が高いので, 正常ならば肺血栓塞栓症を否定できる. 臨床的疾患可能性（clinical probability）が低く, 胸部単純X線写真が正常な場合に用いると有用性が高い.

● 造影CTの撮像時・診断時の注意点

　良好な造影と1mm厚程度の薄いスライスによる観察が必要である. 下肢静脈血栓の評価には十分量の造影剤（体重60kg以下で高濃度造影剤100m*l*程度）投与と十分な遅延時間（4分程度）が必要である. 下肢静脈血栓の初発部位は多くの場合, 下腿のヒラメ筋静脈であるので, 撮像は下腿部を含める必要がある（図1-D）.

● 右心負荷

　急性肺血栓塞栓症では右心負荷の程度が予後を左右するので, CTではその評価もする必要がある. 右心拡大と上大静脈の拡張を認め, 心室中隔が扁平化もしくは左室側への膨隆を認める場合や, 右室/左室短軸径比が1以上の場合は, 右心負荷が強いと考えられる（図1-C）.

● 肺梗塞

　肺梗塞とは肺組織が虚血性凝固壊死に陥った状態である. 胸膜を底辺とする楔型陰影が典型とされるが, 典型的な所見をみることは必ずしも多くない. 肺血栓塞栓症で肺梗塞を生じるのは1割以下である. 肺梗塞の陰影は多くの場合, 経過観察で縮小し, 慢性期には瘢痕が残存する. 稀に結節状の形態を呈し, 肺腫瘍との鑑別が困難な場合がある（図1-E）.

V. 心血管性病変

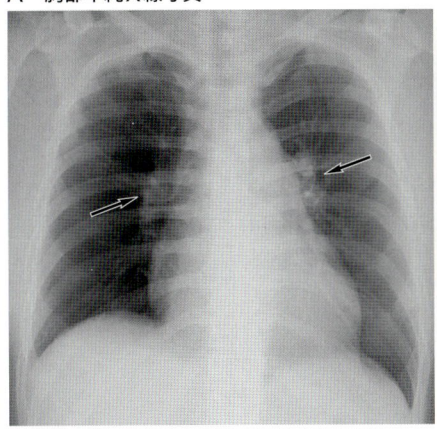

A 胸部単純X線写真　B 胸部造影CT（縦隔条件）　C 胸部造影CT（縦隔条件）

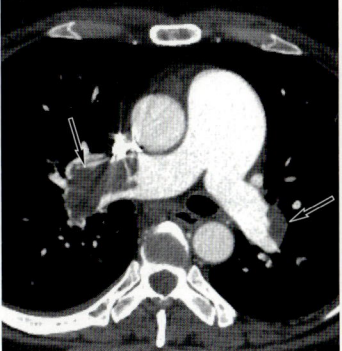

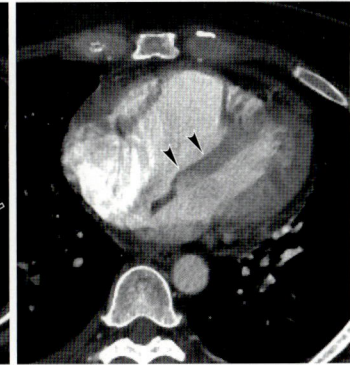

D 下腿部造影CT　E 胸部CT（肺野条件）

図1 40歳台，女性　急性肺血栓塞栓症
A：肺門部肺動脈の拡張（→）と末梢血管の急峻な狭小化（knuckle sign）を認める．肺野は血管影が乏しく，透過性が亢進している．右心の拡大が疑われる．
B：両側肺動脈に血栓（→）を認める．
C：右室の拡大あり．心室中隔は圧排され，扁平化している（▶）．右心負荷が強いと判断できる．
D：両側下腿の静脈内に血栓（→）を認める．
E：肺梗塞．右肺底部胸膜に接して丸みを帯びた結節（→）を呈する．縦隔条件（非表示）では造影されないことが確認できた．

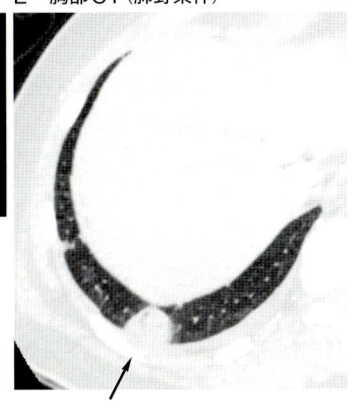

慢性肺血栓塞栓症（図2）

慢性肺血栓塞栓症は，急性肺血栓塞栓症と病態も治療法も大きく異なるため，明確に分けて診断しなくてはならない．高度な右心負荷と肺動脈壁に付着し壁肥厚様にみえる壁在の血栓，あるいはwebs and bandsといわれる線状・網状構造を示す器質化血栓が特徴である．また，acute on chronicといわれる病態では，急性と慢性の所見を併せて認める．

造影CT

図2 70歳台，男性　慢性肺血栓塞栓症
右肺動脈の壁肥厚様にみえる壁在血栓（→）を認める．

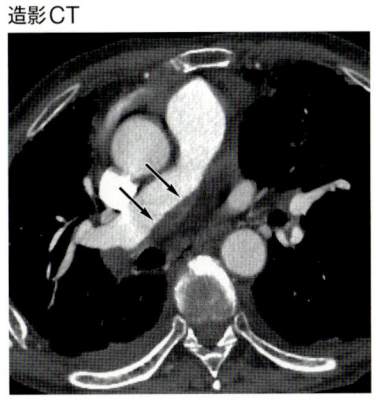

これは必読！

- 循環器病の診断と治療に関するガイドライン（2008年度合同研究班）：肺血栓塞栓症および深部静脈血栓症の診断，治療，予防に関するガイドライン（2009年改訂版）．available at: http://www.j-circ.or.jp/guideline/pdf/JCS2009_andoh_h.pdf

ちょっとひとこと

急性肺血栓塞栓症疑い患者の診断手順は，患者の臨床情報から疾患可能性（clinical probability）の高・中・低を評価して，それを基に決定する．よく知られた評価法としては，Wellsスコアがある．

V. 心血管性病変

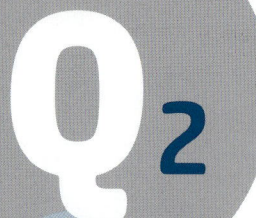

Q2 肺水腫の診断の基本を教えてください.

Answer
1. 左心不全の程度が軽度から高度になるにつれて，胸部単純X線写真では，cephalization→間質性肺水腫→肺胞性肺水腫の順に所見が出現する.

星　俊子

　肺水腫は，様々な原因で起きる．肺循環動態の変化に起因するものと肺胞隔壁の透過性亢進によるものに分けられる．ここでは前者の代表で，臨床の中で最も頻回に経験する心原性肺水腫について解説する．

● cephalization（図1）

　立位の胸部単純X線写真において，正常では重力の影響により上肺野の血管は下肺野より細い．肺静脈圧が上昇すると最初に胸部単純X線写真で現れる所見が，上肺野の血管が下肺野の血管より太くみえるcephalization（またはvascular redistribu-tionともいう）である．臥位の写真では，特殊な場合を除いてcephalizationを正しく評価できない.

● 間質性肺水腫（図2, 3）

　肺静脈圧がさらに上昇すると間質性肺水腫の所見を認める．広義間質への水分貯留を示す所見で，胸部単純X線写真では，septal line（Kerley's A, B, C line），hilar haziness, peribronchial cuffing, perivascular cuffing, subpleural edemaが知られている.

　CTでは，広義間質の肥厚の所見は胸部単純X線写真より明瞭で診断が容易である．小葉間隔壁の肥厚，気管支脈管壁の肥厚，葉間胸膜の均一な肥厚を認める．著明な小葉間隔壁の肥厚を認めた場合に，鑑別として癌性リンパ管症が挙げられる.

● 肺胞性肺水腫（図4）

　肺胞性肺水腫は，肺胞内に水分が貯留して生じる．胸部単純X線写真では，両側肺に非区域性に肺門周囲に広がる斑状影（butterfly shadow）を呈する．胸膜下はリンパ管が豊富でドレナージが良好なため，胸膜直下には陰影が少ない．体位による影響を受けやすく，立位では下肺野や肋横隔膜角付近に陰影が目立ち，仰臥位では肺尖から肺中部背側，側臥位をとり続けると，下になった側により強く陰影を認める．一般的に肺水腫の陰影は時間経過で変化が著しく，数時間で悪化や治療による消退を認めるが，心不全を繰り返す例では吸収が遅れる傾向がある.

　CTでは両側肺に非区域性のすりガラス影，ある

単純X線写真（立位）

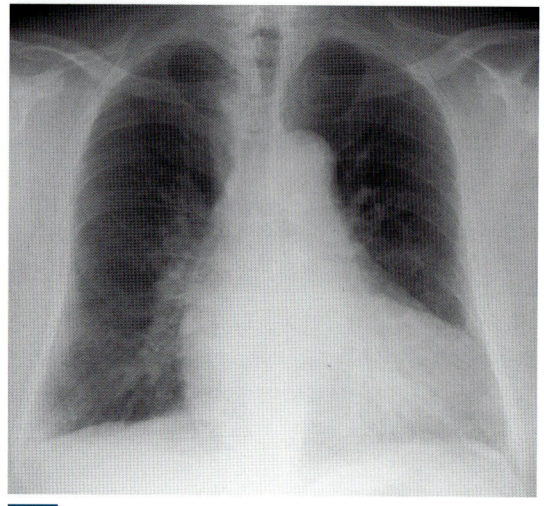

図1　60歳台，男性　うっ血性心不全
心拡大を認める．上肺の血管径が太く下肺の血管径と同等以上になっている（cephalization）．肺門部の血管影の輪郭がややぼけている（hilar haziness）ことから，軽度の間質性肺水腫も伴っていると考える.

V. 心血管性病変

図2 70歳台，男性　急性心筋梗塞による心不全

下肺野胸膜下で側胸壁に直交する2cm以内の線状影（Kerley's B line）を認める．上中肺野に認める肺門から末梢に向かう2〜6cmの細く鮮明な線状影（Kerley's A line）を認める．気管支や血管の壁肥厚（peribronchial cuffing, perivascular cuffing）を認める．上葉のB³b，A³bの正切像が評価しやすい．subpleural edemaは毛髪線（hair line, 上中葉間裂）の肥厚として認める．いずれも間質性肺水腫の所見．

単純X線写真

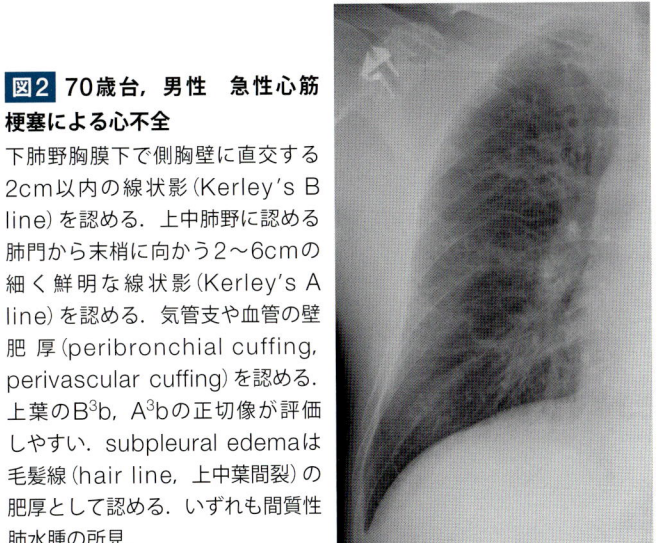

HRCT

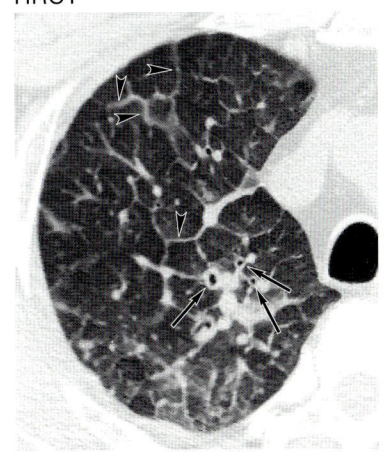

図3 50歳台，男性　不整脈による急性心不全

小葉間隔壁の肥厚（▶）が目立つ．気管支壁の肥厚（→）も認める．間質性肺水腫の所見．

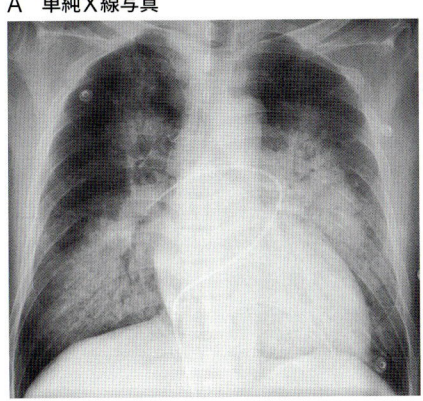

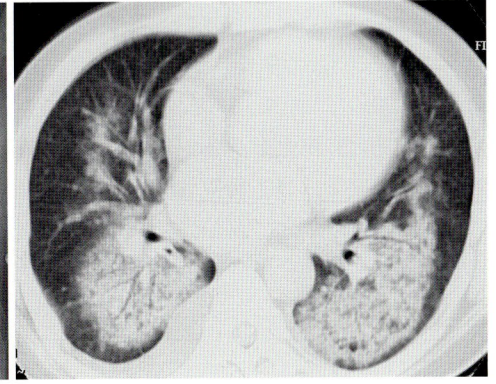

図4 30歳台，男性　急性心筋梗塞による心不全

A，B：両側肺の肺門周囲にコンソリデーションを認める．air bronchogramを伴っている．胸膜直下には陰影は認めない．肺胞性肺水腫の所見．

A　単純X線写真　　　B　CT（肺野条件）

いはコンソリデーションを認め，胸膜直下が保たれていることが多い．左右差が強い場合や限局性の陰影を示すこともあるので肺炎との鑑別が問題になることもあるが，間質性肺水腫の所見を伴っていることが診断の助けになる．

これは必読！

- Groskin SA: 太田保世・他（監訳）; ハイツマン肺の診断　X線所見と病理所見の相関．医学書院MYW, p.148-186, 1995.

ちょっとひとこと

急性心不全の患者の胸部単純X線写真は，臥位で撮影されることが多いので，その場合はcephalizationの評価はできない．cephalizationは，臨床の中では僧帽弁膜症の外来経過観察中など，慢性心不全で認めることが多い所見である．古くから知られている有名で有用な所見であるが，正確な評価をするには経験が必要と思われる．

V. 心血管性病変

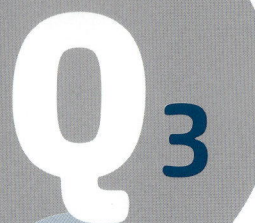

Q3 肺動静脈瘻（肺動静脈奇形）の診断の基本を教えてください．

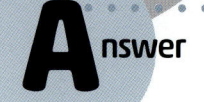

Answer

1. 胸部単純X線写真では，結節あるいは，拡張した血管が連続する結節として認められることが多い．
2. CTでは，肺動脈と肺静脈が拡張した囊状の血管を介して連続していることが確認できる．
3. 流入動脈が径3mm以上の場合，治療対象となる．

星　俊子

疾患概念と血行動態

肺動静脈瘻（肺動静脈奇形）とは，**肺動脈と肺静脈が毛細血管を介さずに短絡する病変**である．全身疾患である遺伝性出血性毛細血管拡張症（Rendu-Osler-Weber病）の一部分症として知られているが，わが国では部分症であるのは10%程度であり，肺動静脈瘻の単独病変である場合が多い．

血行動態は右左短絡で，短絡量が多ければ低酸素血症の症状を起こす．奇異性脳塞栓や脳膿瘍などの合併症を伴うことがある．しかし，無症候性で肺の結節として偶然見つかることも少なくない．

流入動脈と流出静脈がともに1本のsimple typeと，複数の枝が関与しているcomplex typeに分けられる．この分類は治療方針決定に役立つ（図1）．

CT所見

肺門から連続する肺動脈と肺静脈が囊状に拡張している血管と連続していれば，診断が確定する（図2）．治療適応の判断あるいは治療計画のために，タイプ分類や関与血管径を評価する．単発のこともあるが，**多発することが多いので，肺全域を確認する必要がある**．

鑑別として，類似の形態を示す肺静脈肺内異常連結がある（図3）．拡張した血管が蛇行している形態は肺動静脈瘻に酷似するが，蛇行している血管がすべて左房に還流する肺静脈であることから診断は可能である．肺静脈肺内異常連結では短絡はないので治療適応にならない．

治療

流入動脈が径3mm以上の場合は合併症の頻度が高くなることから，予防的な治療の適応があるとされる．治療は，コイルを用いた流入動脈の塞栓術が行われる．薄層CTと3D像は病変部の形態や血管径を詳細に把握できるので，治療計画に有用である．simple typeでは1本の流入動脈の塞栓を行えばよいが，complex typeでは流入動脈すべてを塞栓する必要があるので手技は煩雑になる．

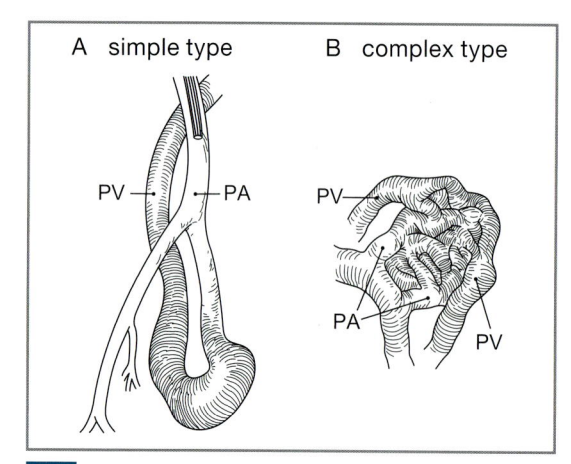

図1 肺動静脈奇形
流入動脈（PA），流出静脈（PV）がともに1本なのがsimple type，複数なのがcomplex typeである．
(White RI Jr, et al: Angioarchitecture of pulmonary arteriovenous malformations: an important consideration before embolotherapy. AJR 140: 681-686, 1983より転載)

V. 心血管性病変

A 単純X線写真　　B CT 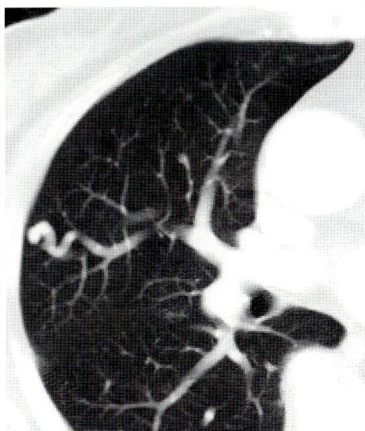　　C CT, partial MIP像

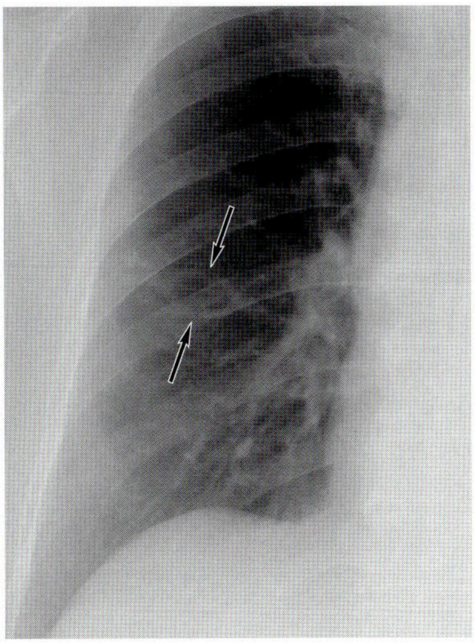

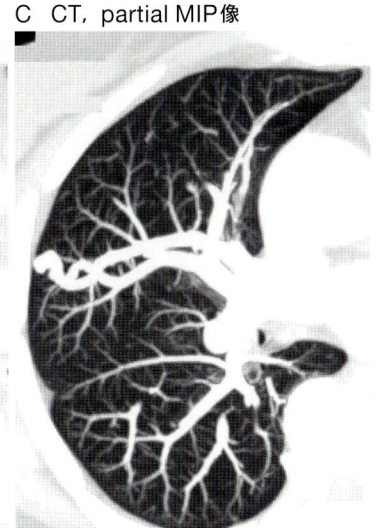

D CT, volume rendering像

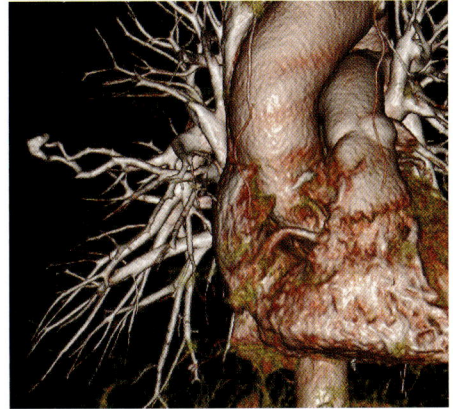

DSA（左肺動脈造影像，静脈相）

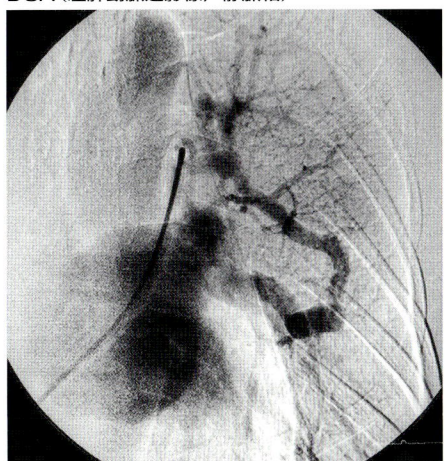

図2 70歳台，女性　肺動静脈瘻
A：右中肺野に拡張蛇行した血管を2本認める（→）．
B：拡張蛇行した血管が確認できる．上下の断面を追っていくと，肺動脈と肺静脈が拡張した嚢状部分を介して連続していることがわかる．
C：血管の連続を確認できる．
D：血管の形態を立体的に把握できる．

図3 30歳台，女性　肺静脈肺内異常連結
CTで肺動静脈瘻が疑われたが，肺動脈造影を行ったところ，拡張蛇行した血管はすべて肺静脈であった．

これは必読！
- White RI Jr, et al: Pulmonary arteriovenous malformations: diagnosis and transcatheter embolotherapy. J Vasc Interv Radiol 7: 787-804, 1996.

ちょっとひとこと
　動静脈奇形とは動脈と静脈の異常な吻合を意味し，様々な形で全身に発生しうる．肺の場合は動脈と静脈が直接吻合する形態をとることが多いので，動静脈瘻（AVF）という語彙が使われることが多い．肺動静脈奇形と肺動静脈瘻は同義と考えてよい．

V. 心血管性病変

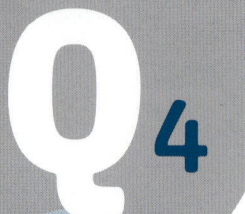

Q4 代表的な大動脈病変の画像所見について教えてください．

Answer

1. 胸部大動脈が紡錘状に径45mm以上に拡大した場合，または嚢状に拡大した場合に胸部大動脈瘤とされる．
2. 大動脈解離では，解離の範囲，エントリー，偽腔の血栓化の有無，偽腔が血栓化している場合はulcer-like projection (ULP) の有無を確認する．合併症として，冠動脈および分枝の血流状態，心タンポナーデの有無について確認をする．

星　俊子

● 胸部大動脈瘤

胸部大動脈が紡錘状に拡大した場合，最大径が45mm（正常の1.5倍）以上に拡大した場合に胸部大動脈瘤と診断される（腹部大動脈瘤は30mm以上）．嚢状瘤の場合は45mmより小さくても大動脈瘤とされる．成因としては動脈硬化が最も多い．感染性大動脈瘤や外傷性大動脈瘤は治療方針が異なるので，区別が必要である．

造影CT（縦隔条件）

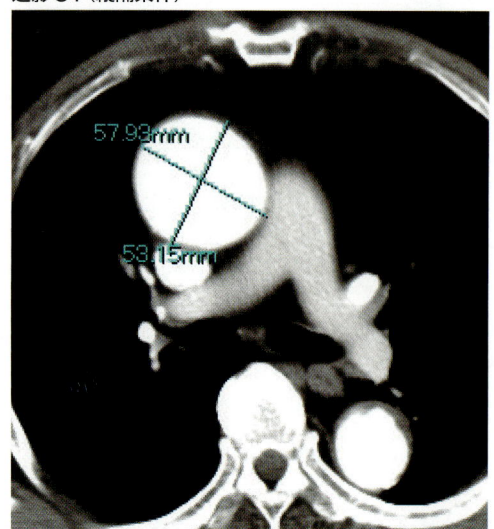

図1 60歳台，男性　上行大動脈瘤　大動脈瘤径の計測方法
横断像で最大短径（図では53mm）を瘤径とする．

● 胸部大動脈瘤のCT診断

CT上の大動脈の径の計測は，最大短径が原則である（図1）．瘤を含む数スライスで短径を計り，そのうち最も大きいものを最大短径とする．この方法は，再現性が高く経過観察に有用である．大動脈瘤の経過観察CTでは，同じ部位で径を計測し比較する必要があるので，計測部位は必ず記載する．

瘤の発生部位で，上行大動脈瘤（大動脈基部から腕頭動脈起始部まで），弓部大動脈瘤（腕頭動脈起始部から第3〜4胸椎の高さ：肺動脈分岐の高さまで），下行大動脈瘤（第3〜4胸椎の高さから横隔膜の高さまで）と分類される．上行大動脈が拡張する疾患に大動脈弁輪拡張症（annuloaortic ectasia；AAE）があるが，形態から区別することができる（図2）．弓部大動脈瘤は，分枝との位置関係により治療法が異なる．瘤と分枝の位置関係は3D画像がわかりやすい（図3）．

● 大動脈解離のCT診断

解離の範囲，エントリー部位，偽腔血栓化の有無を確認する．解離範囲による分類としてStanford分類とDeBakey分類が用いられる（表）．

上行大動脈は心拍によるアーチファクトで解離の状態がわかりにくいことがある．また急性期には破綻内膜は薄く動きが速いため，通常のCTでエントリーの同定が困難なことも少なくない．心

190

V. 心血管性病変

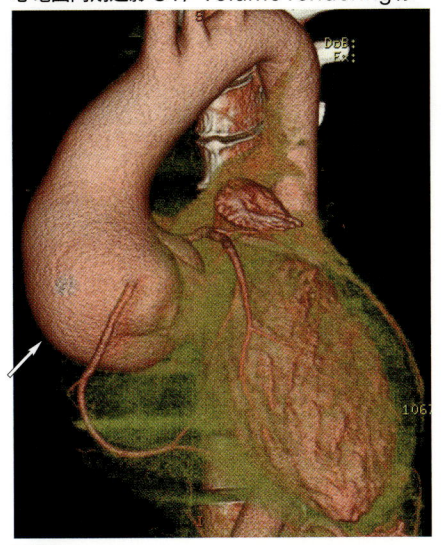

図2 60歳台，女性　大動脈弁輪拡張症
STジャンクション（sinotubular junction：Valsalva洞大動脈管接合部）のくびれが消失して大動脈基部が拡張している（→）．心電図同期CTなので，心拍動のアーチファクトがなく，大動脈基部の形態が明瞭である．

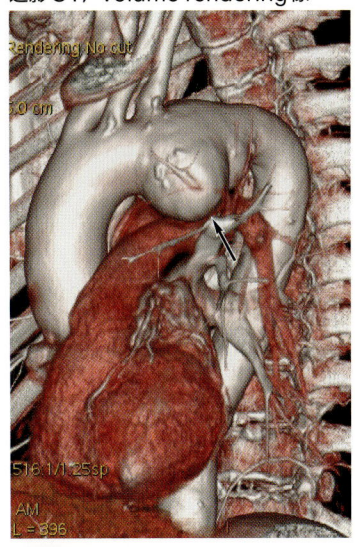

図3 70歳台，女性　弓部大動脈瘤（嚢状瘤）
弓部大動脈瘤（→）の場合はvolume rendering像で形態や分枝との位置関係がわかりやすい．

表　大動脈解離の分類

1) 解離の範囲による分類（Stanford分類）
2) 解離の入口部・範囲による分類
 　（DeBakey分類）
3) 偽腔の血流状態による分類
 　偽腔開存型・偽腔（血栓）閉塞型・ULP型
4) 時期による分類
 　急性期・慢性期（発症2週間以降）

［日本循環器学会・他：大動脈瘤・大動脈解離診療ガイドライン（2011年改訂版）を元に作成］

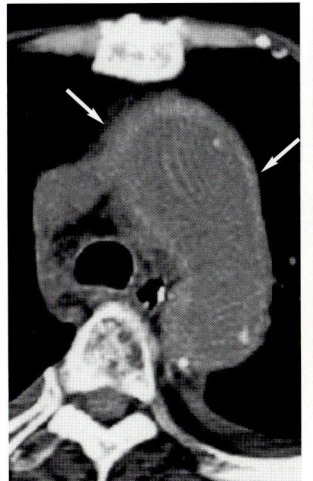

A　単純CT（縦隔条件）　　B　造影CT（縦隔条件）

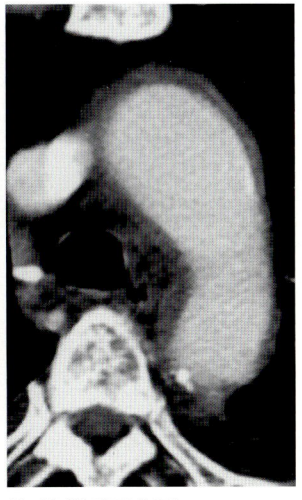

図4 60歳台，男性　急性大動脈解離（偽腔閉塞型）
A，B：血栓化偽腔は単純CT（A）で高吸収値を示す（→）．偽腔が狭い場合，造影CT（B）のみでは異常を指摘するのが困難な場合がある．

電図同期CTでこれらのことが解決される．
　急性期の偽腔閉塞型大動脈解離では，単純CTで血栓化偽腔が高吸収値を呈する．偽腔が小さい場合，造影CTのみでは診断が困難な場合があるので，単純CTは重要である（図4）．

分枝への解離の波及，分枝がどちらの腔から分岐しているか，合併症として生じうる心タンポナーデ，臓器虚血，四肢虚血についても確認する必要がある．

造影CT（縦隔条件）

ulcer-like projection（ULP）

　大動脈解離は偽腔の血流状態によって，偽腔開存型，偽腔閉塞型，ULP型に分けられる．ULPは血栓化偽腔内の小さな造影腔である（図5）．下行大動脈ではULPを見落とすことは少ないが，大動脈基部付近や弓部大動脈では，ULPがわかりにくいことがある．一般的に大動脈解離の予後は偽腔閉塞型が良好で，偽腔開存型が不良である．**ULP型には病態が不安定な例が含まれるので，偽腔開存型と同様に扱う必要がある．**

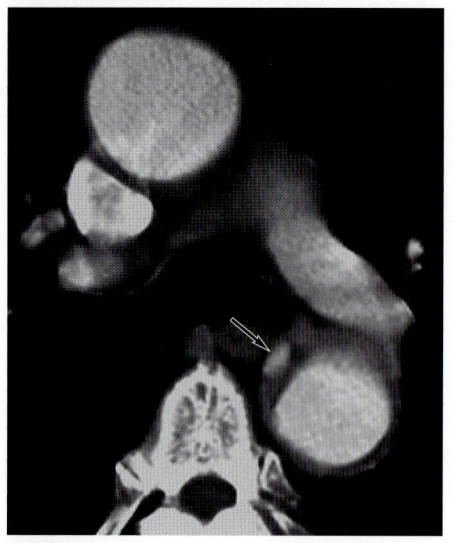

図5 50歳台，男性　急性大動脈解離（ULP型）
下行大動脈に血栓化偽腔内の小さな造影腔としてULPを認める（→）．

これは必読！

● 日本循環器学会・他：大動脈瘤・大動脈解離診療ガイドライン（2011年改訂版）．available at: http://www.j-circ.or.jp/guideline/pdf/JCS2011_takamoto_d.pdf

ちょっとひとこと

　2011年改訂版の「大動脈瘤・大動脈解離診療ガイドライン」では，大動脈解離の診断についていくつかの変更点があった．大きな変更点は，①偽腔の血流状態による分類にULP型が加えられた，②「逆行性Ⅲ型解離」という語彙は使われなくなった，③病期による分類に「亜急性期」は用いず，急性期と慢性期に分類した点である．

VI

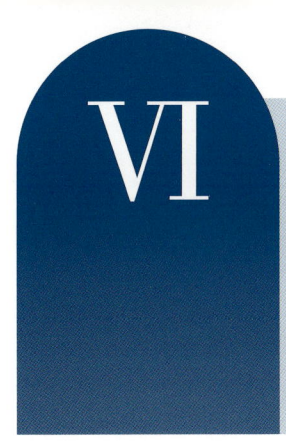

その他の病変

VI. その他の病変　1. 先天性病変

Q1 分画症の画像所見の特徴は何ですか？鑑別すべき疾患は何かありますか？

Answer

1. ほとんどは肺底部縦隔側にみられ，正常の気道，気管支と交通しない肺組織．
2. 肺動脈からの血流ではなく大動脈からの血流を受け，多くは肺静脈に還流する．
3. 過膨張の囊胞状肺組織から，粘液貯留，腫瘤状などの様々な内部構造を示す．

三角茂樹

肺分画症の特徴

肺分画症（pulmonary sequestration）は肺形成の過程で生じる先天奇形であり，気管支を介した正常気道と連続のみられない肺組織が肺動脈ではなく大動脈から供給を受け，通常は肺静脈に還流する特徴をもつ．肺底後区（S10）にみられることがほとんどである．正常肺構造と臓側胸膜を共有する肺葉内肺分画症，正常胸膜で境される肺葉外肺分画症がある．

肺葉内肺分画症

多くは無症状であるが，反復感染を契機としたり，健診で胸部異常所見として発見される．

胸部単純X線写真（図1-A, 2-A）では縦隔側肺内の腫瘤や浸潤影として発見され，過膨張や液体貯留を反映して肺容積の増加を伴うこともある．通常は正常の気管支と交通はみられないものの，側副路を介した含気がみられ，粘液や液体貯留を伴う．

単純CT（図1-B）では，気管支と明らかな交通のみられない肺底部縦隔側の病変であり，分画肺内に

A　単純X線写真

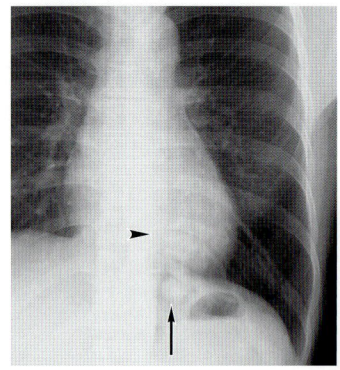

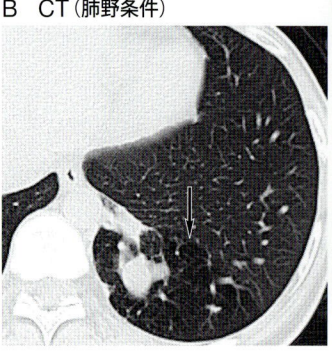

B　CT（肺野条件）

C　造影CT（縦隔条件）

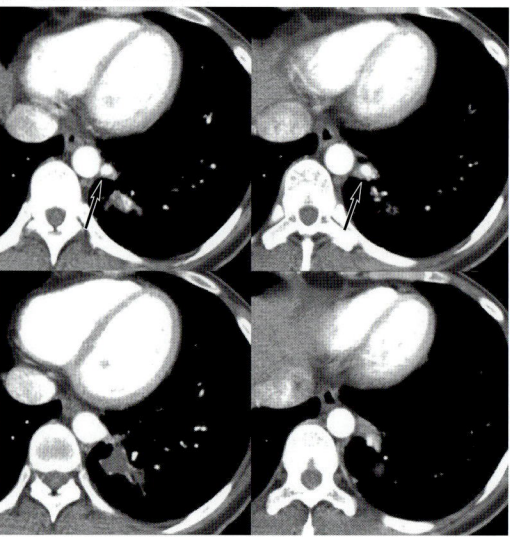

図1 30歳台，女性
左肺底部の肺葉内肺分画症
結核健診にて胸部異常陰影を指摘される．
A：胃泡と椎体の間に結節がみられ（→），その上方で大動脈の左縁がsilhouette outされている（▶）．左下肺は過膨張である．
B：S10に過膨張肺がみられ（→），正常気管支との連続はない．内部に貯留した粘液と大動脈から連続する血管構造がみられる．
C：大動脈から流入する異常動脈がみられる（→）．

Ⅵ. その他の病変　1. 先天性病変

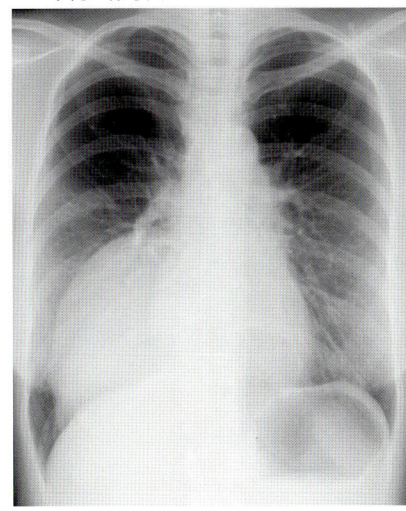

A　単純X線写真　　B　造影CT（縦隔条件）　　C　造影MRA，MIP冠状断像

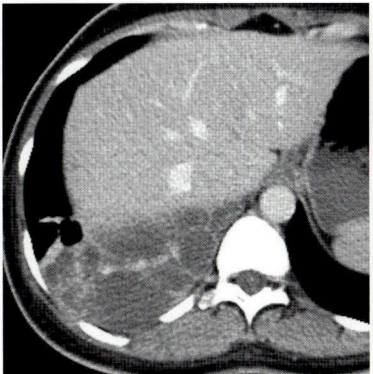

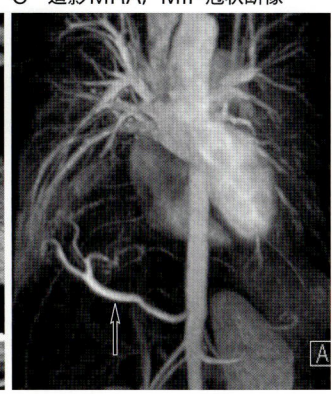

図2　20歳台，女性　右肺底部の肺葉内肺分画症
健診異常．
A：右下肺野に辺縁平滑な腫瘤がみられるが，横隔膜，心右縁は描出されている．
B：内部に穿通する血管構造を伴う液状の腫瘤である．
C：横隔膜より下方で大動脈から流入する異常動脈がみられる（→）．

は気腫状の変化や多房性囊胞，異常気管支構造，粘液貯留が観察される．感染を伴うことにより，正常気管支と交通したり，空洞形成や含気の消失がみられることもある．

特徴である大動脈からの供給血管は単純CTでも確認できるが，造影にて大動脈から流入する異常血管の同定，肺静脈あるいは奇静脈などへの還流を確認することが重要である（図1-C，2-B，C）．正常肺への感染や瘢痕病巣と見過ごされることもあるが，肺底部縦隔側の病変の鑑別診断として常に考えておく必要がある．

● **肺葉外肺分画症**

正常肺と胸膜に境されているために含気のない軟部腫瘤状病変であり，やはり肺底部縦隔側にみられる．横隔膜ヘルニアや心奇形などの合併奇形の頻度も高く，生後まもなく発見されることが多い．

腫瘍との鑑別が問題になるが，大動脈からの異常動脈の同定や奇静脈への還流静脈の描出が診断に役立つ．他に下大静脈や門脈へ還流することもある．時に捻転して胸痛で発見され，胸痛を来す肺底部腫瘤をみた時には鑑別に考える必要がある．

● **鑑別を要す疾患**

左肺底区動脈大動脈起始症は，肺分画症と同様に大動脈から異常動脈により正常肺底区に供給がみられる先天奇形である．気管支や肺静脈は正常であるが，大動脈圧負荷がかかるために，肺野吸収値はうっ血を反映して高吸収値を示したり，出血を繰り返すこともある．

部分肺静脈還流異常症のひとつであるscimitar症候群では大動脈からの異常血管を伴うことも多く，単に大動脈からの血流同定だけでは分画症の診断にはならない．

🔍 **これは必読！**
● Newman B: Congenital bronchopulmonary foregut malformations: concepts and controversies. Pediatr Radiol 36: 773-791, 2006.

💬 **ちょっとひとこと**
肺分画症は形態の多様性や感染の合併により，以前は後天説が唱えられることもあった．いわゆるbronchopulmonary foregut malformationの一連のスペクトラムに包含される他の病態と明瞭な区別のつかないこともあるが，スペクトラム内での厳密な鑑別に拘泥する必要はない．

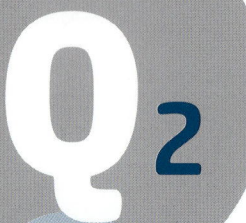

VI. その他の病変　1. 先天性病変

Q2 気管支原性嚢胞，気管支閉鎖症，先天性肺気道奇形（CPAM）について教えてください．

Answer

1. 気管支原性嚢胞は高粘稠度の内容をもつ単房性嚢胞で，縦隔内（2/3），肺内（1/3）のどちらにもみられる．
2. 気管支閉鎖症は，閉鎖部近傍の拡張気管支内粘液瘤と末梢肺の過膨張が特徴的である．
3. CPAMは幼少期に発見される嚢胞の集簇病変．

三角茂樹

気管支原性嚢胞（bronchogenic cyst）

　前腸からの気管支発達過程での異常であり，形成時期により2/3では縦隔内に，1/3で肺内にみられる．縦隔内に形成された場合，CTでは，含気および内部造影効果のない辺縁平滑な単房性の嚢胞性腫瘤として主に中縦隔にみられ，粘稠な内容液を反映して半数で高吸収値を示す．MRIではT1強調像で高信号を，T2強調像では高〜中等度の信号を示すが，内容の性状により様々である（図1）．前あるいは後縦隔にもみられるが，それぞれ胸腺嚢胞や嚢胞性奇形腫，嚢胞変性した後縦隔腫瘍，食道重複嚢胞などと鑑別が必要になる．組織学的には，嚢胞壁に平滑筋や軟骨がみられ，内腔には気管支線毛上皮が裏打ちされている．通常は無症状である．

気管支閉鎖症（bronchial atresia）

　葉あるいは区域，亜区域気管支が胎生期に途絶し，末梢肺と正常気管支に交通がみられない気道病変で，血流は肺動静脈に還流する．無症状で成人発見されることが多いが，幼少時から肺炎を繰り返した場合は，後天的な気管支の閉塞と区別できない．末梢肺は，側副路からの空気の流入により，むしろ過膨張を示す（図2）．閉塞部よりすぐ末梢に粘液瘤と拡張気管支が結節状に観察されるが，粘液瘤は消退することもある．感染合併すると前述の特徴は同定しにくくなる．

先天性肺気道奇形（congenital pulmonary airway malformation；CPAM）

　やや男性優位に1/8300〜1/35000の頻度で生じる先天奇形で，気管支の発達異常によって生じた肺の嚢胞性病変である．当初，Stockerによりcongenital cystic adenomatoid malformationとして主に嚢胞のサイズにより3型に分類され，さらに近年は組織学的に発生部位と推測される気管支レベルを加味して0型（気管），4型（遠位細葉，肺胞）が追加されての計5型に分類されている（表）．0型は稀である．嚢胞サイズが2cm以上と大きく頻度も高い（65％）1型（気管支）と（図3），嚢胞サイズが0.5〜2cm大で腎の低あるいは無形成，心奇形，分画症などの合併奇形を伴うことの多い2型（細気管支），嚢胞は微細で0.5cm以下であるが複数の肺葉を占め，充実性腫瘍との鑑別が問題となる予後の悪い3型（肺胞管）が重要である．通常は，正常気管支と交通し，大循環からの血流はない．

　1型は，胎児MRIにて大きな嚢胞からなる片側性の多房性病変であり，出生後には嚢胞内に含気がみられる．

　3型は，しばしば複数の肺葉を占拠する微細嚢胞と充実部の混在する大きな病変であり，pleuropulmonary blastomaやfetal lung interstitial tumorとの鑑別も考慮すべきである．臨床的には予後の悪い病変で呼吸窮迫による新生児死亡の原因にもなる．

Ⅵ. その他の病変　1. 先天性病変

A　単純CT

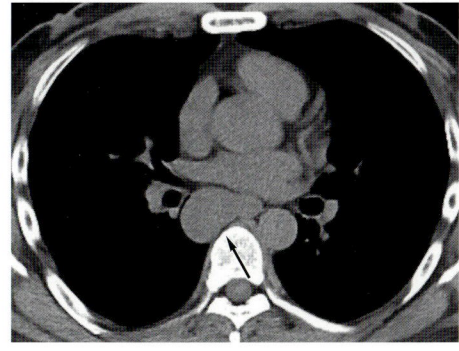

B　脂肪抑制T1強調像

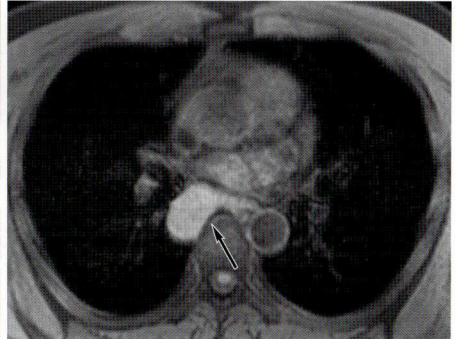

図1 40歳台，男性　気管支原性嚢胞
健診異常．
A：食道の右側に卵円型の腫瘤がみられ（→），筋肉と同程度の吸収値を示す．
B：高信号の内容物がみられる（→）．

CT冠状断像

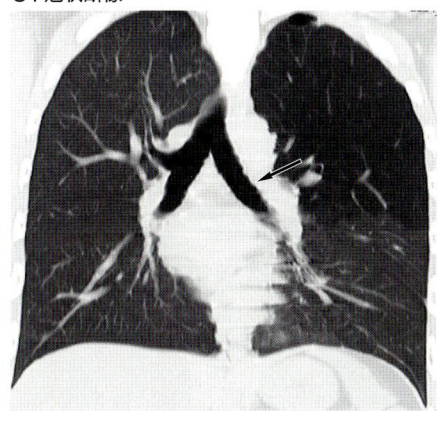

表	CPAMの病型分類
0型	気管
1型	気管支
2型	細気管支
3型	肺胞管
4型	遠位細葉，肺胞

[Stoker JT: Histopathology 41 (Suppl 2): 424-431, 2002を元に作成]

図2 20歳台，女性　気管支閉鎖症
健診異常．
左上葉気管支は欠損している（→）が，末梢肺はむしろ過膨張を呈している．粘液は消失後．

A　在胎21週のtrue-FISP冠状断像
B　出生後9日の単純X線写真
C　出生後9日のCT

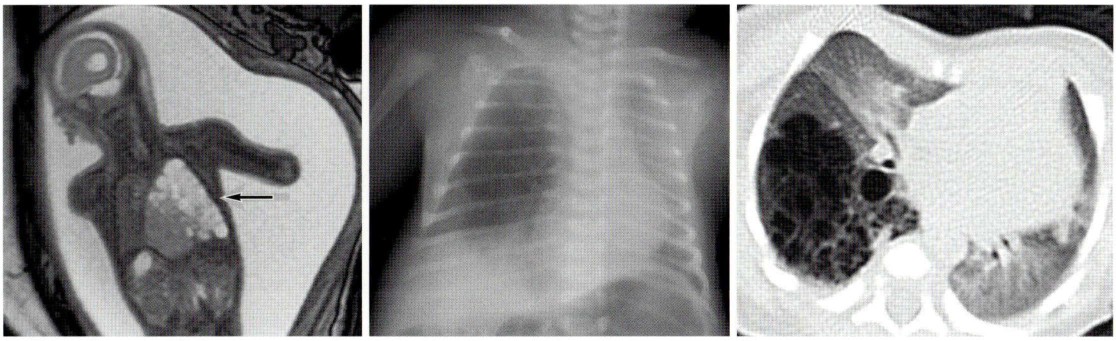

図3 男児　CPAM 1型
A：片側胸腔内は多房性の高信号嚢胞に占拠されている（→）．
B：右肺に粗大囊胞の集簇からなる気腫様の過膨張肺がみられ，縦隔はやや左側に偏位している．
C：右下葉に大小の嚢胞の集簇がみられる．

これは必読！
- Biyyam DR, et al: Congenital lung abnormalities: embryologic features, prenatal diagnosis, and postnatal radiologic-pathologic correlation. RadioGraphics 30: 1721-1738, 2010.
- Stoker JT: Congenital airway malformation: a new name for and an expanded classification of congenital cystic adenomatoid malformation of the lung. Histopathology 41 (Suppl 2): 424-431, 2002.

ちょっとひとこと
先天性肺疾患は形態上の分類であり，現実にはそれぞれがオーバーラップしたり，感染などにより組織学的な特徴が損なわれて分類に当てはまらない症例も多いことは留意すべきである．

VI. その他の病変　2. 外傷

Q3 胸部外傷患者の画像診断で注意すべきポイントは何ですか？

Answer

1. **大動脈損傷**：胸部単純X線写真における縦隔拡大で疑うが，特異度は低い．高エネルギー外傷を疑う受傷機転や上位肋骨骨折合併から疑い，造影CTによる評価を考慮する．特に損傷の頻度の高い大動脈峡部に着目する．

2. **気胸**：臥位単純X線写真では立位と空気の分布が異なり，中等量以上の気胸でないと検出されない．空気の集まりやすい肺底部に着目する．

3. **肋骨骨折**：骨折部位により想定される臓器損傷に注意する．特に上位肋骨骨折では高エネルギー外傷が示唆され，大動脈損傷や気管気管支損傷に注意する．

岡島由佳，栗原泰之

胸部は重要臓器が集中し，外傷において生命予後に直結することが多く，迅速な判断が求められる．「外傷初期診療ガイドラインJATEC」が推奨する系統的外傷初期診療において，primary surveyで行われる画像検査には，迅速超音波検査，ポータブル胸部・骨盤単純X線写真があり，緊急性の高い胸部外傷を診断し，蘇生を行った後に，secondary surveyとしてCTや血管造影などが施行される．

胸部外傷の画像診断においても，重要臓器の損傷を見逃さないために，系統的なアプローチは有用である（表）．ここでは，比較的頻度の高い大動脈損傷，気胸，肋骨骨折を中心に述べる．

表　胸部外傷画像診断のABCアプローチ

Aortic transection（大動脈損傷）
Bronchial fracture（気管気管支損傷）
Cardiac injury & Cord injury（心臓損傷，脊髄損傷）
Diaphragm injury（横隔膜損傷）
Esophageal tear（食道裂傷）
Flail chest（動揺胸郭，肋骨骨折）
Gas（気胸）

● 大動脈損傷（図1）

胸部大動脈損傷の85％は現場で死亡する．即死を免れた場合でも適切な治療がなされないと予後不良（死亡率：24時間以内40〜50％，4か月以内90％）であり，救命のためには早期発見と手術が必要である．

症状は非特異的で，30％は体表に外傷所見がないため，受傷機転から疑うことが重要である．鈍的外傷が最も多く，多発外傷例が多い．損傷部位は大動脈峡部に最も多く（80〜90％），上行大動脈（5〜9％），横隔膜部（1〜3％）が続く．

胸部単純X線所見は非特異的で，縦隔血腫が形成されないと検出困難なため，正確な評価には造影CTが必要である．

[胸部単純X線所見]

・縦隔拡大（＞8cm，左鎖骨下動脈起始レベル）
・大動脈ノブ（aortic knob）や大動脈肺動脈窓（aortopulmonary window）の不鮮明化
・気管や経鼻胃管の右方偏位
・左主気管支の下方偏位
・下行大動脈の不明瞭化
・傍脊椎線の拡大

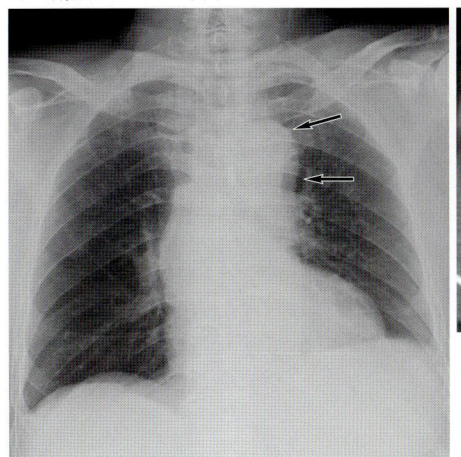

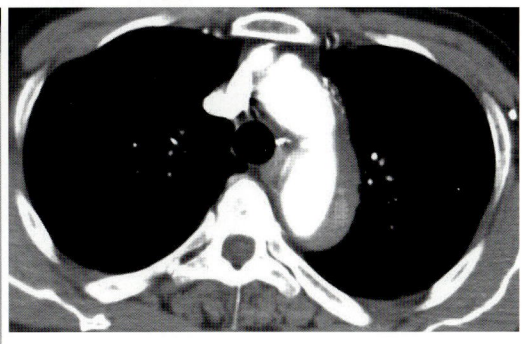

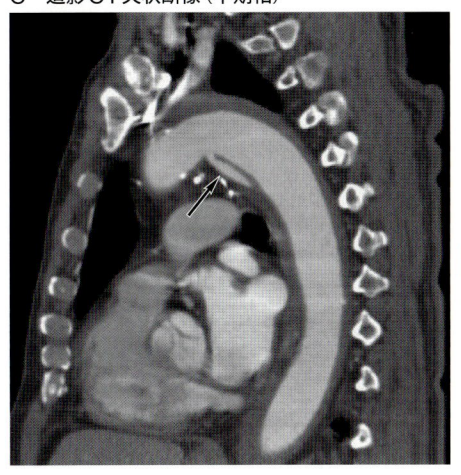

図1 70歳台，男性　大動脈峡部損傷
A：大動脈弓部から下行大動脈は左方に張り出している（→）．
B：大動脈弓部から胸部下行大動脈にかけて解離を認める．
C：大動脈峡部から偽腔への造影剤漏出が明瞭に描出される（→）．

- 傍気管線の拡大
- 左血胸
- 第1・第2肋骨骨折

[CT所見]
- 直接所見：仮性大動脈瘤，造影剤の血管外漏出，大動脈壁の不整，剥離内膜（intimal flap）
- 間接所見：縦隔血腫

大動脈の走行に平行な斜矢状断MPR（multi-planar reconstruction）が有用である．**損傷頻度の高い大動脈峡部に特に着目する．**

● 気　胸（図2，3）

鈍的外傷の30〜40％にみられ，骨性胸郭骨折に伴う肺実質や臓側胸膜損傷によって生じる．
外傷診療において撮影されることの多い臥位単純X線写真では，空気は横隔膜周囲から前胸部に貯留し，立位での所見と異なる．中等量（200〜400ml）以上の気胸でないと検出困難であり，**気胸の10〜50％は検出されない**（occult pneumothoraces）．気胸が疑われる場合や陽圧換気を要する場合には，積極的にCTによる評価を考慮する．

[臥位胸部単純X線所見]
- 心陰影や大動脈陰影の明瞭化
- deep sulcus sign
- 肺底部の透過性亢進（さらに多量気胸で）
- 一側肺の透過性亢進
- visceral pleural line
- 縦隔偏位（緊張性気胸）

特に，臥位で**空気の集まりやすい肺底部に着目する．**

[CT所見]
- visceral pleural line，胸腔内の空気貯留

縦隔気腫の骨性胸壁と壁側胸膜の間への進展（extrapleural air，図4）を気胸と間違えないよ

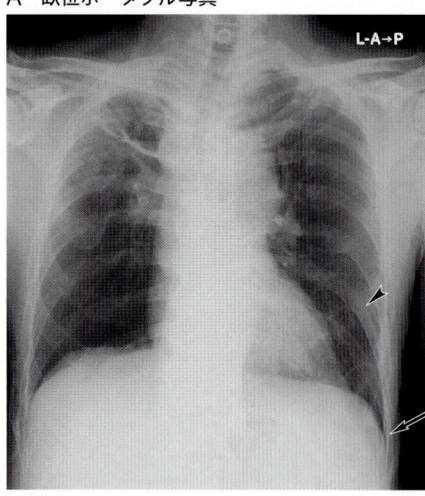

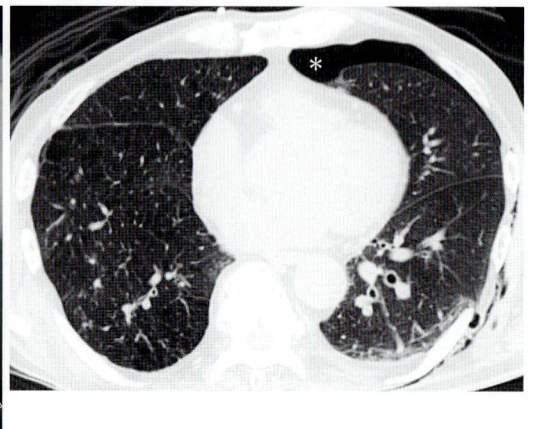

図2 70歳台，男性　左気胸
A：左肺底部の透過性が亢進し，左肺下部（subpulmonic recess）は開大している（deep sulcus sign．
→）．左第8肋骨骨折がある（▶）．右上肺の索状影は陳旧性炎症性変化である．
B：左胸腔内のanterior recessに空気（＊）が貯留している．

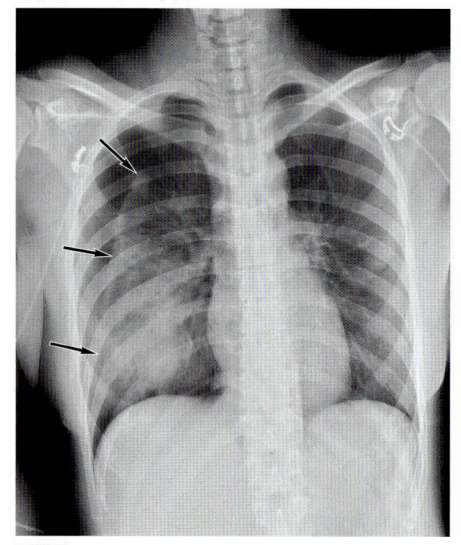

図3 20歳台，女性　右気胸，縦隔気腫
右側の透過性は亢進し，visceral pleural lineを認める（→）．縦隔は左方に軽度偏位している．頸部から上縦隔にかけて縦隔気腫を認める．

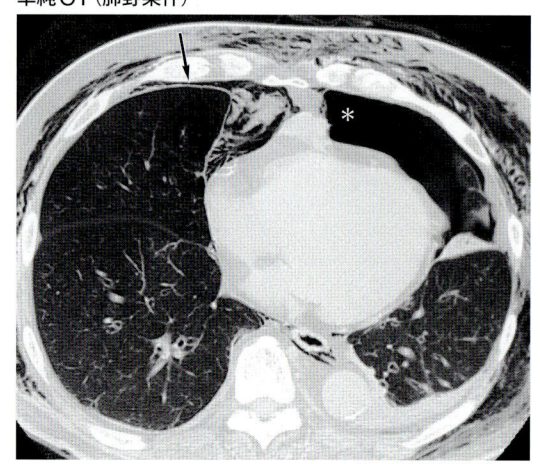

図4 70歳台，男性　縦隔気腫，extrapleural air
著明な縦隔気腫と皮下気腫を認める．右前胸部で縦隔気腫が骨性胸壁と壁側胸膜との間に進展し（→），壁側胸膜が浮き上がって明瞭にみえるが，気胸ではないことに注意したい．左気胸を認める（＊）．

うに注意したい．

● 肋骨骨折

鈍的胸部外傷の60％程度にみられ，骨性胸郭損傷で最も多い．損傷部位は第4〜9肋骨に多い．単純X線写真による検出率は低い．CTでは骨条件の薄いスライス厚の画像やMPR像が有用である．肋骨骨折の診断自体よりも，骨折に**合併する臓器損傷の診断が重要**である．

　［合併症］
気胸，血胸，肺挫傷，皮下気腫，動揺胸郭．
・上位肋骨損傷（高エネルギー外傷を疑う）：大動脈や気管気管支損傷
・下位肋骨損傷：腹部臓器損傷（肝や脾，腎）や横隔膜損傷

気管気管支損傷

穿通損傷が多いが，鈍的外傷の1.5～3％にみられる．上部骨性胸郭骨折など他部位の損傷の合併が多い．診断困難なことが多い．**遷延する縦隔気腫や気胸，無気肺で疑う**．損傷部位は気管分岐部から2.5cm以内（80％），特に右主気管支に多い．

血胸

鈍的外傷の約半数にみられる．迅速超音波検査による胸腔内echo free spaceで疑う．単純X線写真では立位でも300ml以上の胸腔内出血がなければ検出できず，正確な診断にはCTが必要である．造影CTにて活動性出血の有無を評価する．

胸骨骨折（図5）

鈍的外傷の8％にみられる．3点式シートベルト使用者に多く，胸骨角から2cm以内の水平骨折が多い．横断像では診断困難のことも多く，矢状断像や冠状断像が有用である．

脊椎骨折

胸腰椎移行部に多い．胸椎骨折は神経症状を来しやすいため，疑った場合はCTによる評価，MPR像の作成やMRIでの評価を考慮する．

単純CT（骨条件）

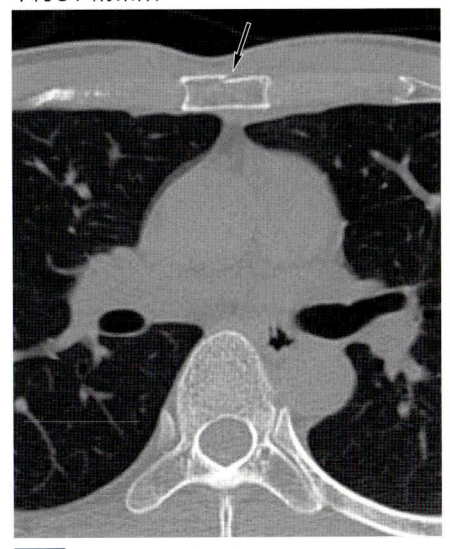

図5 30歳台，男性　胸骨骨折
胸骨体上部に皮質の断裂を認める（→）．3点式シートベルト着用中の交通外傷であった．

これは必読!
- Kaewlai R, et al: Multidetector CT of blunt thoracic trauma. RadioGraphics 28: 1555-1570, 2008.

ちょっとひとこと
大動脈峡部は大動脈弓から下行大動脈への移行部で，左鎖骨下動脈分岐部直下に相当する．大動脈が可動部から固定部へ移行する部分であり，剪断外力が最も強く作用するために，同部位での損傷が多い．

VII. 知っていると役に立つ事柄　1. 症例検討会で困らないために

Q1 知っておくべき稀な疾患の画像所見のポイントを教えてください．
1) 血管内リンパ腫，PTTM

Answer

1. 血管内リンパ腫のCT所見は，両肺のびまん性すりガラス影，微細な粒状影，小葉中心性の淡い吸収値上昇などである．症状が強いわりに画像所見が軽微であることが多い．
2. PTTMのCT所見は，肺野末梢の小葉中心性の粒状影や分岐状影，tree-in-bud patternなどである．担癌患者に急速に進行する肺高血圧症をみた場合には，PTTMを考慮する．

中園貴彦，熊副洋幸

血管内リンパ腫の概念と臨床像

血管内リンパ腫（intravascular lymphoma；IVL）は，全身の小血管内で腫瘍細胞が増殖する稀な悪性リンパ腫である．2008年のWHO分類では，血管内大細胞型B細胞リンパ腫として独立した疾患分類となっている．好発年齢は60歳台半ばで，性差はない．症状は発熱，全身倦怠感，咳嗽，呼吸困難，神経学的異常など障害臓器によって様々である．血液検査ではLDHやsIL-2Rの上昇がみられ，呼吸器機能検査では肺拡散能低下がみられる．予後不良であり，早期診断と化学療法の開始が重要であるが，診断が困難で剖検で診断されることが多い．

血管内リンパ腫の画像所見のポイント

胸部単純X線写真では異常を認めないことが多い．CT所見のまとまった報告はなく，両肺のびまん性すりガラス影，微細な粒状影，小葉中心性の淡い吸収値上昇（図1-A，B），小葉内網状影，軽度の小葉間隔壁肥厚，air trappingなどが報告されているが，異常を認めないことも多い．呼吸器症状が強いにもかかわらず画像所見が軽微な場合には，本疾患を考慮する必要がある．［18F］fluorodeoxyglucose positron emission tomography（FDG-PET）は，CTで不明瞭な病変部にも集積がみられ（図1-C），診断に有用であると報告されている．

PTTMの概念と臨床像

肺腫瘍塞栓微小血管症（pulmonary tumor thrombotic microangiopathy；PTTM）は，肺動脈腫瘍塞栓の特殊型で，悪性腫瘍剖検例の0.9〜3.3%にみられる．原発巣としては胃癌が多く，粘液産生性の腺癌であることが多い．病理学的には，肺細動脈レベルの腫瘍塞栓が起こり，腫瘍細胞の内膜付着・内膜障害によって線維細胞性内膜増殖と局所の血栓形成がみられ，最終的には肺細動脈の偏心性狭窄を来し，急速に進行する呼吸不全，肺高血圧症を引き起こす．生前の診断はきわめて困難で，剖検で診断されることが多い．予後はきわめて不良で，発症から数日で死亡することもある．

PTTMの画像所見のポイント

胸部単純X線写真では異常を認めないことが多いが，肺動脈の拡張や肺野末梢の網状影や粒状影がみられることがある．CT所見のまとまった報告はなく，小葉中心性の粒状影や分岐状影（図2-A），tree-in-bud pattern，末梢肺動脈の数珠状拡張，すりガラス影などが報告されているが，異常を認めないことも多い．また，肺動脈や右心系の拡張（図2-B）がみられ，担癌患者に急速に進行する肺高血圧症や呼吸不全をみた場合には，本疾患を考慮する必要がある．肺血流シンチグラフィでは両肺末梢に多発性の小欠損像がみられ，臨床的にも肺動脈血

Ⅶ. 知っていると役に立つ事柄　1. 症例検討会で困らないために

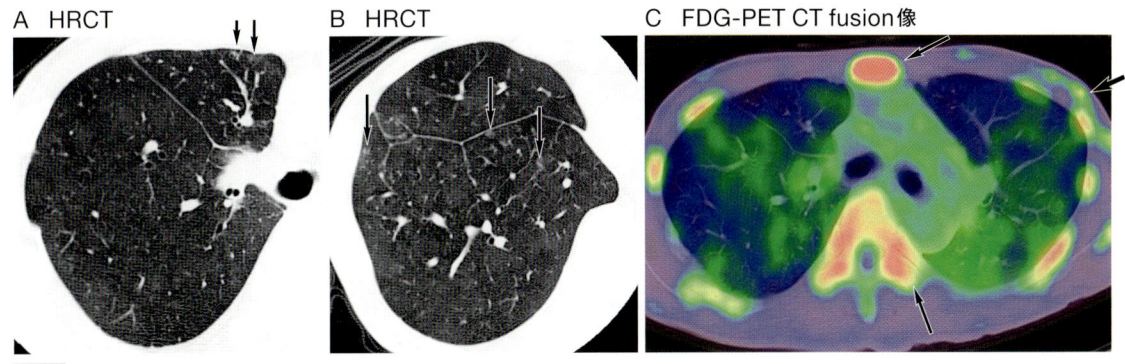

図1　60歳台，男性　血管内リンパ腫
全身倦怠感で受診し，LDH高値を指摘．皮膚生検にて血管内リンパ腫と診断された．
A，B：右肺にびまん性の広範なすりガラス影を認め，末梢には小葉内の淡い粒状影や吸収値上昇（→）を認める．左肺にも同様の所見を認めた．
C：両肺に不均一な淡いFDGの集積を認める．骨髄にびまん性に強い集積（→）がみられ，左前胸壁皮下にも軽度の集積（➡）がみられる．

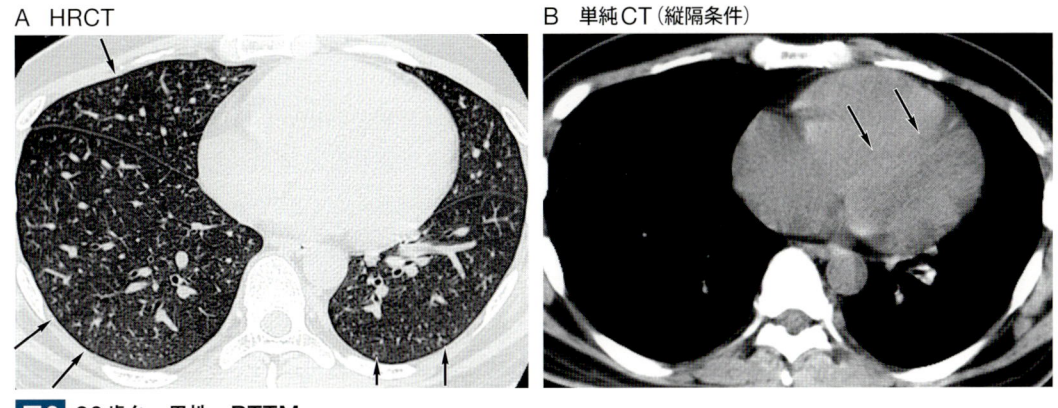

図2　30歳台，男性　PTTM
全身倦怠感，労作時息切れで受診．16日後に呼吸不全で死亡．剖検にて進行胃癌とPTTMが確認された．
A：両肺末梢に小葉中心性の粒状影〜分岐状影（→）を認める．
B：右心系の拡張と心室中隔の左室側への偏位（→）を認める．

栓塞栓症との鑑別が問題となるが，造影CTで肺動脈内に造影欠損は認めない．癌性リンパ管症では，小葉間隔壁や気管支血管束などの広義間質の肥厚や，それに沿った粒状影がみられ，通常は肺高血圧症を伴わないことが鑑別点となる．

これは必読！
- Franquet T, et al: Thrombotic microangiopathy of pulmonary tumors: a vascular cause of tree-in-bud pattern on CT. AJR 179: 897-899, 2002.

ちょっとひとこと
血管内リンパ腫とPTTMは，どちらも稀な疾患であり画像所見が軽微であるため，診断に苦慮することが多い．臨床像や画像所見の特徴を理解しておき，両疾患の可能性を疑うことが重要である．

Ⅶ. 知っていると役に立つ事柄　1. 症例検討会で困らないために

Q2 知っておくべき稀な疾患の画像所見のポイントを教えてください．2) LAM, MMPH, BHDS

Answer

1. リンパ脈管筋腫症（LAM）：大きな偏りなく分布する多発性の類円形・薄壁嚢胞．嚢胞数が多いことが特徴．
2. multifocal micronodular pneumocyte hyperplasia（MMPH）：背景にLAMあるいは結節性硬化症を伴った肺結節．通常大きさは20mm以下．
3. Birt-Hogg-Dubé症候群（BHDS）：下肺縦隔側優位に多発する不整形の肺嚢胞．胸膜や太い血管に接する頻度が高い．

鈴木一廣

リンパ脈管筋腫症（lymphangioleiomyomatosis；LAM）の概念と病態・画像

主に妊娠可能年齢の女性に発症する疾患で，TSC遺伝子異常を有するLAM細胞が体軸リンパ系や肺に病変を形成する全身性腫瘍性疾患である．臨床症状は肺病変によるものが多く，労作性呼吸困難，咳嗽，血痰などがある．若年女性の（特に反復性）気胸の鑑別診断としては稀少部位内膜症（月経随伴性気胸）とともにLAMが挙げられる．LAMは，単独で発生する孤発性LAM（sporadic LAM）と，結節性硬化症（tuberous sclerosis complex；TSC）に伴って発生するLAM（TSC-LAM）がある．TSC-LAMで頻度の高い病変として，肝・腎の血管筋脂肪腫，骨硬化性病変とともにMMPH（後述）がある．

LAMの肺嚢胞の特徴は大きな偏りなく全肺に分布し，形態は類円形で壁が薄いことである（図1）．原則的に嚢胞数は多いが，LAMの肺嚢胞の形態や全肺に占める割合にはバリエーションがあるため（図2），胸部以外の所見が診断のヒントになりうる．前述したように，LAMには肝・腎血管筋脂肪腫やlymphangioleiomyomaと呼ばれるリンパ節病変（図3）を合併する頻度が高いため，これらの所見は他の嚢胞性肺疾患との鑑別に役立つ．また，LAM病巣ではLAM細胞によりリンパ管新生が誘導されてリンパ管が豊富であるため，リンパうっ滞やリンパ管の破綻による乳び胸水・腹水，下肢のリンパ浮腫などを合併することがあり，これも診断のヒントとなる．

CT

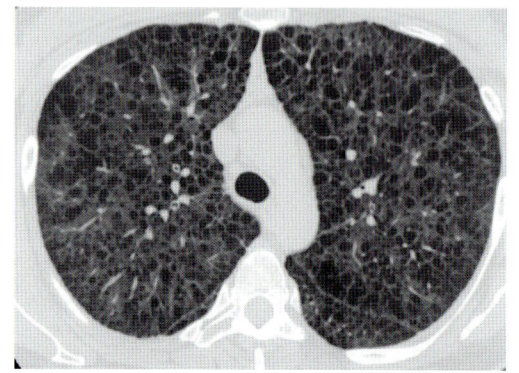

図1 30歳台，女性　孤発性LAM（sporadic LAM）
類円形の壁の薄い嚢胞が大きな偏りなく無数に分布している．

CT冠状断像

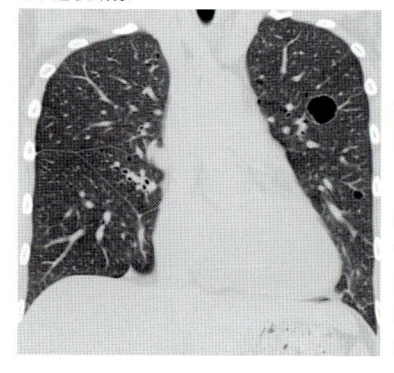

図2 40歳台，女性　孤発性LAM（sporadic LAM）
嚢胞のサイズにばらつきがあり，嚢胞数はLAMとしては非常に少ない．非典型的な画像．

multifocal micronodular pneumocyte hyperplasia（MMPH）とは

　MMPHは，*TSC*遺伝子異常に関連した2型肺胞上皮の過形成性病変である．背景にLAMを示唆する所見がある場合の肺結節の鑑別に挙げることになる．孤発性LAMよりTSC-LAMの方が合併する頻度が高いため，血管筋脂肪腫の有無や骨硬化性病変の有無を調べる必要がある．MMPHの通常サイズは20mm以下で，すりガラス結節も充実性結節もありうる（図4）．なお，MMPHはLAMを伴わないTSCにも生じうるので，TSCを示唆する臨床所見や，画像所見がある場合の肺結節の鑑別に挙げることになる．

Birt-Hogg-Dubé症候群（BHDS）の概念と肺囊胞の特徴

　皮膚の過誤腫，多発する肺囊胞，腎腫瘍を臨床的特徴とする常染色体性優性遺伝性疾患で，原因遺伝子（*FLCN*遺伝子）が同定されている．気胸の既往や家族歴の聴取が臨床診断に役立つ．画像の特徴は不整形の下肺縦隔側優位に分布する多発肺囊胞で，胸膜や太い血管に接する傾向がある．肺囊胞以外に胸部に病変を伴わない点も特徴的である（図5）．気胸や腎腫瘍など，LAMと臨床的なオーバーラップがあるが，囊胞の形態・分布の特徴，腎腫瘍［BHDSに腎癌（嫌色素性腎細胞癌の頻度が高い），オンコサイトーマおよびそれらの組み合わさったhybrid tumor］はLAMのそれとは異なるので，画像診断が重要な疾患であるといえる．

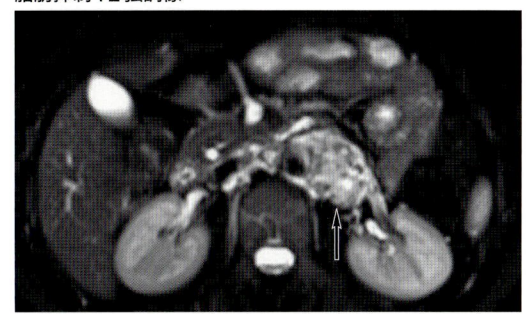

脂肪抑制T2強調像

図3　20歳台，女性　LAM
体軸リンパ路に沿ってlymphangioleiomyomaと呼ばれる病変（→）をみることがあり，他の囊胞性肺疾患にはみられない特徴である．

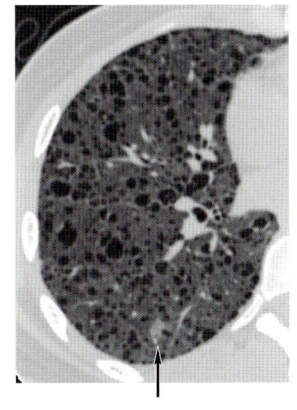

HRCT

図4　30歳台，女性　MMPH（TSC-LAM）
LAMや結節性硬化症でこのような結節をみた場合（→）に，MMPHを鑑別に挙げる．この症例のようにすりガラス結節の場合もあり，充実性結節の場合もある．

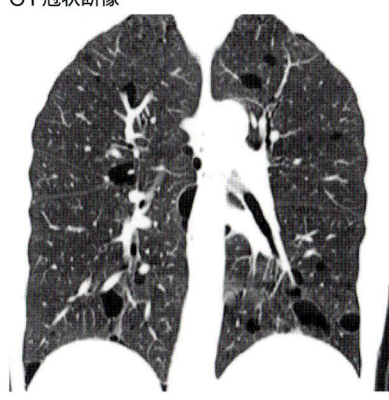

CT冠状断像

図5　40歳台，男性　BHDS
LAMの肺囊胞と比較して不整形で，下肺縦隔側優位や胸膜，太い血管に接するなどの特徴がある．

これは必読！
- Seaman DM, et al: Diffuse cystic lung disease at high-resolution CT. AJR 196: 1305-1311, 2011.
- Gupta N, et al: Diffuse cystic lung disease. Part II. Am J Respir Crit Care Med 192: 17-29, 2015.

ちょっとひとこと
　MMPHは，病理医にその可能性を知らせておかないと肺腺癌と間違える可能性がある．正確な診断のためには，LAMや結節性硬化症の可能性を示唆する様々な画像所見を拾い上げ，MMPHの可能性を前もって主治医や病理医に知らせることが重要で，画像診断医の存在をアピールするチャンスである．

Ⅶ. 知っていると役に立つ事柄　1. 症例検討会で困らないために

Q3 知っておくべき稀な疾患の画像所見のポイントを教えてください．
3）肺胞蛋白症，肺アミロイドーシス，転移性石灰化症

Answer

1. 肺胞蛋白症のCTは非特異的であるが，crazy-paving appearanceが特徴的である．
2. 肺アミロイドーシスでは石灰化結節や気管・気管支の結節あるいはびまん性肥厚がみられる．
3. 転移性石灰化症では，上葉優位のすりガラス影および骨シンチグラフィでの集積が特徴的である．

八木橋国博，栗原泰之

● 肺胞蛋白症

末梢気道内にサーファクタント由来の不溶性物質が異常に貯留する疾患である．

臨床的に3つに分類され，わが国では約9割を占める自己免疫性肺胞蛋白症，血液疾患（特に骨髄異形成症候群に多い）・免疫疾患・感染症などに続発して発症する続発性肺胞蛋白症，遺伝子異常による遺伝性肺胞蛋白症がある．

[画像所見]（図1）

CTでは多発性・びまん性のすりガラス影を呈することが多い．すりガラス影内部にはcrazy-paving appearanceやメロンの皮様と表現される網状構造がみられる．多くはびまん性であり，地図状分布といわれる病変部と正常肺実質の境界が明瞭である．しかし，高分化型腺癌の形状に似た局所的な肺胞蛋白症の報告もある．また，血液疾患に続発性に生じる蛋白症の画像はより多彩で，perilymphatic patternのような画像もみられる．

crazy-paving appearanceは，ニューモシスチス肺炎，過敏性肺炎，肺胞出血，肺水腫，誤嚥性肺炎などでもみられるので臨床所見との対比が必要である．

● 肺アミロイドーシス

アミロイドーシスとは，アミロイド蛋白が臓器に沈着することによって機能障害を引き起こす疾患である．全身諸臓器に沈着する全身性アミロイドーシスと，肺などの特定の臓器に限局性に沈着する限局性アミロイドーシスに分類され，さらに種々のアミロイド蛋白に対応する臨床病型に分類される．

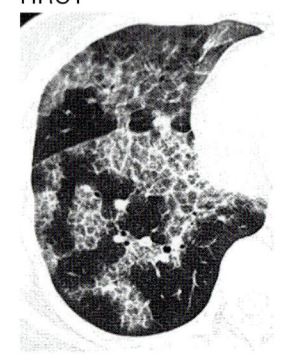

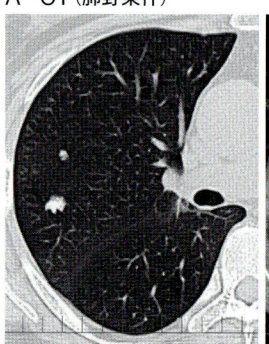

図1　50歳台，女性　肺胞蛋白症
地図状に分布するすりガラス影とcrazy-paving appearanceがみられる．

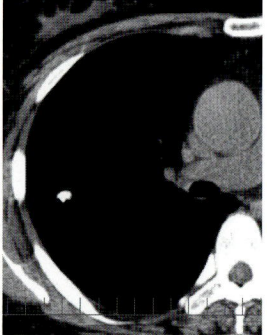

図2　40歳台，女性　限局性肺アミロイドーシス
A，B：右肺中葉に1cm弱の多角形結節があり，内部には石灰化がみられる．

Ⅶ. 知っていると役に立つ事柄　1. 症例検討会で困らないために

CT冠状断像（縦隔条件）　　A　CT（肺野条件）　　B　骨シンチグラフィ

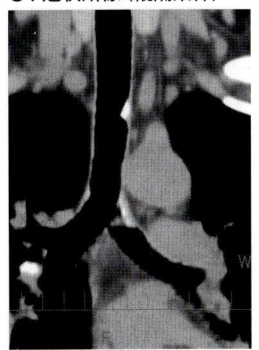

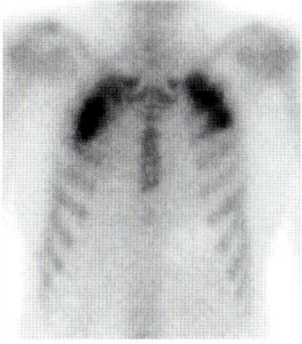

図3 40歳台，女性
気管気管支アミロイドーシス
気管左側壁に結節状の石灰化があり，右壁にも小さな結節を複数認める．

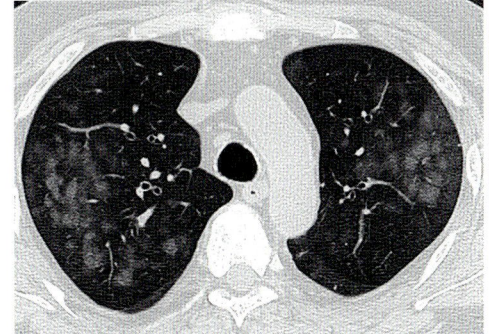

図4 50歳台，男性　転移性石灰化症
A：多発性に小葉中心性のふわふわしたすりガラス影を認める．
B：両側上葉優位に強い集積を認める．

[画像所見]（図2，3）
　限局性肺アミロイドーシスは，単発あるいは多発結節であり，結節の大きさは1～3cmのことが多い．結節内部には石灰化がみられることもある．鑑別としては過誤腫，肉芽腫，原発/転移性肺腫瘍が挙げられる．
　びまん性肺アミロイドーシスでは，リンパ路に沿った小結節や小葉間隔壁の肥厚がみられる．鑑別としては，サルコイドーシスや癌性リンパ管症が挙げられる．
　気管気管支アミロイドーシスでは，アミロイド沈着はびまん性あるいは結節状の壁肥厚としてみられ，石灰化がみられることもある．軟骨部だけではなく膜様部も侵す．鑑別は再発性多発軟骨炎，tracheobronchopathia osteochondroplastica，多発血管炎性肉芽腫症などが挙げられる．

転移性石灰化症

　慢性腎不全，原発性副甲状腺機能亢進症，多発性骨髄腫，ビタミンD過剰摂取などで生じ，正常組織に石灰沈着を生じるものである．血清カルシウム，血清リン，代謝性アルカローシスなどが関係する因子として挙げられる．石灰化の沈着部位は肺，気管，気管支などのほかに軟部組織，心筋，血管壁などである．
　通常は無症状である．
[画像所見]（図4）
　上葉優位のふわふわした小葉中心性結節・すりガラス影やコンソリデーションなどであり，石灰化が同定できることもある．また，血管壁，心筋壁の石灰化がみられることもある．すりガラス影の鑑別として，血管炎・肺胞出血など，多発石灰化病変の鑑別として，肉芽腫病変・サルコイドーシス・肺胞微石症などが挙げられる．骨シンチグラフィでは，病変に一致した集積がみられ，鑑別に有用である．

🔍 これは必読！

- Webb WR, et al: High-resolution CT of the lung. 4th ed, Wolters Kluwer/Lippincott Williams & Wilkins, Philadelphia, 2008.
- アミロイドーシスに関する調査研究班：アミロイドーシス診療ガイドライン2010．available at: http://amyloid1.umin.ne.jp/word.html

💬 ちょっとひとこと

　肺胞蛋白症，肺アミロイドーシス，転移性石灰化症はいずれも稀であり，実際にその症例に遭遇した経験がないと画像からの診断は難しいかもしれない．しかし，基本的な画像所見は特徴的であり，マスターしておけば，臨床家とのディスカッションで鑑別に挙げホームランを稼げるかもしれない．

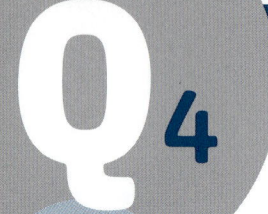

VII. 知っていると役に立つ事柄　2. 呼吸器の検査値

Q4 感染症の検査データの読み方のコツは何ですか？

Answer

1. 非特異的な検査（WBC, CRP, PCTなど）は，診断的価値よりも病勢の把握に有用である．
2. 特異的な検査は，感度と特異度によって有用性はまちまちであり，項目ごとの特性を知っておく必要がある．

長尾大志

● 非特異的な検査

1) 白血球数（WBC），C反応性蛋白（CRP），プロカルシトニン（PCT）

細菌感染症の時にWBCは上昇しやすく，ウイルス感染症や非定型病原体による感染症では，それほど高値とならない．例えば市中肺炎で原因菌が細菌か，マイコプラズマなど非定型病原体かを鑑別する指標には，カットオフ値として10,000が使われている．10,000以上なら細菌感染，10,000未満なら非定型の可能性が高い．

CRPは，炎症反応の12時間後に上昇を始め，ピークになるのは48時間後であり，特に病初期はそれほど上昇しない．逆に，CRPの血中半減期は19時間程度で，炎症の沈静化から1～2日遅れて低下するため，炎症の消長とは少しズレがある．

PCTは，炎症が起こってからの反応時間，立ち上がりやピークに達する時間がCRPよりも早いことが知られている．

これらはいずれも疾患特異性は低く診断には使われないが，病勢をある程度反映するため，診断確定後は治療効果の判定に頻用される．

● 特異的な検査

1) 血液検査

a. インターフェロンガンマ放出試験（interferon gamma release assays；IGRAs）

QFT®（クォンティフェロン），T-SPOT®（ティースポット），いずれも商品名で，一般名はIGRAsである．判定基準としては，陽性・陰性・判定保留があり，陽性は結核感染が疑われ，陰性は結核感染がないと考えられる．そして判定保留はIGRAsだけでは決められず，病歴や状況から感染リスクを考慮し，総合的に判定する．

IGRAsはツベルクリン反応よりも正確な感染の判定が可能であるが，あくまで感染の有無を判定するツールであり，肺結核を発病しているかどうかを判定するものではないことに注意が必要である．

b. 真菌症のマーカー：β-D-glucan，クリプトコックス抗原，アスペルギルス抗原

β-D-glucanはカンジダやアスペルギルスによる侵襲性病変，すなわち深在性真菌症で上昇する．また，ニューモシスチス感染症でも高値となるが，クリプトコックス感染症と接合菌症，表在性真菌症では上昇しない．感度が必ずしも高くなく，偽陽性もしばしばあること，治療後すぐには値が下がらないことなどより，治療効果の検討には適していない点には注意が必要である．

クリプトコックスやアスペルギルスの抗原検査も利用可能であり，特異度は高いが感度が必ずしも高くないので，陽性の時には診断的価値がある．

c. 直接免疫ペルオキシダーゼ法（C7-horse-radish peroxidase；C7-HRP）

サイトメガロウイルス感染症の診断において，感度，特異度ともに高い上，病勢や治療経過とよい相関を示すことから，ガイドラインでも重要な位置づけがされている．

2）尿検査

a. 尿中抗原：肺炎球菌，レジオネラ

重症肺炎の原因として重要な肺炎球菌とレジオネラについては，尿中抗原が頻用されている．感度，特異度ともに高く，比較的信頼できる検査ではあるが，病勢や治療経過の評価には用いられない．

3）鼻腔・咽頭などのぬぐい液による検査

a. インフルエンザ迅速診断検査

インフルエンザシーズンに正しく抗ウイルス薬を投与するための診断を補助する目的で使われる．感度は60％程度とされているが，特異度は90％以上と報告されており，手軽に陽性の判定が可能であるため，広く普及している．

b. マイコプラズマ迅速診断検査

こちらもインフルエンザキット同様，迅速に結果が出るため普及しつつあるが，特に病初期で抗原量が少ないと偽陰性となるなど，感度の点でもの足りない．

慢性咳嗽を訴える症例で，感冒様症状が先行する，自然軽快傾向である，周囲に同様の症状の人がいる，経過中に膿性度の変化する痰がみられる，などの所見（「咳嗽に関するガイドライン第2版」p.24-25, 2012）があるような，マイコプラズマ感染が疑われる症例で使用するのが望ましい．

4）喀痰検査

本項では抗酸菌検査のみ取り上げる．肺結核・肺非結核性抗酸菌症の診断においては，喀痰検査で菌の確認をすることが必須である．各々の検査法は迅速性や確実性などに一長一短があるため，併用するのが原則である．

a. 塗抹検査

喀痰を染色（蛍光法/Ziehl-Neelsen法）し，顕微鏡で直接観察する．直視下で菌体を発見すれば塗抹陽性であり，喀痰1ml内に5000個以上の菌がいると推測される．塗抹陽性肺結核であれば，感染性は高いと考えられ，原則入院が必要である．ただし塗抹陽性だけでは病原菌が生菌なのか死菌なのか，また結核菌なのか非結核性抗酸菌なのかがわからないため，必ず後述の培養検査，核酸増幅法検査と併用して菌種を確認する必要がある．

b. 培養検査

培地で培養し，菌の発育，コロニーを観察する．時間がかかることが短所であるが，液体培地では固形培地よりも時間が短縮されている．培養陽性であれば生菌が存在することがわかり，その菌を使って同定検査，薬剤感受性検査を行う．

c. 核酸増幅法検査

培養検査よりも迅速に菌種が判明するので，広く普及している．生菌か死菌かの判別はできず，薬剤感受性の判定もできないため，培養法との併用が必要である．

喀痰塗抹検査で陽性であれば，核酸増幅法検査で菌種を確認し，菌が判明すれば培養検査で薬剤感受性まで確認する，という流れで使われる．

これは必読！

● 長尾大志：呼吸器内科 ただいま診断中！ 中外医学社, p.198-204, 2015.

ちょっとひとこと

結核の診断はあくまで喀痰中に菌を証明すること．IGRAsで積極的に診断を行うものではないが，IGRAs陰性であれば活動性結核の否定は可能で，その程度に参考にすることはできるであろう．

大細胞神経内分泌癌	72
大腸癌単発肺転移	27
大腸癌肺転移	35
大動脈解離	190
急性――	**191**, 192
大動脈峡部損傷	199
大動脈損傷	198, 199
大動脈肺動脈窓	11, **12**
大動脈弁輪拡張症（AAE）	190, **191**
大動脈瘤径の計測方法	190
大葉性肺炎	108
高安動脈炎	**176**, 177
多発血管炎性肉芽腫症（GPA）	28, 115, 174, **175**, 209
多発性筋炎/皮膚筋炎（PM/DM）	**160**, 161
多発性内分泌腫瘍症1型	98
置換性増殖優位型腺癌	62
地図状分布	208
中縦隔	94, **95**, 96, 97, 102
椎体傍領域	**95**, 96
通常型間質性肺炎（UIP）	156
定常流内での粒子の分布	69
低分化腺癌	72
転移性石灰化症	209
特発性間質性肺炎（IIP）	130, 132
特発性器質化肺炎（COP）	112, 138, **139**
鳥飼病	168

な行

肉芽腫	74, **75**, 209
――の空洞化	146
二次結核症	122
二次小葉	18, **19**, 50, 148, **149**
Millerの――	50
Reidの――	50
乳癌術後，多発胸膜転移	37
ニューモシスチス肺炎	**116**, 208
濃厚均等影	138
嚢胞化	146
嚢胞状	152
嚢胞状リンパ管腫	99
嚢胞性病変	196

は行

肺Langerhans細胞組織球症	35
肺アスペルギルス症	
気道侵襲性――	119
侵襲性――（IPA）	**58**, 118
血管侵襲性――	118, **119**
慢性壊死性――	119, **120**
肺アミロイドーシス	208
限局性――	208
肺炎	43
肺炎球菌性――	23
肺炎クラミドフィラ	23
――後の器質化	55, **56**
肺外徴候（extrapulmonary sign）	36
肺換気血流比	66
肺癌	43
――粟粒転移	21
肺癌（扁平上皮癌）による無気肺	39
肺気腫	**67**, 154
汎小葉性――	154, **155**
傍隔壁型（性）――	57, 154, **155**
肺気腫合併肺線維症（CPFE）	146
肺気腫優位型	154
肺区域	15
――の読影手順	14, **15**, **16**, **17**
肺結核	20, **51**, **52**, 68, **122**, **123**, 124
肺血管，横隔膜	12
敗血症	141
肺血栓塞栓症	184
急性――	184, **185**
慢性――	**185**
肺原発滑膜肉腫	27
肺硬化性血管腫	31
肺高血圧［症］	160, 204
肺梗塞	184, **185**
肺サーファクタントプロテインA，D（SP-A，SP-D）	
	212
肺・縦隔境界線の見え方	11
肺腫瘍塞栓微小血管症（PTTM）	53, 204, **205**
肺障害	180
COP類似型――	180
DAD型――	178, **179**
HP類似型――	179
mTOR阻害薬による――	181
MTX――	181
NSIP類似型――	**180**, 181
肺静脈肺内異常連結	188, **189**
肺水腫	21, **61**, 150, **151**, 186, 208
肺腺癌	**76**, 77
肺尖帽	36, **37**
肺底区動脈大動脈起始症	195
肺転移	21
肺動静脈奇形	188
肺動静脈瘻	188, **189**
肺動脈圧とリンパ流の関係	66
肺内リンパ節	74, **79**
肺嚢胞	34
肺の換気血流比	123
肺の線維化	168
肺分画症	194
肺葉外――	195
肺葉内――	**194**, 195

肺胞隔壁	130, 132	閉塞性無気肺	80
——性間質	19, 20	ベルリン定義	141
肺胞出血	**176**, 208, 209	扁平上皮癌	72, **73**, 80, 81, 85, 88, 89
びまん性——	**114**	胞隔炎	132
肺胞性	40	傍隔壁性肺気腫	154, **155**
——肺炎	108, **109**, 111	蜂巣肺	19, 54, 134, 168, 169
——肺水腫	**40**, 69, **70**, 186	顕微鏡的——	57
肺胞蛋白症	**60**, 208	ポップコーン様	75
肺胞微石症	209	**ま行**	
肺胞壁	130	マイコプラズマ肺炎	52, **62**, **110**, 111
肺門重畳徴候（hilum overlay sign）	46, 49	末梢気道閉塞	**158**
肺門の血管構造の見え方	10	慢性間質性肺炎の急性増悪	56
肺門の高さと右肺門血管の逆くの字	11	慢性線維化性間質性肺炎	178
肺門部肺癌	80	慢性閉塞性肺疾患（COPD）	154
肺門部扁平上皮癌による無気肺	38	迷走神経	102
肺野における気管支肺動脈束と肺静脈の見え方	19	メトトレキサート肺炎	**158**, 159
肺野の見え方	12	免疫グロブリンG4（IgG4）	212
肺葉性無気肺	38, 39	網状影	24, **25**, 134, 145
剥離性間質性肺炎（DIP）	**144**	網状構造	61
白血球数（WBC）	210	モザイク血流/air trap	153
反回神経	102	モザイクパターン	116
非区域性分布	108	**や行**	
非結核性抗酸菌症	**51**, **75**	薬剤性肺障害	**115**, 178
微少浸潤性腺癌	30, **32**, **76**, 77	遊走肺炎	138
非定型抗酸菌症	74	葉間裂	**12**
非特異性間質性肺炎	135, **136**, 156, **157**	葉気管支	15
ヒトデ型の瘢痕形成	146	**ら行**	
皮膚筋炎	**160**, 161	ランダム分布病変	**21**
——関連間質性肺炎	**113**	立位における換気と血流分布	66
びまん性炎症	132	粒状影	26, 204
びまん性胸膜肥厚	164, 165, **166**	粒状結節の集簇	**64**
びまん性肺胞傷害（DAD）	**61**, **140**, 141	良性石綿胸水	164, 165
びまん性汎細気管支炎（DPB）	**21**, **41**, **51**, 153	リンパ管	19
氷山徴候（iceberg sign）	47	リンパ節の境界	93
病変と胸壁の位置関係	36	リンパ節マップ	**92**
不完全辺縁徴候（incomplete border sign）	36, **37**	リンパ脈管筋腫症（LAM）	206, **207**
副腫瘍結節	89	リンパ流	66
浮腫性肥厚	170	——とマクロファージによって取り込まれた微粒子の分布	69
不揃いの敷石様構造	60	リンパ路性間質	19, 20, 130, 131
ぶどうの房様	153	——とリンパ路性間質病変のHRCT像	20
部分充実結節	76, 78, **79**	——病変	**20**, 21
ブラ	34	リンパ路病変	150
プロカルシトニン（PCT）	210	漏斗胸	**44**
分岐状影	110, 173, 204, **205**	肋骨骨折	200
閉塞性肺炎	**63**, 80		

ビギナーのための胸部画像診断
Q&A アプローチ

2016 年 4 月 25 日　第 1 版第 1 刷発行

編　著　　髙橋雅士
　　　　　たかはしまさし

発 行 人　　影山博之
編 集 人　　向井直人
（企画編集）　塚本淳子，栗田由香里
発 行 所　　株式会社 学研メディカル秀潤社
　　　　　　〒 141-8414 東京都品川区西五反田 2-11-8
発 売 元　　株式会社 学研プラス
　　　　　　〒 141-8415 東京都品川区西五反田 2-11-8
印刷・製本　　図書印刷株式会社

この本に関する各種お問い合わせ
【電話の場合】●編集内容については Tel. 03-6431-1211（編集部）
　　　　　　　●在庫，不良品（落丁・乱丁）については Tel. 03-6431-1234（営業部）
【文書の場合】〒 141-8418　東京都品川区西五反田 2-11-8
　　　　　　　学研お客様センター『ビギナーのための胸部画像診断 Q&A アプローチ』係

©2016 by Masashi Takahashi　Printed in Japan.
●ショメイ：ビギナーノタメノキョウブガゾウシンダン　キューアンドエーアプローチ

本書を代行業者等の第三者に依頼してスキャンやデジタル化することは，たとえ個人や家庭内の利用であっても，著作権法上，認められておりません．
学研メディカル秀潤社の書籍・雑誌についての新刊情報・詳細情報は，下記をご覧ください．
　http://gakken-mesh.jp/

本書に記載されている内容は，出版時の最新情報に基づくとともに，臨床例をもとに正確かつ普遍化すべく，著者，編者，監修者，編集委員ならびに出版社それぞれが最善の努力をしております．しかし，本書の記載内容によりトラブルや損害，不測の事故等が生じた場合，著者，編者，監修者，編集委員ならびに出版社は，その責を負いかねます．
また，本書に記載されている医薬品や機器等の使用にあたっては，常に最新の各々の添付文書や取り扱い説明書を参照のうえ，適応や使用方法等をご確認ください．

JCOPY 〈（社）出版者著作権管理機構委託出版物〉
本書の無断複写は著作権法上での例外を除き禁じられています．複写される場合は，そのつど事前に，（社）出版者著作権管理機構（電話 03-3513-6969，FAX 03-3513-6979，e-mail :info@jcopy.or.jp）の許諾を得てください．

表紙・本文デザイン　　GRID
編集協力　　　　　　　佐藤哲夫，大木田俊和，金子いずみ，堀内信彦，清水真希子
DTP/ 図版作成　　　　（有）ブルーインク